学中医必读经典口袋书

医宗金鉴
外科心法要诀

清·吴谦 著

赵燕宜 整理

中国医药科技出版社

内 容 提 要

　　《医宗金鉴》是清政府组织太医院右院判吴谦等编撰的一部大型医学丛书，是清代广为流传的医学教科书，也是现代学习中医的一部重要读物，特别是其中各科的心法要诀，简明扼要，提纲挈领，朗朗上口，便于记诵，深受广大读者欢迎。为了让读者能方便携带、轻松阅读、易于背诵，特别采用了小开本的方式，以获得更为舒适的学习享受。

图书在版编目（CIP）数据

　　医宗金鉴.外科心法要诀／（清）吴谦著；赵燕宜整理.—北京：中国医药科技出版社，2017.11
　　（学中医必读经典口袋书）
　　ISBN 978 – 7 – 5067 – 9660 – 6

　　Ⅰ.①医…　Ⅱ.①吴…②赵…　Ⅲ.①中医典籍 – 中国 – 清代②中医妇科学 – 中国 – 清代　Ⅳ.① R2 – 52②R26

　　中国版本图书馆 CIP 数据核字（2017）第 250994 号

美术编辑　陈君杞
版式设计　南博文化

出版　中国医药科技出版社
地址　北京市海淀区文慧园北路甲 22 号
邮编　100082
电话　发行：010 – 62227427　邮购：010 – 62236938
网址　www.cmstp.com
规格　787×1092mm $\frac{1}{32}$
印张　13 $\frac{7}{8}$
字数　189 千字
版次　2017 年 11 月第 1 版
印次　2020 年 4 月第 2 次印刷
印刷　三河市国英印务有限公司
经销　全国各地新华书店
书号　ISBN 978 – 7 – 5067 – 9660 – 6
定价　26.00 元

整理说明

　　学习中医，关键之处在于理解中医理论基础、建立中医思维模式，进而学习中医诊治技术。而最直接和准确的方法，应该是从中医经典的阅读学习入手。但是中医古籍浩如烟海，每一部都凝聚着前世医家的智慧和经验，作为一个刚刚进入中医领域的初学者，如何选择适合的经典来学习中医、服务临床成为困扰中医学子的问题。也是基于此，我们整理出版了学中医必读口袋书系列，该系列所选择书籍都是形成中医理论及传统学科体系的经典著述，从基础出发，发散各个分科，立足教学，涵盖临床。本系列包含了中医四部经典（灵枢、素问、伤寒论、金匮要略）、医宗金鉴（外科、儿科、妇科、针灸、正骨、伤寒杂病、四诊运气、名医方论）、医学三字经、脾胃论、幼科推拿秘书、小儿药证直诀、神农本草经百种录、脉经、脉诀阐微（辨症玉函）等 16 分册，对经典的选择，我们立足基础、易懂，摒弃了生涩难懂、较为深奥的品种，多选择了贴合现代人阅读的版本。

　　在整理过程中，我们以方便广大读者阅读为原则，对有些不符合现代阅读形式的版式及表述进行了调整，如《医宗金鉴》，作为清代御医的教科书，《医宗金鉴》本身已经具备了很好的教材体例，每句内容都包括了原文，"注"，"集注"三部分，原文为精简易读易记的"心法要诀"，注是《金鉴》作者对要诀所做的解释，集注是作者整理的历代医家对此的论述及观点（相当）为了让初学中医的读者能更清楚的理解书中结构和内容精髓，我们在整理过程中添加了相应标题【要诀】，将"注"改为【解释】。并且本套丛书采用小开本，方便广大师生随身携带，便于阅读。希望本系列丛书的出版，能成为您学习中医起到实用性的价值。

整理者

2017 年 9 月

目 录

头部 …………………………………………… 1

　百会疽/1

　透脑疽/3

　侵脑疽/3

　佛顶疽/4

　额疽/5

　勇疽/5

　鬓疽/6

　天疽　锐毒/7

　耳后疽/8

　耳发/9

　耳根毒/10

　玉枕疽/11

　脑后发/12

　脑铄/12

　油风/13

　白屑风/14

　秃疮/16

蝼蛄疖/17

发际疮/19

头风伤目/20

面部 ·· 23

颧疡 颧疽/23

颧疔/24

面发毒/24

面游风/26

痄腮/26

颊疡/28

骨槽风/29

发颐/31

时毒/32

凤眉疽/33

眉心疽/34

龙泉疽/34

虎髭毒/35

燕窝疮/36

雀斑/37

黑痣/38

黧黑黯黵/39

项部 ·············· 41

　脑疽　偏脑疽/41

　天柱疽/42

　鱼尾毒/43

　百脉疽/44

　结喉痈/44

　夹喉痈/45

　瘰疬/46

　上石疽/60

　失荣证/62

　钮扣风/63

背部 ·············· 65

　上中下发背/65

　上搭手/66

　中搭手/67

　下搭手/69

　莲子发/69

　蜂窝发/70

　阴阳二气疽/71

　串疽/72

　酒毒发/73

　连珠发/74

丹毒发/74

禽疽/75

痰注发/76

黄瓜痈/77

腰部 ··· 79

肾俞发/79

中石疽/80

缠腰火丹/80

眼部 ··· 83

眼胞菌毒/83

眼丹/85

针眼/85

眼胞痰核/86

椒疮　粟疮/87

皮翻证/88

漏睛疮/89

目中胬肉/90

鼻部 ··· 92

鼻疽/92

鼻疔/93

鼻渊/93

鼻䘌疮/94

鼻疮/95

鼻痔/96

肺风粉刺/97

酒皶鼻/98

耳部 ……………………………… 100

黑疔/100

耳疳/101

耳衄/101

耳痔　耳蕈　耳挺/102

旋耳疮/103

口部 ……………………………… 105

大人口破/105

鹅口疮/106

口糜/107

唇部 ……………………………… 109

反唇疔　锁口疔/109

唇疽/110

茧唇/110

唇风/111

齿部 ·············· 113

牙蚰/113

牙宣/115

钻牙疳/117

牙疔/118

牙痈/119

走马牙疳/119

齿䘌/122

齿龋/123

舌部 ·············· 124

紫舌胀/124

痰包/124

舌蚰/125

重舌 痰核 重腭 舌疔/126

舌疳 附：瘰疬风/127

喉部 ·············· 130

紧喉风 附：缠喉风/130

慢喉风/131

喉闭 附：酒毒喉闭/132

哑瘴喉风/134

弄舌喉风/134

喉疳/135

喉癣/137

上腭痈/138

锁喉毒/139

乳蛾/140

喉瘤/140

胸乳部 ………………………………… 142

甘疽/142

膻中疽/143

脾发疽/143

井疽/147

蜂窝疽/148

蠹疽/149

痱疬痈/150

内外吹乳/151

乳疽　乳痈/152

乳发　乳漏/154

乳中结核/154

乳劳/156

乳岩/157

腹部 ·············· 160

幽痈/160

中脘疽/162

吓痈/162

冲疽/163

脐痈 附：脐中出水/164

少腹疽/165

腹皮痈/166

缓疽/166

腋部 ·············· 168

腋痈/168

腋疽/168

黦疔/170

肋部 ·············· 171

肋疽/171

渊疽/172

内发丹毒/173

胁痈 附：疽/173

内痈部 ·············· 175

肺痈/175

大小肠痈/179

胃痈/181

脾痈/182

肝痈/183

心痈/184

肾痈/185

三焦痈/186

内痈总论/186

验内痈法/187

肩部 ·· 188

肩中疽　干疽　过肩疽/188

髎疽　肩风毒/189

乐疽/191

臑部　自肩至肘曰臑 ····················· 192

臑痈　附：藕包毒/192

鱼肚发/193

石榴疽/193

肘痈/194

臂部　自肘至腕曰臂 ····················· 196

臂痈　附：疽/196

腕痈/196

兑疽/197

穿骨疽/198

骨蝼疽/198

蝼蛄串/199

手部 ···················· 201

手发背/201

掌心毒/202

虎口疽　附：合谷疔/202

病虾/203

手丫发/204

调疽/204

蛇头疔　天蛇毒/205

蛇眼疔　蛇背疔　蛀节疔　蛇腹疔　泥鳅疽/206

代指/208

蜣螂蛀/209

病疮/210

狐尿刺/211

鹅掌风/212

下部 ···················· 214

悬痈/214

穿裆发/216

跨马痈/216

便毒/217

痞疮/219

阴虱疮/223

肾囊痈/224

肾囊风/226

妇人阴疮/227

臀部 ···················· 230

鹳口疽/230

坐马痈/232

臀痈/233

上马痈　下马痈/233

涌泉疽/234

脏毒/235

痔疮/237

坐板疮/244

股部 ···················· 246

附骨疽　咬骨疽/246

股阴疽/250

横痃疽　阴疽/251

伏兔疽/252

股阳疽　环跳疽/252

肚门痈　箕门痈/254

腿游风/255

青腿牙疳/256

青腿牙疳不治证/259

膝部 ························· 260

膝痈　疵疽/260

膝眼风/261

鹤膝风/262

下石疽/264

缓疽/264

委中毒/265

上水鱼/266

人面疮/267

胫部 ························· 268

三里发/268

腓腨发/268

黄鳅痈/269

青蛇毒/270

接骨发/271

附阴疽/271

内踝疽　外踝疽/272

穿踝疽/273

湿毒流注　附：瓜藤缠/273

肾气游风/275

臁疮/276

鳝漏/279

四弯风/280

风疽/280

足部 …………………………………… 282

足发背/282

涌泉疽/283

脱疽/283

敦疽/287

甲疽/288

足跟疽/289

厉痈　四淫/290

臭田螺/291

牛程蹇/292

土栗/293

冷疔/294

脚气疮/295

田螺疱/296

肉刺/297

发无定处（上）·············· 298

疔疮/298

流注/307

瘿瘤/311

多骨疽/315

结核/317

瘤发/318

瘭疽/318

乌白癜/319

发无定处（中）·············· 323

大麻风/323

杨梅疮/328

杨梅结毒/333

赤白游风/337

紫白癜风/339

白驳风/340

疬疡风/341

丹毒/342

粟疮作痒/344

枯筋箭/346

发无定处（下） ················· 347

疥疮/347

癣/350

黄水疮/352

暑令疡毒小疖/353

瘭疽/354

产后痈疽/355

翻花疮/357

血风疮/357

痞癗/359

浸淫疮/359

火赤疮/360

猫眼疮/362

鱼脊疮/363

骨痿疮/364

风疳/364

血疳/364

白疕/365

漆疮/366

血箭/367

血痣/368

胺痛/369

疮口误入毒水/369

诸疮生蝇蛆/370

杂证部 ·················· 371

跌扑/371

金疮/372

箭头入肉　附：毒箭/375

铁针入肉/376

铁针误入咽喉/376

误吞铜钱/377

骨鲠咽喉/377

杖疮/377

夹伤/378

竹木刺入肉/381

破伤风/381

发痉/387

汤火伤/387

冻疮/389

人咬伤/390

熊虎狼伤人/390

马咬伤/391

疯犬咬伤/391

马汗驴涎入疮/393

蛇咬伤/393

蜈蚣咬伤/394

蝎螫　蚕咬/394

射工伤/394

蚯蚓伤/395

天蛇疮/395

蠼螋伤/395

百虫入耳/396

婴儿部 ·· 397

赤游丹毒/397

胎瘤/399

红丝瘤/399

胎瘢疮/400

痘痈/401

葡萄疫/402

胎惊丹毒/403

滞热丹毒/404

婴儿疮疡/406

垂痈/406

胎风/406

脐疮/407

脐突/407

阴肿/408

脱肛/411

肛门作痒/411

遗毒/412

痘里夹瘰/413

痘疔/414

痘里发丹/416

痘烂/417

痘风疮/417

逐日人神所在不宜针灸歌/418

十二时人神歌/418

十二支日人神所在歌/419

十干日不宜用针，犯之病多反复/419

九宫尻神歌/420

头　部

百会疽

要诀　百会疽在颠顶结，经属督脉百会穴，初如粟米渐如钱，甚似葡萄坚似铁。高肿热实清毒火，平塌阳虚温补怯，肿连耳项动痰声，七日不溃命必绝。

【解释】此百会疽又名玉顶发，生在颠顶正中，属督脉经百会穴。由膏粱太过，火毒凝结而成。初起形如粟米，渐肿根大如钱，甚则形似葡萄，坚硬如铁，高尖红肿，焮热疼痛，疮根收束，憎寒壮热，大渴随饮随干，口苦唇焦，便秘烦躁，脉见洪数者，此属气实。宜服黄连消毒饮，以清毒火，外敷冲和膏。若漫肿平塌，紫暗坚硬，**臀**痛根散，恶寒便泻，脉见细数者，此属阳虚，宜服十全大补汤，以温补之，外敷回阳玉龙膏。若面赤过烦，口干不渴，唇润者，此属阳虚浮泛，宜服桂附地黄丸，引火归原，更用生附子饼，置两足心涌泉穴，各灸五壮，以泄其毒。初起贴琥珀膏，已溃掺黄灵药、太乙膏盖贴；腐尽，再易生肌之药治之。若肿连耳项，痰如拽锯，七日无脓不溃，神昏者命必绝矣！

黄连消毒饮

苏木二分　甘草三分　陈皮二分　桔梗五分
黄芩五分　黄柏五分　人参三分　藁本五分　防
己五分　防风四分　知母四分　羌活一分　独活
四分　连翘四分　黄连一钱　生地黄四分　黄芪
二钱　泽泻二分　当归尾四分

水煎，食远温服

【方歌】黄连消毒清毒火，诸般火证服最
良，苏木甘草陈皮桔，芩柏人参藁二防，知母
羌活独活等，连翘黄连生地黄，黄芪泽泻当归
尾，服后最忌饮寒凉。

冲和膏　四阳玉龙膏俱见肿疡门

生肌散　十全大补汤　黄灵药　太乙膏俱
见溃疡门

桂附地黄丸　附子饼见前灸法

琥珀膏见后发际疮

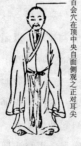

百会疽图

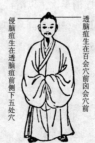

透脑侵脑疽图

透脑疽

要诀 透脑疽生百会前，形如鸡子痛而坚，软漫脓稀虚塌陷，红硬脓稠实肿尖。

【解释】此证生于百会穴之前，囟门之际，亦由督脉经火毒而成。初如粟米，渐如鸡子，坚硬疼痛。疮顶塌陷，根脚漫肿，色暗者属虚；若色红肿硬、顶尖脓稠者属实。速溃者顺，迟溃透脑髓者逆。其肿溃内外治法，俱按百会疽。

侵脑疽

要诀 侵脑疽生透脑旁，湿火攻发属太阳，穴名五处知其位，红顺紫逆要审详。

【解释】此疽生于透脑疽侧下，由太阳膀胱经湿火而成，穴名五处。红肿高起，焮热疼痛，脓色如苍蜡者，属气血俱实，顺而易治；若紫陷无脓，根脚散大者，气血两虚，逆而难治。初起宜服荆防败毒散汗之，次服内疏黄连汤下之，将溃服托里透脓汤，已溃服托里排脓汤，外贴琥珀膏，围敷冲和膏。其余内外治法，俱按痈疽溃疡门。

托里透脓汤

人参　白术土炒　穿山甲炒研　白芷各一钱
升麻　甘草节各五分　当归二钱　生黄芪三钱
皂角刺一钱五分　青皮炒，五分

水三盅，煎一盅。病在上部，先饮煮酒一盅，后热服此药；病在下部，先服药后饮酒；疮在中部，药内兑酒半盅，热服。

【方歌】托里透脓治痈疽，已成未溃服之宜，参术甲芷升麻草，当归黄芪刺青皮。

荆防败毒散见项部脑疽

内疏黄连汤　冲和膏俱见肿疡门

托里排脓汤见项部鱼尾毒

琥珀膏见发际疮内

佛顶疽

要诀　佛顶疽属督上星，阴阳不调毒热成，不论虚实皆险证，溃烂黑陷必然凶。

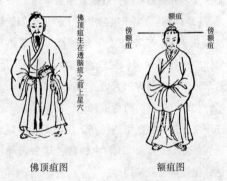

佛顶疽图　　　　额疽图

【解释】此证一名顶门疽。生于头顶囟门之前，属督脉经上星穴。由脏腑阴阳不调，热毒上壅而成。色紫，坚硬肿痛，脉洪大而数者为实；脉微细而数者为虚，皆属险证。若溃烂黑陷，六脉散大，神昏谵语，二便闭结者为逆。首尾内外治法，俱按百会疽。

额 疽

要诀 额疽生额火毒成，左右膀胱正督经，顶陷焦紫无脓重，高耸根收红肿轻。

【解释】此证生前额正中者，属督脉经，或生左右额角者，属膀胱经。总由火毒而成。初起疮顶塌陷，干焦色紫，不生大脓者，其势重而属险也；若红肿高耸，疮根收束者，其势轻而属顺也。初服荆防败毒散汗之，次服仙方活命饮消之。将溃气虚者，宜服托里透脓汤；气实者，宜服透脓散，外敷冲和膏。已溃宜服托里排脓汤，外贴琥珀膏。其余内外治法，俱按痈疽溃疡门。

荆防败毒散见项部脑疽

仙方活命饮见肿疡门

托里透脓汤见前侵脑疽

透脓散 冲和膏俱见肿疡门

托里排脓汤见项部鱼尾毒

琥珀膏见发际疮内

勇 疽

要诀 勇疽眦后太阳穴，胆经怒火伏鼠形，七日不溃毒攻眼，黄脓为吉黑血凶。

【解释】此证一名勇疽，又名脑发疽。属足少阳胆经怒火而成，生于目小眦之后五分。生在太阳穴者，无论左右皆可以生。初起如粟，渐肿疼痛，形如伏鼠，面目浮肿，七日信，脓不溃，火毒攻睛，腐烂损目。若十一日针出黄脓，毒从脓解为顺易治；若出紫黑血者，系气虚不能化毒为逆难治。初服仙方活命饮清解之，毒甚宜服内疏黄连汤，外敷二味拔毒散。其将溃已溃，内外治法，俱按痈疽肿疡、溃疡门。溃后避风忌水。

仙方活命饮　内疏黄连汤　二味拔毒散俱见肿疡门

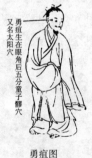

勇疽生在眼角后五分童子髎穴
又名太阳穴

勇疽图

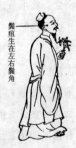

鬓疽生在左右鬓角

鬓疽图

鬓　疽

要诀　鬓疽三焦胆二经，证由欲怒火凝成，此经气多而血少，溃腐惟宜少见脓。

【解释】此证发于鬓角，属手少阳三焦、足

少阳胆二经，由于相火妄动，外受风热，更因性情急怒，欲念火生，凝结而成。此二经俱属气多血少，最难腐溃，更兼鬓角肌肉浅薄，不宜针灸，候其自溃。溃后不宜多见脓，脓多者过耗血液难敛。初起宜服柴胡清肝汤解之，脓成者宜托里消毒散托之，外敷二味拔毒散。已溃内外治法，俱按痈疽溃疡门。

柴胡清肝汤

柴胡　生地各一钱五分　当归二钱　赤芍一钱五分　川芎一钱　连翘去心，二钱　牛蒡子炒，研，一钱五分　黄芩一钱　生栀子研　天花粉　甘草节　防风各一钱

水二盅，煎八分，食远服。

【方歌】柴胡清肝治怒证，宣血疏通解毒良，四物生用柴翘蒡，黄芩栀粉草节防。

托里消毒散　二味拔毒散俱见肿疡门

夭疽　锐毒

要诀　夭疽居左锐毒右，经属胆腑生耳后，谋虑太过郁火成，此处肉薄当急救。

【解释】此二证左为夭疽，右为锐毒，俱生耳后一寸三分高骨之后。夭者，不尽天年谓之夭；锐者，如锋刃之锐利，言毒甚也。得此二证，愈者甚少。初起俱如黍粒，渐肿如瓜，坚硬平塌，紫暗不泽，较诸疮疼痛倍增。名虽各

异，而左右耳后，俱属足少阳胆经，由谋虑不决，郁火凝结而成。此处皮肉浇薄，气多血少，终属险证，急当治之。迟则热气下入渊液，前伤任脉，内熏肝肺，恶证悉添，必致不救。若红肿速溃者顺，坚硬黑陷者逆。如果投方应证，亦只十全四五也。初宜服柴胡清肝汤消解之，脓将成宜服托里消毒散，虚者十全大补汤托补之，外俱敷乌龙膏，其余内外治法，俱按痈疽肿溃疡门渊液，胆经穴名。

柴胡清肝汤 见前鬓疽

托里消毒散　乌龙膏 俱见肿疡门

十全大补汤 见溃疡门

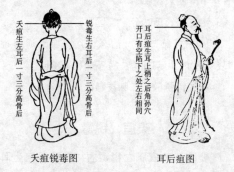

夭疽生左耳后一寸三分高骨后

锐毒生右耳后一寸三分高骨后

耳后疽生耳上稍之后角孙穴开口有空陷下之处左右相同

　夭疽锐毒图　　　　耳后疽图

耳后疽

要诀　生耳折间，三焦风毒胆火炎，红肿有头焮为顺，黑陷鞕痛冷溃难。

【解释】此证生于耳折之间，无论左右，属三焦经风毒，兼胆经怒火上炎而成。初起如粟，渐增肿痛，小者如杏，大者如桃。若红肿有头，焮热易溃，稠脓者为顺；若黑陷坚硬，臖痛引脑，甚则顶、颊、肩、肘俱痛，不热迟溃，紫血者为逆。初治法同夭疽，已溃内外治法，俱按痈疽溃疡门。

又有初起失于托里，或误食寒凉，则毒不能外发，遂攻耳窍，脓从耳窍出者，名为内溃，属虚，多服十全大补汤。大抵少年得此证者，其愈最缓；老年得此证者，易于成漏。

十全大补汤见溃疡门

耳发

要诀　耳发三焦风热成，初椒渐若蜂房形，赤肿疼痛生轮后，黄脓属吉紫血凶。

【解释】此证生于耳后，属三焦经风热相搏而成。初如椒粒，渐肿若蜂房，将腐亦多眼孔，焮赤疼痛，肿连耳轮。盖发者，乃痈证之毒甚者也。不可听其自溃，恐溃迟脓通耳窍。当在十一日后，剪破疮顶，出黄白脓者属吉为顺；出紫鲜血者属凶为逆。初起俱宜服仙方活命饮消之，外敷二味拔毒散。其余内外治法，俱按痈疽溃疡门。

仙方活命饮见肿疡门
二味拔毒散见肿疡门

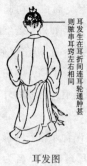

耳发图　　　　　　　耳根毒图

耳根毒

要诀　耳根毒初痰核形，肿如伏鼠焮赤疼，三焦风火胆怒气，暴肿溃速非疽痈。

【解释】此证生于耳后，初起形如痰核，渐增肿势，状如伏鼠，焮赤疼痛。由三焦风火，胆经怒气上冲，凝结而成。但此证暴肿溃速，根浅易愈，非若痈疽之势大毒甚也。初起寒热往来，宜服荆防败毒散汗之；发热痛甚者，仙方活命饮消之；脓成者服透脓散，虚者服托里透脓汤；溃后外撒红灵药，贴太乙膏；脓尽换搽生肌玉红膏，生肌敛口。若遇虚者，脓水清稀，或疮口敛迟，即服香贝养荣汤补之，自敛。

仙方活命饮　见肿疡门

荆防败毒散　见项部脑疽

透脓散　见肿疡门

托里透脓汤　见前侵脑疽

红灵药　生肌玉红膏　太乙膏俱见溃疡门

香贝养荣汤见项部石疽

玉枕疽

要诀　玉枕疽属督脉经，证由积热风邪乘，枕骨微上脑户穴，高肿为顺紫陷凶。

【解释】此证由督脉经积热，外受风邪凝结而成。生在玉枕骨尖微上脑户穴。初起如粟，麻痒相兼，寒热往来，口渴便秘，渐增坚硬，大者如茄，小如鹅卵，红活高肿。溃出稠脓者，属吉而顺也；若紫暗塌陷，溃出血水者，属凶险也。初则俱服神授卫生汤消解之，虚者宜服托里消毒散，外敷冲和膏。其余内外治法，俱按痈疽肿溃疡门。

神授卫生汤　托里消毒散　冲和膏俱见肿疡门

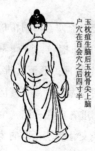

玉枕疽生脑后玉枕骨尖上脑户穴在百会穴之后四寸半

玉枕疽图

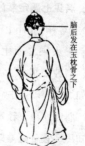

脑后发在玉枕骨之下

脑后发图

脑后发

要诀 脑后发生在督经，热结风府粟肿疼，红活易溃稠脓顺，紫暗难溃血水凶。

【解释】此证属督脉经，枕骨之下风府穴，由积热外受风邪凝结而成。初如粟米，嫩肿作疼痛，引头顶肩项，气粗鼻塞，渐大如盘如碗。红活速溃出稠脓者顺；紫暗难溃时津血水者逆。初起内外治法，按玉枕疽。其余内外治法，俱按痈疽肿溃疡门。

脑铄

要诀 脑铄项后如横木，精涸毒火上乘生，黑如灶烟牛唇硬，木痛未腐水流清。急施桑艾法至痛，火燎刺痛属阳经，速服仙方活命饮，若见七恶定然凶。

【解释】此证生于督脉经风府穴，由阴精枯涸，毒火乘之而生。初起形如椒粒，坚硬紫暗，渐肿如横木，甚则上至颠顶，下至大椎，色如灶烟，硬若牛唇。未脓皮先腐烂，时流清水，肌肉冰冷。轻者木痛，重者毒气将陷，全不知疼。宜急施桑柴烘法或艾壮灸法，以痛为度；速服仙方活命饮，以舒解其毒。七日之后，不发长不生大脓者，宜服十全大补汤救之，投补药不应者难治。若初起热如火燎刺痛，属阳证，速服黄连消毒饮，外敷回阳玉龙膏。此证若首尾纯见五善之证者，属顺；见七恶之证者，属逆也。其余内外治法，俱按痈疽肿溃疡门。

桑柴烘法　艾壮灸法俱见首卷

仙方活命饮见肿疡门

十全大补汤见溃疡门

黄连消毒饮见前百会疽

回阳玉龙膏见肿疡门

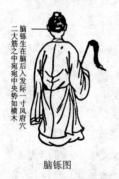

脑铄生在脑后入发际一寸风府穴二大筋之中宛宛中央势如横木

脑铄图

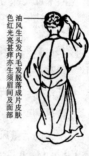

油风生头发内毛发脱落成片皮肤色红光亮甚痒亦生须眉间及面部

油风图

油风

要诀　油风毛发干焦脱，皮红光亮痒难堪，毛孔风袭致伤血，养真海艾砭血痊。

【解释】此证毛发干焦，成片脱落，皮红光亮，痒如虫行，俗名鬼剃头。由毛孔开张，邪风乘虚袭入，以致风盛燥血，不能荣养毛发。宜服神应养真丹，以治其本；外以海艾汤洗之，以治其标。若耽延年久，宜针砭其光亮之处，出紫血，毛发庶可复生。

神应养真丹

羌活　木瓜　天麻　白芍　当归　菟丝子
熟地酒蒸，捣膏　川芎

等分为末，入地黄膏，加蜜丸桐子大。每服百丸，温煮酒或盐汤任下。

【方歌】神应养真治油风，养血消风发复生，羌归木瓜天麻芍，菟丝熟地与川芎。

海艾汤

海艾　藁本　菊花　蔓荆子　防风　薄荷
荆穗　藿香　甘松各二钱

水五六碗，同药煎数滚，连汤共入厂口钵内。先将热气熏面，候汤少温，用布蘸洗，日洗二三次，洗后避风，忌鱼腥、发物。

【方歌】海艾汤治油风痒，先熏后洗善消风，菊藁蔓荆风薄穗，藿香海艾与甘松。

白屑风

要诀　白屑风生头与面，燥痒日久白屑见，肌热风侵成燥化，换肌润肌医此患。

【解释】此证初生发内，延及面目，耳项燥痒，日久飞起白屑，脱去又生。由肌热当风，风邪侵入毛孔，郁久燥血肌肤失养，化成燥证也。宜多服祛风换肌丸。若肌肤燥裂者，用润肌膏擦之甚效。

祛风换肌丸

大胡麻　苍术炒　牛膝酒洗　石菖蒲　苦参　何首乌生　花粉　威灵仙各二两　当归身　川芎　甘草生，各一两

上为细末，陈煮酒跌丸绿豆大。每服二钱，白滚水送下，忌鱼腥、发物、火酒。

【方歌】换肌丸治白屑风，燥痒日增若虫行，风燥血分失润养，叠起白屑落复生。归芎胡麻苍术膝，菖蒲花粉草威灵，苦参何首乌为末，煮酒跌丸绿豆形。

润肌膏

香油四两　奶酥油二两　当归五钱　紫草一钱

将当归、紫草入二油内，浸二日，文火炸焦去渣；加黄蜡五钱溶化尽，用布滤倾碗内，不时用柳枝搅冷成膏。每用少许，日擦二次。

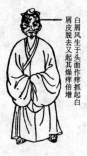

白屑风生于头面作痒抓起白屑皮脱去又起其燥痒倍增

白屑风图

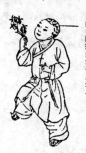

秃疮生于头皮瘙痒挠破津水结白脓痂多生小儿头上

秃疮图

【方歌】润肌膏擦白屑风，肌肤燥痒用更灵，酥香二油归紫草，炸焦加蜡滤搅凝。

秃疮

要诀 秃疮风热化生虫，骚痒难堪却不疼，白痂如钱生发内，宜服通圣擦膏灵。

【解释】此证头生白痂，小者如豆，大者如钱，俗名钱癣，又名肥疮，多生小儿头上，骚痒难堪，却不疼痛。日久延漫成片，发焦脱落，即成秃疮，又名癞头疮，由胃经积热生风而成。宜用防风通圣散料，醇酒浸焙为细末，每服一钱或二钱，量其壮弱用之。食后白滚汤调下，服至头上多汗为验。初起肥疮，宜擦肥油膏，用久则效。已成秃疮者，先宜艾叶、鸽粪煎汤洗净疮痂；再用猪肉汤洗之，随擦踯躅花油，以杀虫散风，虫死则痒止，风散则发生，血潮则肌肤润，久擦甚效。

防风通圣散

防风　当归　白芍<small>酒炒</small>　芒硝　大黄　连翘　桔梗　川芎　石膏<small>煅</small>　黄芩　薄荷　麻黄　滑石<small>各一两</small>　荆芥　白术<small>土炒</small>　山栀子<small>各二钱五分</small>　甘草<small>生二两</small>

共为末。

【方歌】防风通圣治秃疮，胃经积热致风伤。连翘栀子麻黄桔，白术归芎滑石防，黄芩甘草石膏芍，薄荷荆芥并硝黄。共末酒拌晒干碾，白汤调服发汗良。

肥油膏

番木鳖六钱　当归　藜芦各五钱　黄柏　苦
参　杏仁　狼毒　白附子各三钱　鲤鱼胆二个

用香油十两，将前药入油内，熬至黑黄色，去渣，加黄蜡一两二钱溶化尽，用布滤过罐收。每用少许，用蓝布裹于手指，蘸油擦疮。

【方歌】肥油膏能治肥疮，散风杀虫长发强，黄柏苦参白附子，番鳖狼毒杏仁良，藜芦当归鲤鱼胆，炸焦入蜡实奇方。

踯躅花油方

踯躅花根四两捣烂，用菜油一碗，炸枯去渣，加黄蜡少许，布滤候冷。青布蘸擦，日用三次。毡帽戴之，勿令见风。

【方歌】踯躅花油疗秃疮，驱虫止痒擦之良，踯躅花根研极烂，菜油炸枯入蜡强。

蝼蛄疖

要诀　蝼蛄疖即蟮拱头，势小势大各有由，胎毒坚小多衣膜，暑热形大功易收。

【解释】此证多生小儿头上，俗名貉㾕，未破如曲蟮拱头，破后形似蝼蛄串穴。有因胎中受毒者，其疮肿势虽小，而根则坚硬，溃破虽出脓水，而坚硬不退，疮口收敛，越时复发，本毒未罢，他处又生，甚属缠绵难敛。宜用三品一条枪插于孔内，化尽坚硬衣膜，换撒生肌散，贴玉红膏以收之，不致再发也。

亦有暑热成毒者，大如梅李，相联三五枚，溃破脓出，其口不敛，日久头皮串空，亦如蝼蛄串穴之状。宜贴绀珠膏，拔尽脓毒，将所串之空皮剪通，使无藏脓之处，用米泔水日洗一次，干撒生肌散，贴万应膏甚效。有因疮口开张，日久风邪袭入，以致疮口周围作痒，抓破津水，相延成片，形类黄水疮者，宜用败铜散搽之，忌鱼腥发物。

三品一条枪

白砒一两五钱　**明矾**三两

砒、矾二味，共研细末，入小罐内，加炭火煅红，青烟已尽，叠起白烟片时，约上下红彻住火，取罐安地上，一宿取出，约有砒、矾净末一两，加雄黄二钱四分，乳香一钱二分，共研极细，厚糊搓成线条，阴干，疮有孔者，插入孔内；无孔者，先用针通孔窍，早晚插药二条。插至三日后，孔大者，每插十余条。插至七日，孔内药条满足方住。患处四边，自然裂开大缝，共至十四日前后，其坚硬衣膜及疗核、瘰疬、痔漏诸管，自然落下，随用汤洗，搽玉红膏。虚者兼服健脾补剂，自然收敛。

【方歌】神奇三品一条枪，能医坚硬衣膜疮，雄乳白砒矾生用，研末煅炼搓条良。

败铜散

化铜旧罐子一个，研为细末，用香油调敷。自能渗湿祛痒，疮口易敛。

【方歌】败铜散治溃风伤，瘙痒破津脂水疮，化铜旧罐研细末，香油调敷渗湿良。

绀珠膏　万应膏　生肌散　玉红膏 俱见溃疡门

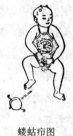

蝼蛄疖图

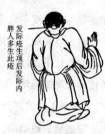

发际疮生项后发际内
胖人多生此疮

发际疮图

发际疮

要诀　发际疮生发际边，形如黍豆痒疼坚，顶白肉赤初易治，胖人肌厚最缠绵。

【解释】此证生项后发际，形如黍豆，顶白肉赤坚硬，痛如锥刺，痒如火燎，破津脓水，亦有浸淫发内者，此由内郁湿热，外兼受风相搏而成也。初宜绀珠丹汗之，次有酒制防风通圣散清解之，外搽黄连膏效。惟胖人项后发际，肉厚而多折纹，其发反刺疮内，因循日久不差，又兼受风寒凝结，形如卧瓜，破烂津水，时破时敛，俗名谓之肉龟。经年不愈，亦无伤害，常用琥珀膏贴之，可稍轻也。

琥珀膏

定粉一两　血余八钱　轻粉四钱　银朱七钱
花椒十四粒　黄蜡四两　琥珀末，五分　麻油十二两

将血余、花椒，麻油炸焦，捞去渣，下黄蜡溶化尽，用夏布滤净，倾入瓷碗内，预将定粉、银朱、轻粉、琥珀四味，各研极细，共合一处，徐徐下入油内，用柳枝不时搅之，以冷为度。绵燕脂摊贴，红绵纸摊贴亦可。

【方歌】琥珀膏能治诸疮，活瘀解毒化腐良，定血轻朱椒蜡琥珀，麻油熬膏亦疗疡。

绀珠丹即万灵丹，见肿疡门

防风通圣散见前秃疮

黄连膏见鼻部鼻疮

头风伤目

要诀　头风引目眉棱痛，风火寒痰有四因，或由杨梅毒攻顶，或因产后被风侵。

【解释】此证畏寒、恶风，其痛走注不定，得暖少减者，风痛也；寒热口苦，大渴，二便秘，不眠者，火痛也；手足厥冷，面青唇白，

气逆不渴，小水白者，寒痛也；身重肢酸，胸烦作呕，口吐痰沫者，痰痛也。以上四证，旧有古方羌活冲和汤倍川芎加菊花，随经形证，加引治之。倘若因循失治，风攻眉棱酸痛，眼皮跳动，渐攻睛珠，起蓝云遮睛，多致损目。若只眉棱酸痛，以碧云散常吸之甚效。

羌活冲和汤

防风　白芷各一钱　细辛　甘草生，各五分　生地　苍术　黄芩各一钱　羌活一钱五分　川芎二钱

引加葱头三根、生姜一片、红枣肉二枚，水煎食远服。痛由顶后起，属膀胱经，倍羌活加藁本。痛由耳后起，属胆经，加柴胡。痛由太阳牵引头额两目，属胃经，倍白芷加葛根、煅石膏。头痛兼有腹痛身重，属脾经，倍苍术。头痛兼有足冷，气逆，属肾经，倍细辛；甚者加麻黄、生附子，减黄芩。头痛兼有呕涎沫，手足厥冷者，属肝经，加吴茱萸。头痛有火热渴，倍酒洗黄芩，加生石膏。便秘者加生大黄。头痛吐痰涎，四肢不冷者，加半夏。

【方歌】冲和头风风伤目，风火寒痰四因生，日久眉棱酸痛跳，遮睛损目此能清。防风白芷细辛草，生地苍芩羌活芎，详在随加引经药，葱姜红枣水煎成。

碧云散

川芎　鹅不食草各一两　细辛　辛夷各二钱

青黛—钱

共为细末，患者口噙凉水，令人以芦筒吹入左右鼻孔内，取嚏为效。每用少许，鼻常吸之，其效缓。

【方歌】碧云散去头风证，眉棱酸痛更堪医，鹅不食草辛夷黛，苎细同研不时吸。

贴两太阳穴法 治头痛如破。

雀脑　川芎　白附子各等分

研末，葱汁调稠，纸摊贴左右太阳穴效。

产后风寒侵脑，头痛不可发汗，宜用四物汤倍川芎加荆芥穗服之，其效缓。

杨梅毒入脑髓，以致头痛者，治在本门。

四物汤见溃疡门

面 部

颧疡 颧疽

要诀 颧疡颧疽渐榴形，风热积热小肠经，疡起焮红浮肿痛，疽紫漫硬木麻疼。

【解释】此二证发于颧骨尖处，属小肠经，不论左右，初小渐大如榴。发阳分者，由风热而生，初起焮红，浮肿，疼痛，七日即溃，名为颧疡，毒轻根浅易愈；发阴分者，由积热而生，色紫，漫肿，坚硬，麻木，疼痛，三七方溃，名为颧疽，毒甚根深难愈。疡证初宜仙方活命饮，疽证初宜内疏黄连汤或麦灵丹。其余内外治法，俱按痈疽肿疡溃疡门。

仙方活命饮 内疏黄连汤 麦灵丹 俱见肿疡门

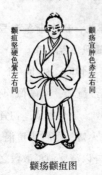

颧疽坚硬色紫左右同
颧疡宜肿色赤左右同

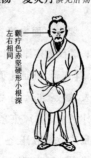

颧疔色赤坚硬形小根深
左右相同

颧疡颧疽图　　　　颧疔图

颧疔

要诀 颧疔初起粟米形，证由阳明火毒生，坚硬顶凹根深固，寒热交作麻痒疼。

【解释】此证生在颧骨之间，属阳明胃经，不论左右，初如粟米黄色小疱，次如赤豆，顶凹坚硬，按似疔头，麻痒疼痛。多因过食炙煿、药酒，以致胃经积火成毒而生。初宜蟾酥丸，或麦灵丹汗之，次服黄连消毒饮清之。外治法同疔门，凡疔皆属迅速之证，初觉即当急治，迟则毒火攻心，令人昏聩谵语，恶证悉添，多致不救。

蟾酥丸见疔疮门

麦灵丹见肿疡门

黄连消毒饮见头部百会疽

面发毒

要诀 面发毒在颊车生，初少渐多赤豆形，肿硬焮疼津黄水，证属风热客阳明。

【解释】此证生面上颊车骨间。初生一个，渐发数枚，形如赤豆，色红焮痛，坚硬似疔，时津黄水。由风热客于阳明，上攻而成。初宜服荆防败毒散汗之。若胃火盛，则唇焦口渴，便燥者即服凉膈散下之，外以清凉消毒散敷之即愈。

凉膈散

黄芩 薄荷 栀子生研 连翘去心 石膏生
甘草生 芒硝 大黄各等分

水二盅，苦竹叶二十片，煎八分；加蜂蜜
三匙和服。

【方歌】凉膈散医肺胃热，口渴唇焦便燥
结，芩薄栀翘石膏草，芒硝大黄苦竹叶。

清凉消毒散

白及 乳香 雄黄 天花粉 麝香 乌药
山慈菇 黄柏

各等分，共研细末，鸡子清和蜜水调敷。

【方歌】清凉消毒去风热，及乳雄黄花粉
麝，乌药慈菇黄柏研，鸡清蜜调毒即灭。

荆防败毒散见项部脑疽

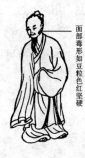

面部毒形如豆粒色红坚硬

面发毒图

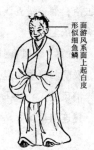

形似细鱼鳞
面游风系面上起白皮

面游风图

面游风

要诀 面游风燥热湿成，面目浮肿痒虫行，肤起白屑而痒极，破津黄水津血疼。

【解释】此证生于面上，初发面目浮肿，痒若虫行，肌肤干燥，时起白屑。次后极痒，抓破，热湿盛者津黄水，风燥盛者津血，痛楚难堪。由平素血燥，过食辛辣厚味，以致阳明胃经湿热受风而成。痒甚者，宜服消风散；痛甚者，宜服黄连消毒饮，外抹摩风膏缓缓取效。

摩风膏

麻黄五钱　羌活一两　白檀香一钱　升麻二钱　白及一钱　防风二钱　当归身一钱

用香油五两，将药浸五日，文火炸黄，即捞去渣，加黄蜡五钱，溶化尽，用绢滤过，搅冷涂抹疮上。

【方歌】摩风膏抹游风证，麻黄羌活白檀升，及防归身香油泡，炸黄去渣加蜡凝。

消风散见项部钮扣风

黄连消毒饮见头部百会疽

痄腮

要诀 痄腮胃热是其端，初起焮痛热复寒，高肿焮红风与热，平肿色淡热湿原。

【解释】此证一名髭发，一名含腮疮。生于

两腮肌内不着骨之处，无论左右，总发端于阳明胃热也。初起焮痛，寒热往来。若高肿、色红、焮热者，系胃经风热所发；若平肿色淡不鲜者，由胃经湿热所生。始则俱以柴胡葛根汤表之。若口渴便秘，宜四顺清凉饮解之。表里证俱解，肿痛仍作者，势必成脓，宜托里消毒散托之。脓熟者针之，体虚者宜平补之。其余治法，按痈疽溃疡门。此证初起，若过服凉药，令毒攻喉者险。

柴胡葛根汤

柴胡　葛根　石膏煅　花粉　黄芩各一钱甘草生，五分　牛蒡子炒，研　连翘去心　桔梗各一钱　升麻三分

水二盅，煎八分，不拘时服。

【方歌】柴胡葛根发表证，痄腮肿痛或平形，石膏花粉黄芩草，牛蒡连翘桔梗升。

四顺清凉饮

防风　栀子生研　连翘去心　甘草生　当归赤芍　羌活各一钱　大黄二钱

水二盅，灯心五十寸，煎八分，食远服。

【方歌】四顺清凉攻里强，口干便秘痄腮疮，防风栀子连翘草，归芍灯心羌大黄。

托里消毒散 见肿疡门

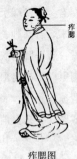

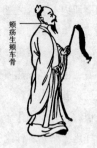

痄腮图　　　　　　　颊疡图

颊疡

要诀 颊疡胃经积热生，初如红粟渐榴形，脓出肿消易敛愈，脓稀难敛漏因成。

【解释】此证生于耳下颊车骨间，由阳明胃经积热而生。始发如粟，色红渐大如榴，初起宜犀角升麻汤清解之。若失治，或过敷寒药，以致肌冷凝结，坚硬难消难溃者，宜升阳散火汤宣发之。将溃，宜托里消毒散。脓熟针之，脓出肿退，疮口易敛者则愈。或牙关紧急不开，或旁肿不消，脓水清稀，因而成漏，复被寒侵疮孔，致生多骨，经年缠绵难愈者，服桂附地黄丸，外用豆豉饼垫灸艾壮，初用九壮，以知热痒为止，每日灸之以朽骨脱出，脓渐少而肌渐平为度。兼用红升丹，捻入疮口内，万应膏盖贴，每日一易。患者当慎起居，戒腥发等物，渐渐收功。

犀角升麻汤

犀角二钱五分　升麻一钱七分　黄芩八分
白附子面裹煨熟，八分　生甘草五分　白芷八分
川芎八分　羌活一钱二分　防风八分

水三盅，煎一盅，食远热服。

【方歌】犀角升麻医颊疡，色红初起服之
良，黄芩白附生甘草，白芷川芎羌活防。

升阳散火汤

抚芎六分　蔓荆子　白芍酒炒　防风　羌
活　独活　甘草半生，半炙　人参各一钱　柴胡
香附各一钱五分　葛根一钱　升麻一钱　僵蚕炒，
一钱五分

生姜一片，红枣肉一枚，水三盅，煎一
盅，食远温服。

【方歌】升阳散火过敷寒，牙叉拘急木痛
坚，抚蔓芍防羌独草，参柴香附葛升蚕。

托里消毒散见肿疡门

豆豉饼见灸法内

红升丹　万应膏俱见溃疡门

骨槽风

要诀　骨槽风火三焦胃，耳前腮颊隐隐
疼，腐溃筋骨仍硬痛，牙关拘急夹邪风。

【解释】此证一名牙叉发，一名穿腮发。乃
手少阳三焦、足阳明胃二经风火也。起于耳

前、连及腮颊，筋骨隐痛，日久腐溃，腮之里外筋骨，仍然漫肿硬痛，牙关拘急，皆由邪风深袭筋骨故也。此证属在筋骨阴分，故初起肿硬难消，溃后疮口难合，多致不救。初起热不盛者，内宜服清阳散火汤，外以清胃散擦牙，真君妙贴散敷腮。如初起发表之后，人壮火盛者，用皂刺、大黄、甘草节、白芷、僵蚕下之，后减大黄，加生石膏以清之。然亦不可过用寒凉之药，恐其凝结也。有硬肿日久失治，不能尽消者，脓势将成，宜用中和汤托之。已溃按痈疽溃疡门治法。亦有过服寒凉，以致肌肉坚凝腐臭，非理中汤佐以附子不能回阳，非僵蚕不能搜风。如法治之，诸证俱减，惟牙关拘急不开，宜用生姜片垫灸颊车穴二七壮，其穴在耳垂下五分陷中处。每日灸之，兼用针刺口内牙尽处出血，其牙关即开。若寒热不退，形焦体削，痰盛不食，或口内腐烂，甚则穿腮落齿者，俱为逆证。当腐烂之初，治法即同牙疳，亦不过稍尽人事耳。

清胃散

姜黄　白芷　细辛　川芎

各等分，共研细末。先以盐汤漱口，擦牙痛处。

【方歌】清胃散擦牙肿疼，姜黄白芷细辛芎，同研先以盐汤漱，后擦此药有奇功。

中和汤

白芷　桔梗　人参　黄芪各一钱　藿香五分

肉桂五分　甘草　白术土炒　川芎　当归　白

芍酒炒，各一钱　麦门冬去心，五分

水二盅，姜三片，枣二枚，煎八分，加酒一杯食远服。

【方歌】中和汤治骨槽风，日久不消欲溃脓，芷桔参芪藿桂草，术芎归芍麦门冬。

理中汤见溃疡门

真君妙贴散见肿疡门

升阳散火汤方见颊疡

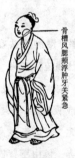

骨槽风腮颊浮肿牙关紧急

骨槽风图

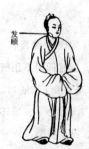

发颐

发颐图

发颐

要诀　发颐肿痛结核般，经属阳明身热寒，伤寒疹毒汗失表，肿至咽喉调治难。

【解释】此证又名汗毒，发于颐颌之间，属足阳明胃经。初起身发寒热，肿如结核，微热微痛，渐肿如桃如李，疼痛倍增，由伤寒发汗未尽，或疹形未透，壅积而成。初起宜荆防败毒散汗之，外以二味拔毒散敷之即消。如消之不应者，肿痛日增，势必溃脓，宜服托里透脓汤，溃后按痈疽溃疡门治法。若此证失于调治，或误投寒凉克伐之药，毒必内陷，肿至咽喉，痰涌气堵，汤水难咽者逆。

荆防败毒散 见项部脑疽

二味拔毒散 见肿疡门

托里透脓汤 见头部侵脑疽

时毒

要诀 时毒初发类伤寒，漫肿无头在项间，因感四时不正气，治分壮弱疏解痊。

【解释】此证初起，状类伤寒，憎寒发热，令人恍惚不宁，肢体酸疼，或兼咽痛，一二日间，发于项腮、颌颐，作肿无头，渐渐焮赤疼痛，或似结核有根，漫肿色赤，俱由感冒四时不正邪气，客于经络，酿结而成，非发于病后之颐毒也。惟在医者，精察疮色，辨别虚实。治法须宜疏解，不可骤用寒凉，致毒不外发，而内攻咽喉者险矣。初服荆防败毒散汗之，其肿不消者，宜服连翘消毒饮；肿仍不消，脓势将成，壮者宜服透脓散，弱者宜服托里透脓汤，外敷二味拔毒散，脓熟针之。溃按痈疽溃疡门治法。

荆防败毒散 见项部脑疽

连翘消毒饮 见背部酒毒发

透脓散 见肿疡门

托里透脓汤 见头部侵脑疽

二味拔毒散 见肿疡门

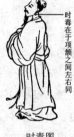

时毒在于项额之间左右同

时毒图

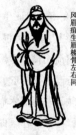

凤眉疽生眉棱骨左右同

凤眉疽图

凤眉疽

要诀 凤眉疽生两眉棱，形长如瓜漫肿红，膀胱小肠肝胆热，烦闷呕逆不食凶。

【解释】此疽亦名眉发，生于眉棱，无论左右，俱属足太阳膀胱、手太阳小肠、足厥阴肝、足少阳胆四经积热所致。形长如瓜，疼痛引脑，二目合肿，坚硬色赤，按之有根。六日内刺之得脓则吉，无脓则险。甚则十四日不溃，烦闷、呕逆、不食者凶。初宜服仙方活命饮，次服托里透脓汤。速溃为妙，迟则恐攻眼损睛矣。其余内外治法，按痈疽溃疡门。

仙方活命饮 见肿疡门

托里透脓汤 见头部侵脑疽

眉心疽

要诀 眉心疽生在印堂，硬肿为疽浮肿疡，督经风热气凝滞，根坚木痛当疗防。

【解释】此证生于两眉中间，疽名曰印堂疽。毒初起色暗根平，肿硬疼痛，至二十一日，腐溃出稠脓者顺，无脓黑陷者逆。疡名曰面风毒。疡毒初起，色赤浮肿，焮痛易治，七日溃脓。若色黑木痛，麻痒太过，根硬如铁钉之状，寒热并作，即眉心疔也，俱由督脉经风热壅结气滞所成。疽疡二证，俱按百会疽。眉心疔，治法同疔。

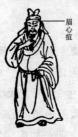

眉心疽图

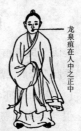

龙泉疽图

龙泉疽

要诀 龙泉疽起在人中，麻痒坚疼赤豆形，上焦风热攻督脉，憎寒壮热治同疔。

【解释】此证生于水沟穴，即人中是也，属督脉经。形如赤豆，势小根深，坚硬木痛，色紫顶焦，寒热交作，不时麻痒，由上焦风热，攻于督脉而成。宜按疔门急速治之。迟则毒气内攻，令人烦闷，恶心干呕，神乱昏聩，腮项俱肿，多致不救。

虎髭毒

要诀　虎髭毒在颏下生，胃肾积热入任经，痈焮肿痛速溃易，疽坚硬痛麻痒疔。

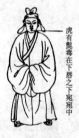

虎有髭毒在下唇之下宛宛中

虎髭毒图

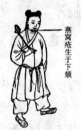

燕窝疮生于下颏

燕窝疮图

【解释】此毒一名颏痈，肿痛焮赤，速溃易治；一名承浆疽，坚硬痛肿，迟溃难治。若根深，形小似豆，麻痒痛甚，恶寒发热，心烦作呕者疔也，当从疔治。皆由过食炙煿，以致胃肾二经积热上攻任脉而成。痈疽二证初起，宜服仙方活命饮，加升麻、桔梗消之。若便秘、唇焦、大渴者，宜内疏黄连汤清之。其余内外治法，俱按痈疽、肿疡溃疡门。初起麻痒如疗，治法按疗门。

仙方活命饮　内疏黄连汤俱见肿疡门

燕窝疮

要诀　燕窝疮在下颏生，如攒粟豆痒热疼，形类黄水疮破烂，此证原来湿热成。

【解释】此证生于下颏，俗名羊胡子疮。初生小者如粟，大者如豆，色红热痒微痛，破津黄水，形类黄水疮，浸淫成片，但疙瘩如攒，由脾胃湿热而成。宜服芩连平胃汤，外搽碧玉散即效。

芩连平胃汤

黄芩一钱五分　黄连一钱　厚朴姜炒，一钱
苍术炒，二钱　甘草生，五分　陈皮一钱

水二盅，姜一片，煎八分，食后服。

【方歌】芩连平胃燕窝疮，除湿清热服更良，姜炒厚朴苍术草，陈皮同煎引生姜。

碧玉散

黄柏末　红枣肉烧炭存性，各五钱

共研极细末，香油调搽患处。

【方歌】碧玉散搽燕窝疮，色红疙瘩津水黄，枣炭柏末香油拌，消疼止痒渗湿方。

雀斑

　　要诀　雀斑淡黄碎点形，火郁孙络血风成，犀角升麻丸常服，正容散洗渐无踪。

　　【解释】此证生于面上，其色淡黄，碎点无数，由火郁于孙络之血分，风邪外搏，发为雀斑。宜常服犀角升麻丸，并治一切粉刺、酒刺、皯黯靥子等证。外用时珍正容散，早晚洗之，以泽其肌，久久自愈。亦有水亏火滞而生雀斑者，宜服六味地黄丸。

犀角升麻丸

　　犀角一两五钱　升麻一两　羌活一两　防风一两　白附子五钱　白芷五钱　生地黄一两　川芎五钱　红花五钱　黄芩五钱　甘草生，二钱五分

　　各为细末，合均，蒸饼为小丸，每服二钱，食远临卧用茶清送下。

　　【方歌】犀角升麻治雀斑，皯黯靥子亦能痊，犀升羌防白附芷，生地芎红芩草丸。

时珍正容散

　　猪牙皂角　紫背浮萍　白梅肉　甜樱桃枝各一两

　　焙干，兑鹰粪白三钱，共研为末。每早晚用少许，在手心内，水调浓搓面上，良久以温水洗面。用至七八日后，其斑皆没，神效。

　　【方歌】正容散洗雀斑容，猪牙皂角紫浮

萍，白梅樱桃枝鹰粪，研末早晚水洗灵。

六味地黄丸

怀熟地八两　山萸肉　怀山药炒，各四两

白茯苓　丹皮　泽泻各三两

共为细末，炼蜜为丸，如梧桐子大。每服二钱，空心淡盐汤送下。

【方歌】六味地黄善补阴，能滋肾水并生津，萸苓山药丹皮泻，研末蜜丸服最神。

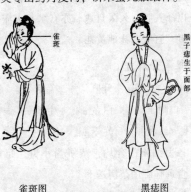

雀斑

黑子痣生于面部

雀斑图　　　　黑痣图

黑痣

要诀　黑痣生面霉点斑，小如黍粒豆形圆，孙络之血阳束结，挑破水晶膏点痊。

【解释】此证生于面部，形如霉点，小者如黍，大者如豆，比皮肤高起一线。有自幼生者，亦有中年生者，由孙络之血，滞于卫分，阳气束结而成。宜用线针挑破，以水晶膏点之，三四日结痂，其痣自落，用贝叶膏贴之，兼戒酱醋，愈后无痕。

水晶膏

矿子石灰水化开，取末五钱，又用浓咸水多半茶盅，浸于石灰末内，以咸水高石灰二指为度。再以糯米五十粒，撒于灰上，如咸水渗下，陆续添之，泡一日一夜，冬天两日一夜，将米取出，捣烂成膏。挑少许点于痣上，不可太过，恐伤好肉。

【方歌】水晶膏能点黑痣，咸水浸灰入糯米，一日一夜米泡红，取出捣膏效无比。

贝叶膏 见溃疡门

黧黑㿠𪒮

黧黑㿠𪒮如尘久炱暗，原于忧思抑郁成，大如莲子小赤豆，玉容久洗自然平。

【解释】此证一名黧黑斑。初起色如尘垢，日久黑似煤形，枯暗不泽，大小不一，小者如粟粒赤豆，大者似莲子、芡实，或长、或斜、或圆，与皮肤相平。由忧思抑郁，血弱不华，火燥结滞而生于面上，妇女多有之。宜以玉容散早晚洗之，常用美玉磨之，久久渐退而愈。戒忧思、劳伤，忌动火之物。

玉容散

白牵牛　团粉　白蔹　白细辛　甘松　白鸽粪　白及　白莲蕊　白芷　白术　白僵蚕

白茯苓各一两　荆芥　独活　羌活各五钱　白附子　鹰条白　白扁豆各一两　防风五钱　白丁香一两

共研末。每用少许，放手心内，以水调浓搽搓面上，良久再以水洗面，早晚日用二次。

【方歌】玉容散退鼃鼾黷，牵牛团粉菱细辛，甘松鸽粪及莲蕊，芷术僵蚕白茯苓，荆芥独羌白附子，鹰条白扁豆防风，白丁香共研为末，早晚洗面去斑容。

项　部

脑疽　偏脑疽

　　要诀　脑疽项正属督脉，左右偏脑太阳经，阳正阴偏分难易，治与痈疽大法同。

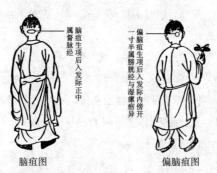

脑疽生项后入发际正中
属督脉经

偏脑疽生项后入发际内傍开
一寸半属膀胱经与湿瘰疬异

脑疽图　　　　　偏脑疽图

　　【解释】此疽有正有偏，正属督脉经，入发际名为脑疽，俗名对口；偏属太阳膀胱经，名为偏脑疽，俗名偏对口。正脑疽系阳亢热极而生，其证多焮赤肿痛，色鲜红活，根束顶尖，时痛时止。督脉纯阳，起于尾闾，上贯颠顶，挟毒上升，故易脓、易腐、易敛，多属顺证。若偏脑疽，系寒热错杂所生，其证漫肿，色暗，平塌，坚硬。然足太阳经外阳内阴，从头走足，阳降阴凝，难脓、难腐、难敛，多属逆证。更有兼风湿者，其疮根又易于散大旁流。故顺逆二证，治法当辨别是痈是疽。脑痈者，皮薄易破；脑疽者，皮厚难破。初起有表证，令人寒热往来，宜服荆防败毒散；有里证，令人口唇焦紫，大渴，大便结燥，宜服内疏黄连汤。若疮势已成，按痈疽肿疡、溃疡门大法治之。

荆防败毒散

荆芥 防风 羌活 独活 前胡 柴胡 桔梗 川芎 枳壳麸炒 茯苓各一钱 人参 甘草各五分

姜三片，水二盅，煎八分，食远服，寒甚加葱三枝。

【方歌】荆防败毒治初疮，憎寒壮热汗出良，羌独前柴荆防桔，芎枳参苓甘草强。

内疏黄连汤见肿疡门

天柱疽

要诀 天柱疽生天柱骨，上焦郁热蓄督经，灸之有疱方为顺，色黑形陷逆而凶。

【解释】此疽生于项后高骨，名天柱骨，即大椎骨也。疽之初起，形如卧蚕，由上焦郁热，蓄于督脉，以致肩背拘急，极痒入骨。宜于疽上以艾灸之，若灸之有疱者顺，无疱者逆。甚至色黑形陷，血出不止，溃烂神昏，呕哕恶心等证，是为大凶。其内、外治法同脑疽。

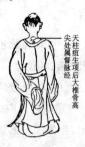

天柱疽生项后大椎骨高
尖处属督脉经

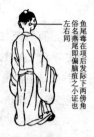

鱼尾毒在项后发际下两傍角
左右同
俗名燕尾即偏脑疽之小证也

天柱疽图　　　　　　鱼尾毒图

鱼尾毒

要诀　鱼尾毒生后发角，在左在右浅而轻，膀胱湿热七日溃，脓出肿消痛自宁。

【解释】此毒生于项后发际两旁角处，由足太阳膀胱经湿热凝结而发。其毒或在左，或在右，皆属轻浅。初起宜荆防败毒散；脓将成，宜服托里排脓汤。其外治之法，同痈疽肿疡、溃疡诸证。

托里排脓汤

当归　白芍酒炒　人参　白术土炒　茯苓连翘去心　金银花　浙贝母去心，各一钱　生黄芪二钱　陈皮八钱　肉桂六分　桔梗胸之上加一钱牛膝下部加八分　白芷项之上加五分　甘草四分

姜一片，水三盅，煎一盅，食远温服。

【方歌】托里排脓治溃疮，排脓消肿实称强，归芍四君翘桂芷，银芪贝桔膝陈良。

荆防败毒散见脑疽

百脉疽

要诀 百脉疽生肿色形，引耳绕颈色紫红，痛热不食气逆嗽，刺出脓吉血出凶。

【解释】此疽初发，漫肿大小数块，环绕颈项，其色紫红，痛热不食，气逆咳嗽，其发引耳。十五日可刺，迟则毒攻咽喉。刺见脓者顺，见血者逆。余治法按痈疽肿疡、溃疡门。

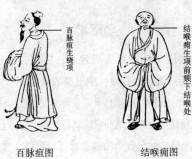

百脉疽生绕项

结喉痈生项前颏下结喉处

百脉疽图 　　　　结喉痈图

结喉痈

要诀 结喉痈发项前中，肝肺积热塞喉凶，脓成若不急速刺，溃穿咽喉何以生。

【解释】此痈发于项前结喉之上，又名猛疽，以其毒势猛烈也。盖项前之中，经属任脉兼肝、肺二经积热忧愤所致。肿甚则堵塞咽喉，汤水不下，其凶可畏。若脓成不针，向内溃穿咽喉者则难生矣。初宜服黄连消毒饮，外敷二味拔毒散。

将溃调治之法，按痈疽肿疡、溃疡门。

黄连消毒饮 见头部百会疽

二味拔毒散 见肿疡门

夹喉痈

要诀 夹喉痈生喉两旁，肝胃毒热发其疮，疮与结喉痈同治，尤嫌痰壅不时呛。

【解释】此痈一名夹疽，生于结喉之两旁，属足厥阴肝经、足阳明胃经火毒上攻而致。其治法与结喉痈同。

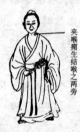

夹喉痈生结喉之两旁

夹喉痈图

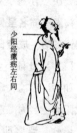

少阳经瘰疬左右同

少阳经瘰疬图

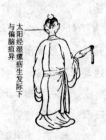

太阳经湿瘰疬生发际下与偏脑疽异

太阳经湿瘰疬图

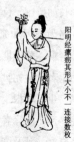

阳明经瘰疬其形大小不一连接数枚

阳明经瘰疬图

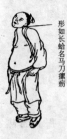

形如长蛤名马刀瘰疬

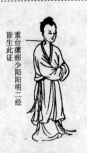

重台瘰疬少阳阳明二经皆生此证

马刀瘰疬图　　　　重台瘰疬图

瘰疬

要诀　小瘰大疬三阳经，项前颈后侧旁生，痰湿气筋名虽异，总由恚忿郁热成，更审缠绵诸证治，成劳日久不收功。

【解释】此证小者为瘰，大者为疬。当分经络：如生于项前，属阳明经，名为痰瘰；项后属太阳经，名为湿瘰；项之左右两侧，属少阳经，形软，遇怒即肿，名为气疬；坚硬筋缩者，名为筋疬；若连绵如贯珠者，即为瘰疬；或形长如蛤蜊，色赤而坚，痛如火烙，肿势甚猛，名为马刀。瘰疬又有子母疬，大小不一。有重台疬，疬上堆累三五枚，盘叠成攒。有绕项而生者，名蛇盘疬。如黄豆结篓者，又名锁项疬。生左耳根，名蜂窝疬。生右耳根，名惠袋疬。形小多痒者，名风疬。颏红肿痛者，名为燕窝疬。延及胸腋者，名瓜藤疬。生乳旁两胁软肉等处者，名痰瘀疬。生于遍身，漫肿而软，囊内含硬核者，名流注疬。独生一个，在囟门者，名单窠疬。一包生十数个者，名莲子疬。坚硬如砖者，名门闩疬。形如荔枝者，名石疬。如鼠形者，名鼠疬，又名鼠疮。以上诸疬，推之移动为无根，属阳，外治宜因证用针灸、敷贴、蚀腐等法；推之不移动者为有根且深，属阴，皆不治之证也。切忌针砭及追蚀等药，如妄用之，则难收敛。

瘰疬形名各异，受病虽不外痰、湿、风、热，气毒结聚而成，然未有不兼恚怒、忿郁、幽滞、谋虑不遂而成者也。有外受风邪，内停痰湿，搏于经络，其患身体先寒后热，疮势宣肿微热，皮色如常，易消、易溃、易敛，此为风毒也，如防风羌活汤、海菜丸，拣择用之。有天时亢热，暑湿偶中三阳经，兼过食膏粱厚味，酿结而成，其患色红微热，结核坚硬缓肿，难消、溃迟、敛迟，此为热毒也，如升阳调经汤、柴胡连翘汤、鸡鸣散，随证轻重，拣择用之。有感冒四时杀厉之气而成，其患耳项胸腋，骤成肿块，宣发暴肿，色红皮热，令人寒热，头眩项强作痛，此为气毒也，如李杲连翘散坚汤、散肿溃坚汤，俱可因证治之。有肝伤恚忿，血虚不能荣筋，其患核坚筋缩，推之不移者，此筋瘰也，初服舒肝溃坚汤，次服香贝养荣汤治之。有误食汗液、虫蚁鼠残、陈水宿茶不净之物，其患初小后大，累累如贯珠，连接三五枚，不作寒热，初不觉疼，久方知痛，此为误食毒物也，如杨氏家藏治瘰疬方法，制灵鸡蛋，随证虚实，拣择用之自愈。

其项后两旁湿瘰疬，经属膀胱寒水，外感风邪与湿凝结，漫肿疼痛，皮色如常，有日久将溃，皮色透红，微热痛甚。其内外治法，用药总不宜寒凉，初肿宜用附子败毒汤，外敷神功散；将溃已溃，俱按痈疽溃疡内外治法。用药首尾得温暖即效，误犯寒凉，令人项背拘强，疮势塌陷，毒气攻里，便泻者逆。但凡生瘰疬者，男子不宜太阳青筋暴露，潮热咳嗽，自汗盗汗；女人不宜眼内红丝，经闭骨蒸，五心烦热。男妇有此，后必变疮劳，俱为逆证，难收功也。

防风羌活汤　治风毒瘰疬，初发寒热者。

防风　羌活各一钱　连翘去心，二钱　升麻七分　夏枯草二钱　牛蒡子炒，研，一钱　川芎一钱　黄芩酒浸，一钱　甘草五分　昆布酒洗，一钱　海藻酒洗，一钱　僵蚕酒炒，二钱　薄荷一钱

水煎服。

【方歌】防风羌活驱瘰方，风毒发热最为良，芎芩昆布翘蒡草，夏枯海藻薄升僵。

海菜丸　治风痰瘰疬，绕项而生，无寒热者，宜常服，消尽为止。

海藻菜荞麦同炒过，去麦不用　白僵蚕微炒去丝

上等分为细末，用白梅肉泡汤为丸，如梧桐子大。饭后或临卧时，每服六七十丸，米汤送下，兼忌鱼腥厚味。

【方歌】海菜丸治风痰疬，海藻菜与白僵蚕，梅汤为丸如桐子，米汤送下病可痊。

升阳调经汤丸 治热毒瘰疬绕于项下，或至颊车，此证由阳明胃经中来也。若其疮深远，隐曲肉低，俱作块子，坚硬大小不等，并皆治之。或作丸服亦可。

升麻八钱　连翘去心　龙胆草酒炒　桔梗　黄连去须，酒炒　京三棱酒炒　葛根　甘草炙，各五钱　知母酒洗　广茂酒炒，各一两　条黄芩酒洗，六钱　黄柏去粗皮，酒炒，七钱

上撮一剂，称一半为细末，炼蜜为丸，如梧桐子大。每服一百丸，或一百五十丸。一半研粗末，每用五钱。若胃强能食，大便干燥者，可旋加至七八钱，用水二盅，先将粗末浸半日，煎至一盅，去渣热服。服时仰卧，伸脚置高处，去枕头，噙药一口，作十次咽之。一盅将吃完，可留一口，将丸药送下，服药毕，卧如常，此治法也。

【方歌】升阳调经医毒热，项颊瘰疬坚如铁，升葛甘芩知柏棱，黄连胆草翘茂桔。

柴胡连翘汤 治男妇热毒，马刀瘰疬，兼气寒血滞，经闭等证。

柴胡　连翘去心　知母酒炒　黄芩炒，各五

钱　黄柏酒炒　生地　甘草炙，各三钱　瞿麦穗六钱　牛蒡子炒研，二钱　当归尾一钱五分　肉桂三分

上共研粗末，每服三钱或五钱。水二大盅，煎至一盅，去渣，食后热温服。

【方歌】柴胡连翘医瘰疬，马刀血滞与经闭，黄芩牛蒡归柏知，瞿麦肉桂甘生地。

鸡鸣散　治瘰疬疼痛，及热毒结核，或多烦闷，热而不寒者。

黑牵牛一两　胡粉即定粉，一钱　生大黄二钱　朴硝炼成粉者，三钱

上共为细末，每服三钱。鸡鸣时井花水调服，以二便利为度，如未利再服。

【方歌】鸡鸣散治瘰疬疼，结核烦闷热相乘，粉牵硝黄为细末，井水调服便利通。

李杲连翘散坚汤　治气毒瘰疬，耳下或至缺盆，或至肩上，生疮坚硬如石，推之无根者，名马刀疮。从手、足少阳经中来也。或生两胁，或已流脓，或未破，并皆治之。

当归酒洗　连翘去心　莪术酒炒　京三棱酒炒，各五钱　土瓜根酒炒　龙胆草酒洗，各一两　柴胡一两二钱　黄芩一半生用，一半酒炒，一两二钱　炙甘草六钱　黄连酒炒　苍术炒，各三钱　赤芍药一钱

上以一半为细末，炼蜜为丸，如梧桐子大。每服一百丸，或一百五十丸。一半研粗

末，每用五钱，水一盏八分，先浸半日，煎一盏，去渣热服。临卧头低脚高，去枕而卧，每口作十次咽之，留一口送下丸子，服毕如常安卧。

【方歌】李杲连翘散坚汤，气毒瘰疬马刀疮，归芍柴芩棱莪草，土瓜龙胆黄连苍。

舒肝溃坚汤

夏枯草　僵蚕炒，各一钱　香附子酒炒　石决明煅，各一钱五分　当归　白芍醋炒　陈皮　柴胡　抚芎　穿山甲炒，各一钱　红花　片子姜黄　甘草生，各五分

引灯心五十寸，水三盏，煎一盏，食远热服。便燥者，加乳香一钱。便溏者，加煅牡蛎一钱。

【方歌】舒肝溃坚汤开郁，筋瘰石疽柴决当，夏枯陈蚕香附抚，红花芍草甲姜黄。

散肿溃坚汤

治气毒瘰疬，一切马刀，结硬如石，推之有根者。如证从耳下串至缺盆，或至肩上，或至胁下者，皆属手、足少阳经二经所发也。若瘰疬遍生下颏，或至颊车，坚而不溃者，属足阳明经所发也。或二证已破，及流脓水者，并皆治之。服药多少，临证斟酌，量病人饮食多少，大便软硬，以意消息之。

柴胡梢四钱　龙胆草酒炒　黄柏去粗皮，酒炒　知母炒　花粉　昆布去土，酒洗　桔梗各五

钱　甘草根炙　京三棱酒炒　广茂酒炒　连翘去心　当归各三钱　白芍酒炒　葛根　黄连各二钱　升麻六钱　黄芩梢一半酒炒，一半生用，八钱　海藻五钱

上共研末，每用六钱，或七钱。水二盅，先浸半日，煎至一盅，去渣热服。服时于卧处伸脚在高处，头微低，每噙一口，作十次咽之，至服毕依常安卧，取药在胸中多停留之意也。另攒半料作细末，炼蜜为丸，如梧桐子大，每服一百丸。此汤药预留一口，以送丸药。

【方歌】散肿溃坚气毒滞，马刀瘰疬耳肩交，遍颏或至颊车骨，结硬如石用之消。知藻三棱归芍草，升芩花粉柴胡梢，葛根黄连广茂桔，昆布龙胆柏连翘。

杨氏家藏治瘰疬方　治误食毒物，致成瘰疬，其功甚速。

荆芥　白僵蚕炒，去丝　黑牵牛各二钱　斑蝥去头、翅、足，大米炒，二十八个

上为末，卧时先将滑石末一钱，用米饮调服，半夜时再服。五更初即用温酒调药一钱或二三钱，量人之强弱用之。服后如小水并无恶物行下，次日早再用一服；仍不行，第三日五更初，先吃白糯米粥，再服前药一服，更以灯心汤，调琥珀末一钱服之，以小水内利去恶物为愈，如尿孔痛，用青黛一钱，以甘草汤调

下，其痛即止。

【方歌】杨氏家藏治瘰方，误食毒物成疬疮，牵牛斑蝥僵荆芥，为末酒服量弱强。

法制灵鸡蛋　治误食毒物，致腋下生马刀瘰疬者，其功稍缓。

斑蝥去头足翅，七个

上将鸡子一个，顶上敲开小孔，入斑蝥在内，纸封固了，于饭上蒸熟，取出去壳，切开去斑蝥，五更空心和米饭嚼服。候小水通如米泔水或如脂，即其验也。如大便、小水不通，即服琥珀散三二贴催之，然后常服妙灵散，内消连翘丸尤佳。

【方歌】制灵鸡蛋治马刀，鸡子一个入斑蝥，纸封蒸熟去壳药，同饭嚼服病可消。

琥珀散

琥珀　黄芩　白茯苓　乌药　车前子　瞿麦　茵陈蒿　石韦　紫草　茅根　连翘去心，各等分

上为极细末，每服三钱。用灯心汤调下，不拘时服。

【方歌】琥珀散能利二便，泻毒清热最称奇，芩苓乌药车瞿麦，茵韦紫草茅翘宜。

妙灵散　服灵鸡蛋后，却将此药与内消连翘丸相兼常服，疮愈方止。

海藻二两　川牛膝　何首乌生　当归酒洗　海螵蛸　桑寄生各一两　海带　青葙子酒洗　昆

布酒洗　甘草节各五钱　木香三钱　沉香二钱

上为细末，每服二钱。食后温酒调下。

内消连翘丸

连翘去心，二两　核桃仁　白及　射干　夏枯草　土瓜根　泽兰叶　沙参　漏芦各一两五钱

上为细末，入核桃仁研匀，酒糊为丸，如梧桐子大。每服三五十丸，空心食前或酒下，或盐汤送下。

【方歌】内消连翘解瘰疬，妙灵与此两兼服，核桃及射夏枯草，土瓜泽兰沙漏芦。

附子败毒汤　治湿毒瘰疬。

羌活一钱　川附子制，一钱　白僵蚕炒，三钱　前胡一钱　连翘去心，一钱五分　生黄芪一钱五分　蔓荆子一钱五分　陈皮一钱　防风一钱　白茯苓一钱五分　金银花二钱　甘草节，五分

引用生姜一片，水三盅，煎一盅，食远温服。

【方歌】附子败毒太阳经，湿毒瘰疬漫肿疼，陈苓前草芪羌活，银花僵蔓翘防风。

消核散　治颈项痰凝瘰疬，不论男妇小儿，用之无不神效。

海藻三两　牡蛎　玄参各四两　糯米八两　甘草生，一两　红娘子同糯米炒胡黄色，去红娘子，用米，二十八个

共研细，酒调服一钱或钱半，量人壮弱。

【方歌】消核散治诸瘰疬，男妇小儿用之愈，红娘糯米炒胡黄，甘草玄参藻牡蛎。

犀角丸　治诸般瘰疬，心火上攻，两目赤涩，服之有效。

犀角　青皮　黑牵牛半生，半炒　陈皮各一两　连翘去心，五钱　薄荷二斤　皂角二枚

前五味，共研细末，用皂角去子、皮、弦，泡捶，以布绞取汁一碗，又用新薄荷捣取汁，同熬成膏，和入药末内为丸，如梧桐子大。每服三十丸，食后滚汤送下。

【方歌】犀角丸能除心火，诸般瘰疬兼目红，牵牛半生半炒用，陈薄皂角连翘青。

夏枯草膏　治男妇小儿忧思气郁，瘰疬坚硬，肝旺血燥，骤用迅烈之剂，恐伤脾气，以此膏常服消之。

京夏枯草一斤半　当归　白芍酒炒　黑参　乌药　浙贝母去心　僵蚕炒，各五钱　昆布　桔梗　陈皮　抚芎　甘草各三钱　香附酒炒，一两　红花二钱

前药共入砂锅内，水煎浓汤，布滤去渣。将汤复入砂锅内，漫火熬浓，加红蜜八两，再熬成膏，磁罐收贮。每用一二匙，滚水冲服。兼戒气怒、鱼腥。亦可用薄纸摊贴，瘰疬自消。

【方歌】夏枯草膏医诸病，化硬消坚理肝虚，血燥忧思肝木旺，烈药伤脾服此宜。归芍

贝僵香附桔，昆红参草抚陈皮，乌药同熬加红蜜，滚水冲服戒怒急。

瘰疬未溃敷贴方

金倍散 治瘰疬坚硬难消、难溃，敷之神效。

整文蛤攒孔，一枚　金头蜈蚣研粗末，一条

将蜈蚣末装入文蛤内，纸糊封口，外再用西纸糊七层，晒干，面麸拌炒，以纸黑焦为度，去纸研极细末，加麝香一分，再研匀，陈醋调稠。温敷坚硬核处，外用薄纸盖之，每日一换。

【方歌】金倍散敷坚瘰疬，蜈蚣末入文蛤中，纸糊晒干同麸炒，加麝研之醋调灵。

神功散 治湿毒瘰疬，敷之神效。

制川乌头　嫩黄柏各等分

共研细末，米醋调稠。温敷肿处，每日一换。

【方歌】神功散敷湿瘰疬，嫩黄柏与川乌头，等分为末加米醋，调涂肿处即能瘳。

李杲龙泉散 治诸般瘰疬，未成者消，已成者溃。

瓦粉即定粉　龙泉粉即磨刀石上粉也　莪术酒浸炒干　京三棱酒浸炒干　昆布去土，酒洗，各五钱

上共研极细，滚水调涂患处，用此消坚尤速。

【方歌】李杲龙泉敷诸病，瓦粉龙泉莪术棱，昆布共研为细末，滚水调涂速又灵。

朱震亨贴瘰疬饼 治项间瘰疬，不辨肉色，不问大小及日月深远，或有赤硬肿痛，并皆贴之效。

生山药　蓖麻子肉

上等分，捣匀摊贴之。

【方歌】震亨贴瘰疬可移，蓖麻山药共研泥，不问日久并肿硬，作饼贴之效更奇。

神效瘰疬方 治瘰疬初起，消肿止痛。

白胶香　海螵蛸　降真香心无土气者

上等分，研末，温水调稠，薄纸摊贴。

【方歌】神效瘰疬实良方，疏滞消肿止痛强，未破已前用之效，白胶海螵降真香。

龙珠膏

龙牙草即马鞭草，五两　棘枣根五钱　海藻二钱五分　苏木五钱

上细切，水二十碗，煎至十二三碗，去渣，又用桑柴灰、苍耳草灰、石灰各二碗半，纸两层，先铺箩底，次置三种灰于箩内，用滚水热淋取灰汁十碗，澄清，同前汤入锅内熬成膏；用巴豆霜、白丁香、石膏、麝香、轻粉各少许，研细入膏内搅匀，瓷罐收贮。取敷核上，再敷时，去旧药，其核即溃。根小者，但涂于根上，其核自溃。

【方歌】龙珠膏敷痈毒疮，溃迟未溃敷之良，海藻苏木龙牙草，再加枣根共煎汤，桑石苍耳灰淋水，同煎成膏添麝香，石膏白丁轻巴豆，研入膏内涂瘰强。

瘰疬溃后方

蟾酥拈子

蟾酥_{黄豆大一块} 白丁香_{十五粒} 寒水石_{黄豆大一块} 巴豆_{去壳，十粒} 寒食面_{黄豆大一块}

上各研细，共合一处再研匀，炼蜜搓成捻子。每用一根，用针将瘰疬当顶针一孔，插捻子入孔内，用绿云膏盖贴。连插三日后，单换膏药，俟数日后，顽根自脱，以脓净硬退为效。如硬未尽再用，以尽为度。

【方歌】蟾酥捻子化坚方，瘰疬将溃纳入疮，寒水石共巴豆肉，寒食面与白丁香。

五云膏 专贴鼠疮、马刀、瘰疬已溃。

银黝子_{捶碎，四两} 黄丹_{飞过，八两} 香油二十两

用砂锅一口盛香油，火温，候油热，将黝子投入油内，用桃、柳、桑、槐、枣五样树枝搅之，候起珍珠花时，捞去渣，用布滤净；复将油下入锅内，慢慢将黄丹筛入油内，用五枝不住手搅之，以滴水成珠为度，取出收贮。用时勿令见火，以重汤炖化，红缎摊贴。

【方歌】五云膏贴鼠疮证，瘰疬溃后共马

刀，银黝油熬渣滤净，黄丹五枝搅成膏。

绿云膏

黄连　大黄　黄芩　玄参　黄柏　木鳖子
去壳，各一钱

上药共切片，用香油一两，炸焦色，去渣；入净松香五两，再熬成膏，倾入水中，扯拔令金黄色，入铫内再熬数滚，候温；将猪胆汁三枚，铜绿三钱，预用醋一两，浸一宿，涓滤去渣；同入膏内，用柳枝搅之，候冷为度。用时以重汤炖化，薄纸摊贴甚效。

【方歌】绿云疬破贴甚神，军柏连鳖玄参芩，油炸滤渣加松脂，胆汁铜绿入搅匀。

蛇蜕膏

蜜蜂二十一个　蛇蜕七分半　蜈蚣端午前收者
佳，二条

上用香油四两，将前三药入油，用文武火炸枯，捞去渣；入定粉二两，用如箸粗桑枝七条，急搅候冷，出火气七日夜。方用纸摊贴患处。

【方歌】蛇蜕膏贴溃后疬，专消余毒功效极，蜈蚣蜜蜂炸去渣，定粉油熬出火气。

凡治瘰疬马刀溃破之后，应用方药，气血两虚，宜八珍汤；坚硬未消者，宜香贝养荣汤；食少便泻者，宜香砂六君子汤；血虚肝热，或疮口出血，或红脓者，宜逍遥散加丹皮、炒栀子；疮口敛迟，宜用十全大补汤加白蔹；虚烦不寐者，宜归脾汤调理。但药剂大小，量人岁数、虚实，斟酌用之。

八珍汤 见溃疡门

香贝养荣汤 见石疽门

香砂六君子汤 见溃疡门

逍遥散 见背部上搭手

十全大补汤 见溃疡门

归脾汤 见乳部乳中结核内

益元散 即六一散加朱砂少许，见胸部蠹疽

上石疽

要诀 石疽生于颈项旁，坚硬如石色照常，肝郁凝结于经络，溃后法依瘰疬疮。

【解释】此疽生于颈项两旁，形如桃李，皮色如常，坚硬如石，臖痛不热。由肝经郁结，以致气血凝滞经络而成。此证初小渐大，难消难溃，既溃难敛，疲顽之证也。初起气实者，宜服舒肝溃坚汤；气虚者，宜服香贝养荣汤，外用葱白、蜂蜜，捣泥敷贴。日久不消者，以阳燧锭每日灸之，以或消、或软、或将溃为度。既溃法同瘰疬。

香贝养荣汤

白术土炒，二钱　人参　茯苓　陈皮　熟地

黄　川芎　当归　贝母去心　香附酒炒　白芍酒

炒，各一钱　桔梗　甘草各五分

姜三片，枣二枚，水二盅，煎八分，食远服。

胸膈痞闷，加枳壳、木香。饮食不甘，加厚朴、苍术。寒热往来，加柴胡、地骨皮。脓溃作渴，倍人参、当归、白术，加黄芪。脓多或清，倍当归、川芎。胁下痛或痞，加青皮、木香。肌肉生迟，加白蔹、肉桂。痰多，加半夏、橘红。口干，加麦冬、五味子。发热，加柴胡、黄芩。渴不止，加知母、赤小豆。溃后反痛，加熟附子、沉香。脓不止，倍人参、当归，加黄芪。虚烦不眠，倍人参、熟地，加远志、枣仁。

【方歌】香贝养荣用四君，四物贝桔香附陈，气血两虚宜多服，筋瘰石疽效如神。

阳燧锭见首卷烙法

舒肝溃坚汤见瘰疬门

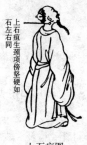

上石疽生颈项傍坚硬如石左右同

上石疽图

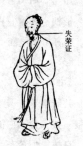

失荣证

失荣证图

失荣证

要诀 失荣耳旁及项肩，起如痰核不动坚，皮色如常日渐大，忧思怒郁火凝然。日久气衰形削瘦，愈溃愈硬现紫斑，腐烂浸淫流血水，疮口翻花治总难。

【解释】失荣证，生于耳之前后及肩项。其证初起，状如痰核，推之不动，坚硬如石，皮色如常，日渐长大。由忧思、恚怒、气郁、血逆与火凝结而成。日久难愈，形气渐衰，肌肉削瘦，愈溃愈硬，色现紫斑，腐烂浸淫，渗流血水，疮口开大，胬肉高突，形似翻花瘤证。古今虽有治法，终属败证。但不可弃而不治，初宜服和荣散坚丸，外贴阿魏化坚膏，然亦不过苟延岁月而已。

和荣散坚丸 治失荣，调和荣血，散坚开郁。

川芎　白芍酒炒　当归　茯苓　熟地　陈皮　桔梗　香附　白术土炒，各一钱　人参　甘草炙　海粉　昆布　贝母去心，各五钱　升麻　红花各三钱　夏枯草熬汤，再加红蜜四两，再熬成膏，一斤

共研细末，夏枯草膏合丸，如梧桐子大。每服三钱，食远白滚水送下。

身热，加黄芩、柴胡。自汗、盗汗，去升麻，倍人参，加黄芪。饮食无味，加藿香、砂仁。饮食不化，加山楂、麦芽。胸膈痞闷，加

泽泻、木香。咳嗽痰气不清，加杏仁、麦冬。口干作渴，加知母、五味子。睡眠不宁，加黄柏、远志、枣仁。惊悸健忘，加茯神、石菖蒲。有汗恶寒，加薄荷、半夏。无汗恶寒，加苍术、藿香。妇人经事不调，加延胡索、丹皮。腹胀不宽，加厚朴、大腹皮。

【方歌】和荣散坚丸消郁，开结益虚理肝脾，八珍贝桔陈香附，昆海升红枯草宜。

阿魏化坚膏

用蟾酥丸药末一料，金头蜈蚣五条，炙黄去头足，共研匀；将太乙膏二十四两，重汤炖化，离火入前药末，搅冷为度。每用时以重汤炖化，用红绢摊贴，半月一换。轻者渐消，重者亦可少解，常贴可保不致翻花。

【方歌】阿魏化坚消结聚，蟾酥丸料研末细，蜈蚣炙黄太乙膏，炖化搅匀功速极。

太乙膏 见溃疡门

蟾酥丸 见疔疮门

钮扣风

要诀 钮扣风生胸颈间，风湿结聚搔痒难，延及成片浸汁水，因地而名当癣看。

【解释】此证生于颈下天突穴之间。因汗出之后，邪风袭于皮里，起如粟米，搔痒无度，抓破津水，误用水洗，浸淫成片。轻者外敷独

胜散、冰硫散，甚者宜服
消风散即愈。

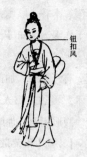

钮扣风

独胜散

芥菜花一味研细，醋
调患上。

【方歌】独胜散治钮
扣风，已破未破用俱灵，
内只芥菜花一味，止痒消
肿有奇功。

钮扣风图

冰硫散

硫黄一两　潮脑　川椒　生白矾各二钱

共为细末，先用白萝卜一个，掏空将药填
满，用萝卜皮盖之，纸包三四层，灰火内煨半时
许，待冷将药取出，同熟猪脂油调稠，搽患上
自愈。

【方歌】冰硫散内首硫黄，潮脑椒矾用最
良，萝卜掏空药填满，油调专搽钮扣疮。

消风散　治钮扣风，瘙痒无度，抓破津
水，亦有津血者。

荆芥　防风　当归　生地　苦参　苍术炒
蝉蜕　胡麻仁　牛蒡子炒、研　知母生　石膏
煅，各一钱　甘草生　木通各五分

水二盅，煎八分，食远服。

【方歌】消风止痒散风湿，木通苍术苦参
知，荆防归蒡蝉膏草，胡麻生地水煎之。

背　部

上中下发背

　　要诀　三发火毒发督经，中发属肝对心生，上发属肺天柱下，下发属肾脐后凝。

　　【解释】上、中、下三发背，俱属督脉经，皆由火毒而成。上发背火毒伤肺，生天柱骨下，一名脾肚发，其形横广如肚。中发背火毒伤肝，生于背心，一名对心发，其形中阔，两头有尖如瓜。下发背火毒伤肾，生于腰中，一名对脐发，其形平漫如龟。其初起皆形如粟米，焮痛麻痒，周身拘急，寒热往来，因循数日，突然大肿，气实者多焮痛，气虚者多麻痒。

　　初起治法，不论虚实，即宜隔蒜艾灸，灸之不应，则就患顶当肉灸之，至知痛为效，以大化小，移深居浅。灸后用针当疮顶点破一孔，随用拔法，务使毒气内外疏通，庶不致内攻。如有表证，发热恶寒无汗者，宜荆防败毒散汗之；如有里证，发热、恶热、大便燥者，宜内疏黄连汤下之；表里证兼有者，宜神授卫生汤双解之，以减疮势。脓将成，必行托里。

如溃破腐肉不去，外贴巴膏以化之。其余治法，俱按痈疽肿疡、溃疡门。盖此三证，无论老少，总以高肿红活、焮痛者为顺；若漫肿塌陷、焦枯紫黑者为逆。

荆防败毒散 见项部脑疽门

内疏黄连汤 **神授卫生汤** 俱见肿疡门

巴膏 见溃疡门膏药类方

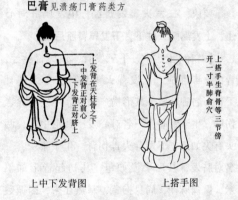

上中下发背图　　　　上搭手图

上搭手

要诀 上搭手生肺俞穴，左右名同经有别，右属肺兮左属肝，总由气郁痰热结。

【解释】此证生于足太阳膀胱经肺俞穴，在两肩骨之动处。无论左搭手、右搭手，其名虽同，而偏在左者属肝，偏在右者属肺，故曰：经有别也。总由气郁痰热凝结而成，初宜神授卫生汤双解之，次以逍遥散清之，兼以六郁汤调之。其余内外治法，俱按痈疽肿疡、溃疡门。

逍遥散

当归酒洗　白芍酒洗　白茯苓　白术土炒
香附酒炒，各一钱　柴胡八分　黄芩五分　陈皮一
钱　薄荷五分　甘草生，六分

水二盅，煎八分，食远服。

【方歌】逍遥散能和气血，开郁行滞又消
结，归芍苓术香柴芩，陈薄甘草清毒热。

六郁汤

香附酒炒　茯苓　陈皮　半夏制　川芎
山栀各一钱　苍术炒　缩砂仁　甘草生，各五分

姜三片，水二盅，煎八分服。

【方歌】六郁汤能开六郁，取其消痰又行
气，芎缩二陈苍山栀，香附生姜兼化滞。

神授卫生汤 见肿疡门

中搭手

要诀　中搭手生近膏肓，经属膀胱脊骨
旁，七情不和愤怒火，虚实寒热细参详。

【解释】此证生在脊骨两旁，属足太阳膀胱
经膏肓穴，一名龙疽。由七情不和，愤怒火凝
而生。遇气寒而实，便燥不渴者，宜一粒金丹
温下之；若气热而实，便燥大渴者，宜内疏黄
连汤寒下之；若气血虚，疮不能发长者，宜内
托黄芪散托补之。其余内外治法，俱按痈疽肿

疡、溃疡门。

一粒金丹

木香　乳香各五分　巴豆霜一钱五分　沉香
五分

各为细末和匀，用肥胶枣个半，去皮核捣
烂，和药末为丸，如芡实大。每服一丸，细嚼用
白滚水，一口将药送下。少顷，再饮白滚水一口，
即泻一次；若饮滚水二口，即泻二次。遇胃气壮
实，兼毒滞盛者，服药后连饮滚水三四口，即泻
三四次，不可太过。毒滞泻尽，即以米饮补之。

【方歌】一粒金丹疗恶疮，寒实不渴便燥
良，木乳沉香巴豆肉，枣肉为丸服即康。

内托黄芪散

当归　白芍炒　川芎　白术土炒　陈皮
穿山甲炒、研　皂刺　黄芪各一钱　槟榔三分
紫肉桂五分

水二盅，煎八分，食前服。

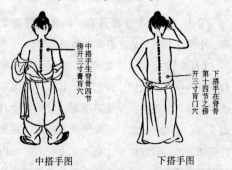

中搭手图　　　　　　　　　下搭手图

【方歌】内托黄芪治疡虚，托里诸疮用最
宜，归芍芎术陈皮桂，山甲槟榔皂刺芪。

内疏黄连汤 见肿疡门

下搭手

要诀 下搭手生经膀胱，穴在肓门腰窝
旁，房劳过度生毒火，紫陷腐烂透膜肠。

【解释】此证发于腰窝旁开三寸，属足太阳
膀胱经肓门穴。由房劳过度，有伤肾水，水竭
不能制火，火旺以致荣卫不和，逆于肉里而生
也。初发红活焮肿，令人寒热往来，口渴烦
躁，百节疼痛，宜服仙方活命饮，宣解毒火；
次服内托黄芪散，托毒发长。将溃内外治法，
俱按痈疽肿疡、溃疡门。若初肿腰痛如折，不
能俯仰者险；若色紫塌陷，腐烂孔深，透膜透
肠者逆。

仙方活命饮 见肿疡门

内托黄芪散 见前中搭手

莲子发

要诀 莲子发名取象形，胆与膀胱毒化
成，形斜平塌侵督重，形长高肿半背轻。

【解释】此证一名太阴疽。生于脊背及两
胁。属胆与膀胱经，火毒合化凝结而成。若形
斜平塌，头侵督脉，尾站肋骨者，属毒重；若

形长高肿，偏于半背，中不过督脉，旁不过肋骨，属毒轻。遇气实之人，初宜蟾酥丸，或麦灵丹汗之。次宜一粒金丹下之；遇气虚之人，初宜仙方活命饮宣解之，次宜内托黄芪散托补之。其余内外治法，俱宜按痈疽肿疡、溃疡门。

蟾酥丸 _{见疗疮门}

仙方活命饮 _{见肿疡门}

一粒金丹　内托黄芪散 _{俱见前中搭手}

麦灵丹 _{见肿疡门}

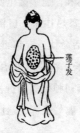

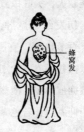

莲子发图　　　　　　蜂窝发图

蜂窝发

要诀　蜂窝发似蜂房形，每在肩后脊旁生，此证最忌头向上，急清心火免内攻。

【解释】此证多生肩后及脊旁，形似蜂房。由脾经积热，更兼心火凝结成毒。初起高肿如龟形，胖胀半背者轻；疮势横斜漫大者重。宜服内疏黄连汤。若头尖向上，属心火热极，防毒火内攻脏腑。亦有疮形长若尺许，根横满背，名为竟体疽，属毒甚险。初觉宜急服黄连消毒饮，清心解毒，庶免内攻。其余内外治法，俱按痈疽肿疡、溃疡门。

内疏黄连汤 _{见肿疡门}

黄连消毒饮 _{见头部百会疽}

阴阳二气疽

要诀 阴阳二气疽脊旁，肿消软硬变不常，七情内乖逆荣卫，如期脓溃自无妨。

【解释】此证生于脊背之旁，乍肿乍消，时软时硬。由七情内乖，荣卫不和而生也。初发令人寒热往来，若大渴神清，高肿脉洪，二七脓成，溃破者顺；若不渴神昏，漫肿脉细，应期无脓，饮食不思者逆。初服夺命丹以退寒热，次服仙方活命饮。其余内外治法，俱按痈疽肿疡、溃疡门。

夺命丹

轻粉　麝香　白砒_{面裹，火煨，各五分}　白矾_煅　辰砂_{为衣}　血竭_{各一钱}　雄黄_{二钱}　蟾酥_{干者，酒化入药，二钱}　乳香　没药　寒水石_煅　铜绿_{各二钱}　蜗牛_{连壳，二十一个}

上为细末，先将蜗牛研烂如泥，匀合前药。丸如不成，加好黄酒少许，打三五百下为丸，如绿豆大。每服二三丸，每用葱白一寸，令病者嚼烂，自吐于手心内，男用左手，女用右手，将药丸裹入葱泥内，用无灰酒一大盅，温热送下，被盖汗出为度。重者不过三服，不可多用。

【方歌】夺命丹中粉麝香，砒矾砂竭共雄黄，蟾酥乳没兼寒水，铜绿蜗牛用最良。

仙方活命饮 见肿疡门

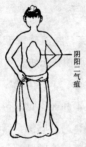

阴阳二气疽

阴阳二气疽图

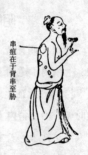

串疽在于背串至胁

串疽图

串疽

要诀 串疽生于背胁间，连发相串色依然，漫肿渐红多臀痛，积愤郁火是其原。

【解释】此证生于背胁之间，初发一处，其后挨次发出二三处，形虽不同，而色仍同也。溃后多相串通，故又名老鼠钻，又名游走血脾痛。初发漫肿无头，皮色如常，渐肿渐透红色，多疼牵引旁处痛，因积愤郁火而成也。初服仙方活命饮，宣解郁毒。其次内外治法，俱按痈疽肿疡、溃疡门。

仙方活命饮见肿疡门

酒毒发

要诀 酒毒发生满背间，皮色不变如弹拳，坚硬麻木痛彻内，药酒厚味使之然。

【解释】此证生于脊背，皮色不变，累累如弹如拳，坚硬如石，时麻时木，痛彻五内，二便涩滞，周身拘急，数日后头面手足虚肿，泄泻似痢，总由过饮药酒，更兼厚味积毒所致。初起宜服连翘消毒饮，次服内疏黄连汤。其证或消或溃，须宜速治为顺；若迁延日久，不消不溃，必腐烂筋骨，即成逆证。其余内外治法，俱按痈疽肿疡、溃疡门。

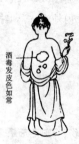

酒毒发皮色如常

酒毒发图

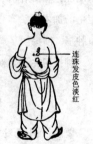

连珠发皮色淡红

连珠发图

连翘消毒饮

连翘去心 栀子 桔梗 赤芍 当归 玄参 射干 黄芩 红花 葛根 陈皮各一钱

甘草生，五分　大黄初起便燥者加一钱　花粉一钱

水二盅，煎八分，食远服。有痰者，加竹茹一钱。

【方歌】连翘消毒疗诸疮，能解酒毒葛大黄，红花栀桔玄参草，芍芩花粉射陈当。

内疏黄连汤见肿疡门

连珠发

要诀　连珠毒发贯珠形，在背微疼色淡红，发时尿闭少腹满，阴囊作肿百节疼。

【解释】此证生于背，不论左右，连肿三五块，形若贯珠。由荣血火毒，或酒色过度而成。其疮微痛，皮色淡红，发时少腹胀满，小水闭涩，阴囊作肿，百节疼痛。初起宜服神授卫生汤加木通、车前。其余内外治法，俱按痈疽肿疡、溃疡门。

神授卫生汤见肿疡门

丹毒发

要诀　丹毒发如汤火伤，细晼赤晕渴非常，丹石刚剂致此证，红活者生紫黯亡。

【解释】此证生于背，形如汤火所伤，细无数，赤晕延开，发时其渴非常，由素服丹石刚剂所致。初服黄连消毒饮，兼国老膏服之，外用牛肉薄片贴之。其色红活鲜润，神清者生；

若紫黯神昏，更兼脉躁、膨胀、呕哕者亡。

国老膏

甘草大者，二斤

捶碎，河水浸一宿，揉令浆汁浓，去尽筋渣，再用绢滤过；银器内慢火熬成膏，用瓷罐收贮。每服三钱，无灰温酒调下，或白滚水亦可。

【方歌】国老膏解丹石毒，诸疮用此肿即消，甘草二斤河水泡，取汁熬膏温酒调。

黄连消毒饮见头部百会疽

禽疽

要诀 禽疽毒由时气成，数块似疹色紫红，背生形如拳打状，拘急麻木不作疼。

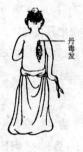

丹毒发图

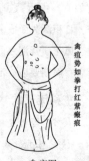

禽疽图

【解释】此疽之毒，由时气风热而成。始发，数块如疹，其色紫红，在背而生，形如拳打之状，脊背麻木拘急，并不作痛。神清脉和，服药得汗者顺；若神昏脉躁，或微或代，发寒齿噤者逆。初宜急服仙方活命饮加羌活、独活汗之，外敷二味拔毒散，或蝌蚪拔毒散消之。若漫肿不溃，即服托里透脓汤。其余内外治法，俱按痈疽肿疡、溃疡门。

仙方活命饮　二味拔毒散　蝌蚪拔毒散俱见肿疡门

托里透脓汤见头部侵脑疽

痰注发

要诀　痰注发如布袋形，按之木硬觉微疼，其发不红亦不热，湿痰七情郁滞成。

【解释】此证发于脊背，长形如布袋，短形如冬瓜，按之木硬，微觉疼痛，不热不红，皮色如常。由湿痰、七情郁滞，凝结于肌肉之分，日积深久而成。初起宜服疮科流气饮，外贴金凤化痰膏消之。如此证久远疲顽，治之不消者，届期要溃。治法俱按痈疽溃疡门。

疮科流气饮

人参　厚朴姜制　桔梗　防风　紫苏　黄芪盐水炒　枳壳麸炒　当归　白芍酒炒　肉桂乌药　甘草各七分　川芎　南木香　白芷　槟榔各五分

引加生姜一片，水二盅，煎八分温服。

【方歌】流气饮舒痰涎壅，人参朴桔芷防风，苏芪壳桂木香草，乌药槟榔归芍芎。

金凤化痰膏

凤仙花去青蒂，研末，一捧　大葱自然汁一茶盅　好米醋一茶盅　广胶切如米粒大，入葱汁内泡之，三钱　人中白火微煅存性，研末，八钱

先将葱汁、米醋、广胶投入锅内熬化，次下凤仙花共末熬成膏，再入人中白末，将锅离火不时搅匀。用时以重汤炖化，量痰包之大小，薄纸摊贴，候膏自落，再换新膏。

【方歌】金凤化痰消硬坚，湿痰串注贴更痊，凤仙中白广胶醋，葱汁同熬用纸摊。

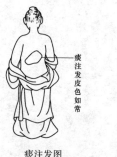

痰注发皮色如常

痰注发图

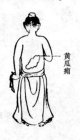

黄瓜痈

黄瓜痈图

黄瓜痈

要诀　黄瓜痈在背旁生，脾火色红黄瓜形，肿高寸余长尺许，四肢麻木引心疼。

【解释】此证生于背旁，一名肉龟，由脾火积毒而成。皮肉色红，状若黄瓜，肿高寸余，长可尺许，四肢麻木，疼痛引心。红活速溃者

顺；紫陷脉微，自汗谵语，坚硬溃迟者逆。初
起宜服仙方活命饮，加羌活、柴胡或夺命丹治
之。其余内外治法，俱按痈疽肿疡、溃疡门。

仙方活命饮 见肿疡门

夺命丹 见阴阳二气疽

腰　部

肾俞发

要诀　肾俞发生肾俞穴，单者酒色兼湿热，房劳怒火则双生，红活黑陷顺逆别。

【解释】此证生肾俞穴，在腰骨两旁陷肉处，有单有双。单者由酒色湿热而成，双者由房劳怒火而发。若疮形红活高肿，十四日生脓属顺；若疮形紫黑，干枯坚硬，应期无脓属逆。或脓稀伤膜者，系真阳血气大亏，初宜服人参养荣汤，或加减八味丸以救其源。其顺逆内外治法，俱按痈疽肿疡、溃疡门。

人参养荣汤　加减八味丸 俱见溃疡门

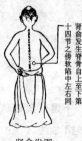

肾俞发图

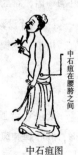

中石疽图

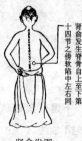内标注：肾俞发生脊背自上至下第十四节之傍软陷中左右同

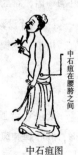内标注：中石疽在腰胯之间

中石疽

要诀 石疽寒凝瘀血聚，生于腰胯最缠绵，坚硬如石皮不变，时觉木痛消溃难。

【解释】此证由寒气瘀血凝结，生于腰胯之间，缠绵难以收功。其疽时觉木痛，难消难溃，坚硬如石，皮色不变。初宜内服没药丸，外用鲜商陆捣烂，贴于患处治之，随用艾壮当顶灸之，以软为度。溃后按痈疽溃疡治法。

没药丸

桃仁炒，一两　乳香　没药　川芎　川椒去目及合口者　当归　赤芍各五钱　自然铜火烧醋淬七次，二钱五分

共研细末，用黄蜡二两，火化开，入药末，不住手搅匀，丸如弹子大。每用一丸，以好酒一盏，将药化开，煎至五分，乘热服下。

【方歌】没药丸治中石疽，乳没桃芎归芍宜，川椒自然铜黄蜡，用酒服之行血瘀。

缠腰火丹

要诀 缠腰火丹蛇串名，干湿红黄似珠形，肝心脾肺风热湿，缠腰已遍不能生。

【解释】此证俗名蛇串疮，有干湿不同，红黄之异，皆如累累珠形。干者色红赤，形如云片，上起风粟，作痒发热。此属肝心二经风

火，治宜龙胆泻肝汤；湿者色黄白，水疱大小不等，作烂流水，较干者多疼，此属脾肺二经湿热，治宜除湿胃苓汤。若腰肋生之，系肝火妄动，宜用柴胡清肝汤治之，其间小疱，用线针穿破，外用柏叶散敷之；若不速治，缠腰已遍，毒气入脐，令人膨胀、闷呕者逆。

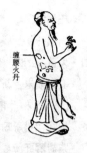

缠腰火丹

缠腰火丹图

龙胆泻肝汤

龙胆草　连翘_{去心}　生地　泽泻_{各一钱}　车前子　木通　黄芩　黄连　当归　栀子_{生研}　甘草_{生，各五分}　生军_{便秘加之，二钱}

水二盅，煎八分，食前服。

【方歌】龙胆泻肝火丹生，形如云片粟多红，芩连栀胆车归尾，生地军翘泻木通。

除湿胃苓汤

苍术_炒　厚朴_{姜炒}　陈皮　猪苓　泽泻　赤茯苓　白术_{土炒}　滑石　防风　山栀子_{生研}　木通_{各一钱}　肉桂　甘草_{生，各三分}

水二盅，灯心五十寸，煎八分，食前服。

【方歌】除湿胃苓火丹疱，脾肺湿热疱白黄，胃苓汤用通栀子，滑石防风共作汤。

柏叶散

侧柏叶炒黄为末　　蚯蚓粪韭菜地内者佳　　黄柏　大黄各五钱　　雄黄　赤小豆　轻粉各三钱

上为细末，新汲水调搽，香油调搽更效。

【方歌】柏叶散搽火丹方，大黄赤豆柏雄黄，柏叶轻粉蚯蚓粪，研末香油调更良。

柴胡清肝汤见头部鬀疮

眼　部

眼胞菌毒

要诀　菌毒生于眼睫边，如菌黄亮水疱圆，头大蒂小渐垂出，脾湿郁热结凝坚。

【解释】此证生于上下眼胞睫边，初如菌形，头大蒂小，黄亮水疱，或有头小蒂大者，渐长垂出，坚凝不痛；有缠绵经年不愈者，以致目病。盖眼胞属脾，其经素有湿热，思郁气结而生也。初起宜用清凉丸洗即消。有经年皮厚，消之不应者，法当用软绵纸蘸水润眼皮菌毒处，少顷，用左手大指甲垫于患根，右手持铍针尖头齐根切下，血出不妨，即用翠云锭磨浓涂之，其血即止，内服凉膈清脾饮。忌海腥、煎炒。

清凉丸

当归尾　石菖蒲　赤芍药各二钱　川黄连生　地肤子　杏仁生，各一钱　羌活五分　胆矾二分

共研粗末，以大红绉包之，如樱桃大，甜滚水浸泡，乘热蘸洗，勿见尘土。

【方歌】清凉圆内用川连，归尾菖蒲芍胆

矾，羌活杏仁地肤子，菌毒初起洗之痊。

翠云锭子

杭粉五两　铜绿　黄连各一两　轻粉一钱

共为细末，用糯米百粒，水一碗，煎半碗去米；再煎至三分，和药作锭，阴干。用时不磨令浓，以鸡翎蘸涂患处。

【方歌】翠云锭子能止血，铜绿轻杭黄连强，共为细末和成锭，菌毒切后涂之良。

凉膈清脾饮

生地黄　连翘去心　栀子生研　薄荷　荆芥　防风　石膏　黄芩　赤芍各一钱　甘草生，五分

水二盅，灯心二十根，煎八分，食远服。

【方歌】凉膈清脾生地黄，连翘栀子薄荆防，石膏芩芍兼甘草，医治菌毒服即康。

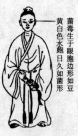

菌毒生于眼胞边形如豆黄白色水疱日久如菌形

眼胞菌毒图

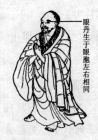

眼丹生于眼胞左右相同

眼丹图

眼丹

要诀 眼丹眼胞上下生，红热肿痛软偏风，焮热紫硬偏于热，荆防败毒服有功。

【解释】此证由脾胃湿热，受风而成，红肿疼痛。若肿软下垂，不能视物者，偏于风盛也，浮肿易消；若焮红色，紫坚硬者，偏于热盛也，肿硬难消。初起俱宜荆防败毒散散其风。口渴便燥者，宜内疏黄连汤泻其热；有日久消之不应者，宜服透脓散，脓熟针之。肿用如意金黄散洗之，溃用琥珀膏或白膏药贴之。此证宜速溃，迟则溃深穿透眼胞，成漏难敛。

荆防败毒散 见项部脑疽

内疏黄连汤 如意金黄散 透脓散 俱见肿疡门

琥珀膏 见头部发际疮

白膏药 见溃疡门

针眼

要诀 针眼眼睫豆粒形，轻者洗消脓不成，甚则赤痛脓针愈，破后风侵浮肿生。

【解释】此证生于眼皮毛睫间，由脾经风热而成，形如豆粒有尖。初起轻者，宜用如意金黄散，盐汤冲洗，脓不成即消矣。风热甚者，色赤多痛，洗之不消，脓已成也，候熟针之，贴黄连膏。亦有破后邪风侵入疮口，令人头面浮肿、目赤涩痛者，外仍洗之，内服芎皮散即愈。

芎皮散

川芎二两　青皮一两

共为末，每服二钱，菊花汤调服。

外以枯矾末，鸡子清调敷肿处。

又用南星末，同生地黄捣膏，贴太阳穴自消。

【方歌】芎皮散内用川芎，青皮减半用最灵，为末菊花汤调服，医治针眼自成功。

如意金黄散见肿疡门

黄连膏见鼻部鼻疮内

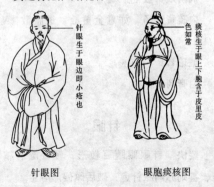

针眼生于眼边即小疮也

针眼图

痰核生于眼上下胞含于皮里皮

色如常

眼胞痰核图

眼胞痰核

要诀　眼胞痰核湿气郁，核结如枣如豆形，皮里肉外推之动，皮色如常硬不疼。

【解释】此证结于上下眼胞，皮里肉外，其形大者如枣，小者如豆，推之移动，皮色如常，硬肿不疼，由湿痰气郁而成。宜服化坚二陈丸，外用生南星蘸醋磨浓，频涂眼皮，日数浅者即消。日数深者虽不能即消，常涂令皮薄，微微拨损，以手指甲挤出如白粉汁即消，贴贝叶膏收口。从眼皮里溃破者难敛。

化坚二陈丸

陈皮　半夏制，各一两　白茯苓一两五钱　甘草生，三钱　白僵蚕炒，二两　川黄连三钱

共研细末，荷叶熬汤合丸，如梧桐子大。每服二钱，白滚水送下。

【方歌】化坚二陈丸消痰，周身结核服更痊，陈皮半夏茯苓草，僵蚕荷叶川黄连。

贝叶膏见溃疡门

椒疮　粟疮

要诀　椒疮粟疮生胞里，脾胃血热是根苗，粟疮黄软湿易散，椒疮赤硬热难消。

【解释】此二证生于眼胞之里，虽皆由脾胃血热所致。然粟疮偏于湿盛，故色黄形软，其证易愈；椒疮偏于热盛，故色赤形硬，其疮难消。俱宜服清脾凉血汤，外以清凉圆洗之。若眼皮里有红丝堆累者，乃血热有瘀也，法以灯

草刮疮处，令血出即愈。

清脾凉血汤

荆芥　防风　赤芍　黑参　陈皮　蝉蜕

苍术炒　白鲜皮各一钱　连翘去心　生大黄酒洗，

各一钱五分　厚朴姜炒　甘草生，各五分

竹叶三十片，水煎，食远服。

【方歌】清脾凉血椒粟疮，厚朴陈皮翘芍苍，蝉蜕黑参荆防草，白鲜皮与生大黄。

清凉丸见菌毒

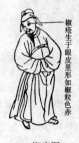

椒疮生于眼皮里形如椒粒色赤

椒疮图

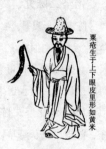

粟疮生于上下眼皮里形如黄米

粟疮图

皮翻证

要诀　皮翻证系眼胞翻，状如舌舐唇一般，翻因胞肿睫紧故，血壅气滞胃经原。

【解释】此证由胃经血壅气滞而成，小儿多有之。眼皮外翻，如以舌舐唇之状。又如痘风眼烂，胞肿弦紧者，则眼皮亦翻。治宜泻脾胃之积热，以泻黄散服之即愈。亦有内翻者，即目科拳毛倒睫。弦弛不内外翻者，即目科胞垂难视之证也。

泻黄散

石膏煅，五钱　栀子仁生，一两　甘草生，三两　防风酒拌，微炒香，二两　豨莶草酒蒸，晒干，四两

共研细末。壮人二钱，弱人一钱，小儿六七分，白滚水调下。

【方歌】泻黄散治皮翻证，石膏栀子草防风，豨莶草同研细末，滚水调下有奇功。

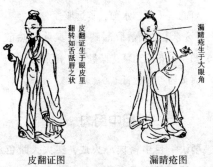

皮翻证生于眼皮里翻转如舌舐唇之状

漏睛疮生于大眼角

皮翻证图　　　　漏睛疮图

漏睛疮

要诀　漏睛疮在大眦生，肝热风湿病睛明，红肿痛溃脓稠易，青黑脓稀难长平。

【解释】此证生于目大眦，由肝热风湿病，发于太阳膀胱经睛明穴。其穴之处，系藏泪之所，初起如豆如枣，红肿疼痛，疮势虽小，根

源甚深。溃破出黏白脓者顺；出青黑脓或如膏者险。初宜服疏风清肝汤，溃后用黄灵药，捻入疮口，兼贴万应膏，其口渐渐收敛。有脓从大眦内出者，成漏难敛。亦有疮口过出泪液，以致目内干涩者，收敛更迟；若溃断眼边弦者不治。

疏风清肝汤

当归尾　赤芍　荆芥穗　防风　川芎　菊花　生栀　薄荷各一钱　柴胡　连翘去心，各一钱五分　金银花二钱　甘草生，五分

灯心五十寸，水煎，食远服。

【方歌】疏风清肝漏睛疮，又除肝热散风强，归芍银花芎菊草，柴翘栀子薄荆防。

黄灵药　万应膏俱见溃疡门

目中胬肉

要诀　目中胬肉心火成，实火大眦色深红，小眦红丝淡虚火，胬肉时觉或胀疼。

【解释】此证生于目两眦，瘀肉胬出，时觉疼痛，总属心火所成。然火有虚实，如大眦红肉色深红者，心经实火也，宜黑参

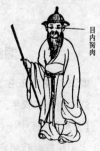

目内胬肉

目中胬肉图

汤服之；小眦红丝色淡红者，心经虚火也，宜决明散主之。外俱用清凉圆泡洗，久久自愈。

黑参汤

黑参　苦参　栀子_研　菊花　黄连　枳壳_{麸炒}　草决明　车前子　防风　大黄_炒　升麻_{各二钱}

水煎，食后服。

【方歌】黑参汤治大眦疼，内生胬肉实火成，苦参栀菊黄连壳，草决车防大黄升。

决明散

玉竹　黄连　枳壳_{麸炒}　川芎　甘草_生　羚羊角_{镑，各一两}　车前子　青葙子　草决明_{各五钱}

共研细末，每服三钱。食后服，卧时再用一服。

【方歌】决明胬肉虚火攻，玉竹黄连枳壳芎，车前青葙羚羊草，研末水调最有功。

清凉丸_{见菌毒}

鼻 部

鼻疽

要诀 鼻疽生于鼻柱间，肺经郁火发督原，坚硬色紫常木痛，《千金》仙方托里痊。

【解释】此证生于鼻柱，属督脉经。鼻为肺窍，故又属肺，由肺经郁火凝结而成。坚硬色紫，时觉木痛。初宜服《千金》漏芦汤，宣解郁毒；次用仙方活命饮加栀子、木通、薄荷、桔梗消之。若肿痛不减，势欲作脓，则宜托里透脓汤主之。外治法按痈疽溃疡门。

《千金》漏芦汤

漏芦—两 枳壳麸炒，—两 朴硝—两 大黄—两五钱 甘草生，—两 麻黄—两 黄芩—两 白蔹—两 连翘去心，—两 升麻—两

共研末，每用二钱，水一盅，姜三片，薄荷叶一钱，煎五分温服，以取便利为度。

【方歌】《千金》漏芦鼻疽发，色紫坚疼效更嘉，漏芦枳壳硝黄草，麻芩白蔹翘升麻。

仙方活命饮见肿疡门

托里透脓汤见头部侵脑疽

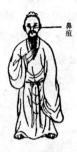
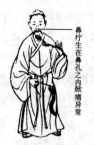

鼻疽 — 鼻疳图

鼻疔生在鼻孔之内疼痛异常 — 鼻疔图

鼻疔

要诀 鼻疔生在鼻孔中，鼻窍肿引脑门疼，甚则唇腮俱浮肿，肺经火毒蟾离宫。

【解释】此证生于鼻孔内，鼻窍肿塞，胀痛引脑门，甚则唇腮俱作浮肿，由肺经火毒凝结而成。宜蟾酥丸汗之，再用蟾酥丸研细末，吹入鼻窍。若肿硬外发，用离宫锭涂之。此证初起之时，须当速治，迟则毒气内攻，以致神昏、呕哕、鼻肿如瓶者逆。

蟾酥丸 见疔疮门

离宫锭 见肿疡门

鼻渊

要诀 鼻渊浊涕流鼻中，久淋血水秽而腥，胆热移脑风寒火，控脑砂因蚀脑虫。

【解释】此证内因胆经之热，移于脑髓，外

因风寒凝郁火邪而成。鼻窍中时流黄色浊涕，宜奇授藿香丸服之。若久而不愈，鼻中淋沥腥秽血水，头眩虚晕而痛者，必系虫蚀脑也，即名控脑砂，宜天罗散服之。但此证久则必虚，当以补中益气汤兼服之即效。

奇授藿香丸

藿香连枝叶八两

研细末，雄猪胆汁和丸，如梧桐子大。每服五钱，食后苍耳子汤下，或黄酒送下。

【方歌】奇授藿香鼻渊流，浊涕淋漓久不休，猪胆汁合藿香末，苍耳汤下患可瘳。

天罗散

丝瓜藤近根处者，烧存性

为末，每用三钱，食后黄酒送下。

【方歌】天罗虫蚀脑髓中，头痛鼻流血水腥，丝瓜根烧研细末，黄酒调服惯杀虫。

补中益气汤 见溃疡门

鼻䘌疮

鼻䘌疮多生小儿鼻翅及两傍

要诀 鼻䘌疮多小儿生，鼻下两旁斑烂形，总由风热客于肺，脓汁浸淫痒不疼。

【解释】此证多生于小儿鼻下两旁，色紫斑烂，由风热客于肺经。脓汁浸淫，痒

鼻䘌疮图

而不痛，宜服泽泻散，外搽青蛤散即愈。

泽泻散

泽泻　郁金　山栀生　甘草生，各一钱

共研末，每服一钱，甘草煎汤调下。

【方歌】泽泻散治鼻䘌患，脓汁浸淫肺火毒，泽泻郁金栀草末，甘草煎汤调送服。

青蛤散

蛤粉煅，一两　青黛三钱　石膏煅，一两
轻粉　黄柏生末，各五钱

共研细末，先用香油调成块，次加凉水调稀，薄涂疮处。

【方歌】青蛤散涂鼻䘌消，蛤粉青黛煅石膏，轻粉黄柏研极细，香油拌块凉水调。

鼻疮

要诀　鼻疮肺热生鼻中，燥干如火微肿疼，内服黄芩外定痛，燥干黄连膏润灵。

【解释】此证生于鼻窍内，初觉干燥疼痛，状如粟粒，甚则鼻外色红微肿，痛似火炙。由肺经壅热，上攻鼻窍，聚而不散，致成此疮。内宜黄芩汤清之，外用油纸捻黏辰砂定痛散，送入鼻孔内。若干燥者，黄连膏抹之立效。

黄芩汤

黄芩酒炒，二钱　甘草生，五分　麦冬去心，
一钱　桑白皮生，一钱　栀子连皮酒炒，一钱五分

连翘去心　赤芍　桔梗　薄荷　荆芥穗各一钱

水煎，食后服。

【方歌】黄芩汤医肺火盛，鼻内生疮赤肿疼，芩草麦冬桑栀翘，赤芍桔梗薄荷荆。

辰砂定痛散

辰砂末，五分　冰片二分　胡黄连末，二两
石膏煅，一两

共研细末。

【方歌】辰砂定痛鼻疮干，冰片胡连膏煅研，油纸捻药入鼻孔，消疼散热效通仙。

黄连膏

黄连三钱　当归尾五钱　生地一两　黄柏三钱　姜黄三钱

香油十二两，将药炸枯，捞去渣；下黄蜡四两溶化尽，用夏布将油滤净，倾入瓷碗内，以柳枝不时搅之，候凝为度。

【方歌】黄连膏润诸燥疮，归尾生地柏姜黄，油炸去渣加黄蜡，布滤搅凝涂抹强。

鼻痔

要诀　鼻痔初起榴子形，久垂紫硬碍气通，肺经风湿热郁滞，内服辛夷外点平。

【解释】此证生于鼻内，形如石榴子，渐大下垂，色紫微硬，撑塞鼻孔，碍人气息难通。由肺经风湿热郁，凝滞而成。内服辛夷清肺饮，以清肺热；外以硇砂散，逐日点之，渐化为水而愈。宜戒厚味、暴怒，庶不再发。

辛夷清肺饮

辛夷六分　甘草生，五分　石膏煅　知母栀子生研　黄芩各一钱　枇杷叶去毛，蜜炙，三片升麻三分　百合　麦冬去心，各一钱

水二盅，煎八分，食远服。或加羌活、防风、连翘、薄荷。

【方歌】鼻痔辛夷清肺饮，辛草膏知栀子芩，枇杷升麻百合麦，或加羌活翘薄斟。

硇砂散见耳部耳痔内

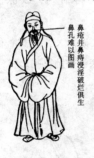

鼻疮并鼻痔浸淫破烂俱生
鼻孔难以图画

鼻疮鼻痔图

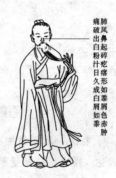

肺风鼻起碎疙瘩形如黍屑色赤肿痛破出白粉汁日久成白屑如黍

肺风粉刺图

肺风粉刺

要诀　肺风粉刺肺经热，面鼻疙瘩赤肿疼，破出粉汁或结屑，枇杷颠倒自收功。

【解释】此证由于肺经血热而成。每发于面鼻，起碎疙瘩，形如黍屑，色赤肿痛，破出白

粉汁，日久皆成白屑，形如黍米白屑。宜内服枇杷清肺饮，外敷颠倒散，缓缓自收功也。

枇杷清肺饮

人参三分　枇杷叶刷去毛，蜜炙，二钱　甘草生，三分　黄连一钱　桑白皮鲜者佳，二钱　黄柏一钱

水一盅半，煎七分，食远服。

【方歌】枇杷清肺枇杷叶，参草黄连桑白皮，黄柏同煎食远服，肺风粉刺尽皆宜。

颠倒散

大黄　硫黄各等分

研细末，共合一处，再研匀，以凉水调敷。

【方歌】颠倒散敷功效极，大黄硫黄各研细，等分再匀凉水调，专医酒皶肺风刺。

酒皶鼻

要诀　酒皶鼻生准及边，胃火熏肺外受寒，血凝初红久紫黑，宣郁活瘀缓缓痊。

【解释】此证生于鼻准头，及鼻两边。由胃火熏肺，更因风寒外束，血瘀凝结。

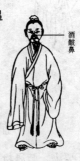

酒皶鼻

酒皶鼻图

故先红后紫，久变为黑，最为缠绵。治宜宣肺中郁气，化滞血，如麻黄宣肺酒、凉

血四物汤俱可选用，使荣卫流通，以滋新血。再以颠倒散敷于患处。若日久不愈，以栀子仁丸服之，缓缓取愈。

麻黄宣肺酒

麻黄　麻黄根各二两

头生酒五壶，将药入酒内，重汤煮三炷香，露一宿，早晚各饮三五杯，至三五日出脓成疮；十余日则脓尽，脓尽则红色退，先黄后白而愈。

【方歌】麻黄宣肺酒皶鼻，血热上注外寒瘀，麻黄并根入酒泡，重汤煮饮效不虚。

凉血四物汤

当归　生地　川芎　赤芍　黄芩酒炒　赤茯苓　陈皮　红花酒炒　甘草生，各一钱

水二盅，姜三片，煎八分，加酒一杯，调五灵脂末二钱，热服。气弱者，加酒炒黄芪二钱，立效。

【方歌】凉血四物皶鼻红，散瘀化滞又调荣，芩苓四物陈红草，姜煎加酒入五灵。

栀子仁丸

栀子仁研末，黄蜡溶化和丸，如弹子大。每服一丸，茶清嚼下，忌辛辣之物。

【方歌】栀子仁丸皶鼻赤，紫黑缠绵皆可施，栀子为末黄蜡化，丸似弹子茶清食。

颠倒散 见肺风粉刺

耳 部

黑疔

要诀 黑疔暗藏耳窍生，色黑根深椒目形，痛如锥刺引腮脑，破流血水火毒攻。

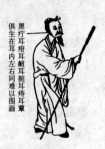

黑疔耳痔耳蚀耳挺耳痔耳蕈
俱生在耳内左右同难以图画

耳部六证图

【解释】此证生于耳窍暗藏之处，由肾经火毒所发，亦有因服丹石热药，积毒而成者。色黑根深，形如椒目，疼如锥刺，痛引腮脑，破流血水，急服蟾酥丸汗之，再用蟾酥丸水调浓，滴于耳窍内，立效。毒甚者，以黄连消毒饮疏解之，黄连解毒汤清之即瘥。

黄连解毒汤

黄连　黄芩　黄柏　生栀子研，各一钱五分

水煎，热服。

【方歌】黄连解毒焮痛疮，诸般疔毒烦躁狂，黄连芩柏生栀子，四味煎服保安康。

蟾酥丸 见疔疮门

黄连消毒饮 见头部百会疽

耳疳

要诀 耳疳时出黑臭脓，青震白缠黄色聤，胃湿相兼肝经火，红风偏肝血热成。

【解释】此证耳内闷肿出脓，因脓色不一，而名亦各殊。如出黑色臭脓者，名耳疳；出青脓者，名震耳；出白脓者，如缠耳；出黄脓者，名聤耳。俱由胃湿与肝火相兼而成。宜柴胡清肝汤主之。气实火盛者，以龙胆泻肝汤服之。惟风耳则出红脓，偏于肝经血热，宜用四物汤加丹皮、石菖蒲服之。外俱用酱茄内自然油滴之，俟脓净换滴耳油，时时滴入，肿消生肌自愈。

滴耳油

核桃仁研烂，拧油去渣，得油一钱，兑冰片二分。每用少许，滴于耳内。

【方歌】滴耳油治耳疳证，脓净滴之效更深，核桃拧油消肿痛，冰片发散热通神。

柴胡清肝汤 见头部髪疽

龙胆泻肝汤 见腰部缠腰火丹

四物汤 见溃疡门

耳衄

要诀 耳衄上焦血热成，鲜血时流耳窍中，肝火柴胡清肝治，胃热生地麦门冬。

【解释】此证由上焦血热所致，耳窍中时流鲜血。若肝脉弦数者，以柴胡清肝汤服之；肾脉虚数者，以生地麦冬饮主之。总以凉血为急，乃抽薪止沸之法也。外以神塞丸塞之即瘥。

生地麦冬饮

生地黄　麦冬去心，各五钱

水二盅，煎八分，食后服。

【方歌】生地麦冬耳衄鲜，上焦血热是其原，各用五钱煎食后，清肺降火保平安。

神塞丸

麝香一分　生白矾一钱　沉香三分　糯米五十粒

共研细末，面糊为丸，如梧桐子大。每丸薄绵裹之，如左耳出血塞右鼻，右耳出血塞左鼻；左鼻出血塞右耳，右鼻出血塞左耳；两耳俱出血塞两鼻，两鼻俱出血塞两耳。

【方歌】神塞麝香生白矾，沉糯同研面糊丸，大如梧子薄绵裹，塞入耳鼻衄血痊。

柴胡清肝汤见头部鬃疽

耳痔　耳蕈　耳挺

要诀　耳痔蕈挺耳窍生，肝肾胃火凝结成，微肿闷疼皮损破，塞久令人必重听。

【解释】此三证皆生耳内，耳痔形如樱桃，

亦有形如羊奶者；耳蕈形类初生蘑菇，头大蒂小；耳挺形若枣核，细条而长，努出耳外。俱由肝经怒火、肾经相火、胃经积火凝结而成。微肿闷疼，色红皮破，不当触犯偶犯之，痛引脑巅。皆宜服栀子清肝汤，外用硇砂散点之，渐渐消化。

栀子清肝汤

栀子_{生研} 川芎 当归 柴胡 白芍_{酒炒}
丹皮_{各一钱} 甘草_{生，五分} 石膏_煅 牛蒡子_{炒，}
_{研，各一钱} 黄芩 黄连_{各五分}

水二盅，煎八分，食后服。

【方歌】栀子清肝蕈痔挺，肾肝胃火忿怒成，芎归柴芍丹皮草，膏蒡芩连用有功。

硇砂散

硇砂_{一钱} 轻粉 雄黄_{各三分} 冰片_{五厘}

共研细末，水调浓，用谷草细梗咬毛，蘸点痔上。

【方歌】硇砂散实有奇功，痔蕈挺在耳内生，轻片雄黄研为末，水调点痔消缩形。

旋耳疮

要诀 旋耳疮生耳后缝，疮延上下连耳疼，状如刀裂因湿热，穿粉散搽即成功。

【解释】此证生于耳后缝间，延及耳折，上下如刀裂之状，色红，时津黄水，由胆、脾湿热所致。然此疮月盈则疮盛，月亏则疮衰，随月盈亏，是以又名月蚀疮也。宜穿粉散搽之，即可成功。

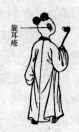

旋耳疮图

穿粉散

轻粉研、隔纸微炒　穿山甲炙　铅粉　黄丹水飞过，各三钱

共研极细，香油调敷。

【方歌】穿粉散敷旋耳疮，清热渗湿油调良，轻粉研细隔纸炒，穿山甲共铅粉黄。

口 部

大人口破

要诀 大人口破分虚实，艳红为实淡红虚，实则满口烂斑肿，虚白不肿点微稀。

【解释】此证名曰口疮，有虚火实火之分。虚火者，色淡红，满口白斑微点，甚者陷露龟纹，脉虚不渴，此因思虑太过，多醒少睡，以致心肾不交，虚火上炎，宜服四物汤加黄柏、知母、丹皮，少佐肉桂以为引导，从治之法也，外以柳花散搽之。实火者，色艳红，满口烂斑，甚者腮舌俱肿，脉实口干，此因过食膏粱厚味，醇酒炙煿，以致心、脾实火妄动，宜服凉膈散，外搽赴筵散，吐涎则效。如口疮舌干黄硬作渴者，宜服加减八味丸，以滋化源，俱禁水漱。

柳花散

黄柏末，一两　青黛三钱　肉桂一钱　龙脑香即冰片，二分

各研细，再合一处研匀，每用少许，搽于患处。

【方歌】柳花散治白口疮，黄柏青黛龙脑

香，肉桂共研搽患处，虚火上炎自平康。

赴筵散

黄芩　黄连　栀子生　干姜　黄柏末　细辛各等分

共研细末，每用少许，搽于患处。

【方歌】赴筵散医实火攻，口疮斑烂色多红，芩连栀子干姜柏，细辛同研有神功。

凉膈散见面部面发毒

加减八味丸见溃疡门

鹅口疮

要诀　鹅口满口白斑点，小儿心脾热所生，初生多是胎中热，甚则咽喉叠肿疼。

【解释】此证小儿多有之，属心、脾二经之热所生，初生小儿则属胎热上攻所致，满口皆生白色斑点作痛，甚则咽喉叠叠肿起，难于乳哺，多生啼叫。法用青纱一条，裹箸头上，蘸新汲水揩去白苔，以净为度，重手血出无妨，随用冰硼散搽之，内服凉膈散即愈。

冰硼散

冰片五分　硼砂　玄明粉各五钱　朱砂六分

共研极细末，用少许搽于疮处。如咽喉肿痛，以芦筒吹之立效。

【方歌】冰硼散治咽肿痛，口疮白点满口生，冰硼朱砂玄明粉，研末搽之立见功。

凉膈散见面部面发毒

口糜

要诀 口糜阴虚阳火成，膀胱湿水溢脾经，湿与热瘀熏胃口，满口糜烂色红疼。

【解释】此证由阳旺阴虚，膀胱湿水泛溢脾经，湿与热瘀，郁久则化为热，热气熏蒸胃口，以致满口糜烂，甚于口疮，色红作痛，甚则连及咽喉，不能饮食。初起宜服导赤汤。口臭、泄泻脾虚湿者，宜服连理汤；糜烂延及咽喉，日轻夜重者，服少阴甘桔汤；便秘者服凉膈散。外俱以姜柏散搽之有效。

导赤汤

木通　生地各二钱　甘草生，一钱

竹叶二十片，水一盅，煎半盅，温服。

【方歌】导赤汤医口糜证，脾湿化热熏胃成，木通生地生甘草，竹叶煎服热自平。

加味连理汤

白术土炒，二钱　人参　白茯苓　黄连　干姜各一钱　甘草炙，五分

水煎，热服。

【方歌】连理胃热脾虚湿，口糜臭气泄泻俱，参苓白术炙甘草，干姜黄连脾胃宜。

少阴甘桔汤

桔梗二钱　甘草生，一钱　川芎　黄芩　陈

皮　玄参　柴胡各六分　羌活　升麻各四分

葱白一根，水二盅，煎八分，食远服。

【方歌】少阴甘桔治口糜，芎芩羌活桔陈皮，玄参柴草升麻共，葱白水煎神效奇。

姜柏散

干姜　黄柏末，各等分

各研末，共合一处研匀，干搽口内，温水漱口。

【方歌】姜柏散搽口糜烂，黄柏干姜各细研，等分兑匀搽患处，温水漱口效如仙。

凉膈散 见面部面发毒

唇　部

反唇疔　锁口疔

要诀　反唇疔发唇里棱，锁口疔在嘴角生，粟米坚肿麻痒痛，脾胃心经火毒成。

【解释】此二证俱由火毒而成。反唇疔生于唇棱偏里，上唇属脾，下唇属胃；锁口疔生于嘴角，系心、脾二经所属。二证初起形如粟米，色紫坚硬如铁，肿甚麻痒木痛，寒热交作，烦闷作呕。反唇甚则令唇外翻，锁口甚则口不能开，俱属迅速之证，须当速治，迟则毒气攻里，令人昏瞆、恶心，即名走黄。治法俱按疔门，禁用灸法。

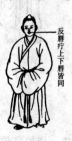

反唇疔上下唇皆同

反唇疔图

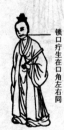

锁口疔生在口角左右同

锁口疔图

唇疽

要诀 唇疽生于上下唇，寒热交争毒气深，紫硬时觉木痛甚，脾胃积热乃其因。

【解释】此证生于唇，无论上下、左右，由脾胃积热所致。色紫有头，大者如李，小者如枣，肿硬如铁，时觉木痛，甚则寒热交作。初宜服神授卫生汤，里实者服双解贵金丸，外用离宫锭涂之即消。若过数日犹不消者，必欲溃破，治法即按痈疽肿疡、溃疡门。

神授卫生汤　双解贵金丸　离宫锭俱见肿疡门

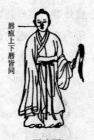

唇疽上下唇皆同

唇疽图

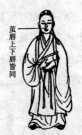

茧唇上下唇皆同

茧唇图

茧唇

要诀 茧唇脾胃积火成，初如豆粒渐茧形，痛硬溃若翻花逆，久变三消定主凶。

【解释】此证由脾、胃积火结聚而成。初起如豆粒，渐长若蚕茧，坚硬疼痛，妨碍饮食。初起及已成无内证者，用蟾酥饼贴之，陀僧膏盖之，日久渐消。或口渴者，宜服清凉甘露饮。若面赤、口唇燥裂、便秘者，此属气实，宜服凉膈散；若日轻夜重，五心烦热，两颧现红，脉虚数无力者，宜服加减八味丸，以滋水养阴；若溃后如翻花，时津血水者属逆。失于调治，久则变为上消、中消、下消之证，属凶。

清凉甘露饮

麦冬去心　知母　黄芩　石斛　枳壳麸炒

枇杷叶去毛，蜜炙　银柴胡　犀角镑　生地　茵陈蒿　甘草生，各一钱

灯心五十寸，淡竹叶一钱，水二盅，煎八分，食远服。

【方歌】清凉甘露医茧唇，润燥止渴又生津，麦冬知草芩斛壳，枇杷银胡犀地茵。

蟾酥饼见疔疮门

陀僧膏见溃疡门

凉膈散见面部面发毒

加减八味丸见溃疡门

唇风

要诀　唇风多在下唇生，阳明胃经风火攻，初起发痒色红肿，久裂流水火燎疼。

【解释】此证多生下唇，由阳明胃经风火

凝结而成。初起发痒，色红作肿，日久破裂流水，疼如火燎，又似无皮，如风盛则唇不时瞤动。俱内以双解通圣散服之，外以黄连膏抹之自愈。

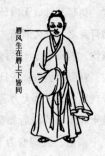

唇风生在唇上下皆同

唇风图

双解通圣散

防风　荆芥　当归　白芍酒炒　连翘去心　白术土炒　川芎　薄荷　麻黄　栀子各五钱　黄芩　石膏煅　桔梗各一两　甘草生，二两　滑石三两

共研粗末，每用五钱，水一盏半，煎八分，澄渣，温服。

【方歌】双解通圣胃火风，疏表清里膏防荆，归芍连翘芩术桔，麻黄栀草薄滑芎。

黄连膏 见鼻部鼻疮

齿 部

牙衄

要诀 牙衄牙缝内出血，胃肾二经虚实热，实多口臭牙坚牢，虚者反此当分别。

【解释】此证由热而成。当分虚实，无论大人小儿，若胃经实热者，则血出如涌，口必臭而牙不动，宜服清胃汤，甚则服调胃承气汤，或用酒制大黄末三钱，以枳壳五钱煎汤，少加童便调服，下黑粪即愈。若胃经虚火者，牙龈腐烂，淡血渗流不已，宜服二参汤及补中益气汤加黄连、丹皮。若肾经虚者，血则点滴而出，牙亦微痛，口不臭而牙动，或落者，治宜滋肾，有火者六味地黄丸；无火者七味地黄丸，俱加猴姜，随手应效。若疳积气盛，兼服芦荟丸。外俱用小蓟散擦牙，随用青竹茹醋浸一宿，含漱甚效。

清胃汤

石膏煅，四钱　黄芩　生地各一钱　丹皮一钱五分　黄连　升麻各一钱

水二盅，煎八分，食后服。

【方歌】清胃阳明实火结，口臭相兼齿衄

血，芩连生地升麻膏，丹皮同煎功效捷。

调胃承气汤

大黄酒浸，四钱　芒硝三钱　甘草炙，二钱

水三盅，煎一盅，去渣，少少温服。

【方歌】调胃承气实火攻，齿龃口臭用之灵，酒浸大黄芒硝草，胃热煎服立刻清。

二参汤

人参　玄参各等分

水煎，温服。

【方歌】二参汤医虚火泛，龈腐渗流血水淡，人参玄参各等分，水煎服下有神验。

芦荟丸

芦荟　子青皮　白雷丸　白芜荑　川黄连　胡黄连　鹤虱草各一两　木香三钱　麝香一钱

共研末，蒸饼糊丸如麻子大。每服一钱，空心清米汤送下。

【方歌】芦荟丸医积气盛，木麝青皮胡黄连，芜荑雷丸鹤虱草，川连同末蒸饼丸。

小蓟散

小蓟　百草霜　蒲黄微炒　香附子醋浸晒干，各五钱

上研细末，用搽牙上，半刻时，温茶漱之。

【方歌】小蓟散搽牙龃方，蒲黄微炒百草霜，香附同研为细末，揩牙止血功效强。

补中益气汤 见溃疡门

六味地黄丸 见面部雀斑

七味地黄丸 即桂附地黄丸减去附子，见面部颊疡

牙宣

要诀 牙宣初起肿牙龈，日渐腐颊久露根，恶热恶凉当细别，胃经客热风寒侵。

【解释】 此证牙龈宣肿，龈肉日渐腐颊，久则削缩，以致齿牙宣露。总由胃经客热积久，外受邪风，寒凉相搏而成。有喜凉饮而恶热者，系客热遇寒凉，凝滞于龈肉之间；有喜热饮而恶凉者，系客热受邪风，稽留于龈肉之内。客热遇寒者，牙龈出血，恶热口臭，宜服清胃汤；客热受风者，牙龈恶凉，遇风痛甚，宜服独活散。外有牙龈腐臭，齿根动摇者，属胃中虚火，而兼肾虚，齿乃肾之余，宜服《三因》安肾丸。又有牙龈腐臭，时津白脓者，属胃中湿热，宜服犀角升麻汤，外俱用胡桐泪散擦之，以食盐冲汤漱口。惟牙龈动摇，或兼疼痛者，日以李杲牢牙散擦之，夜用固齿白玉膏贴之，缓缓取效。若龈肉腐烂，露牙床骨者逆。

独活散

独活　羌活　防风　川芎各一钱六分　薄荷

生地　荆芥各一钱　细辛七分

上为粗末，每用二钱，水煎澄清，食后服，日用三服。

【方歌】独活风毒注牙根，龈肿嫌凉痛莫禁，羌活防风共生地，薄荷荆芥合芎辛。

《三因》安肾丸

补骨脂炒　胡芦巴炒　茴香　川楝子炒　续断炒，各三两　山药　杏仁炒　白茯苓　桃仁炒，各二两

共研细末，炼蜜为丸，如梧桐子大。每服二钱，空心淡盐汤送下。

【方歌】《三因》安肾虚火烁，牙龈腐臭齿根摇，山药杏茴苓骨脂，胡芦巴续川楝桃。

胡桐泪散

胡桐泪　细辛　川芎　白芷各一钱五分　寒水石煅，二钱　生地一钱　青盐二分

共研细末，干搽牙龈患处，待顿饭时，以温水漱去，少时再上。

【方歌】胡桐泪散牙龈肿，津血宣露或出脓，细辛寒水石生地，青盐白芷共川芎。

李杲牢牙散

龙胆草酒浸，一两五钱　羌活　地骨皮各一两　升麻四分

共研末，先以温水漱口，用少许搽之。

【方歌】李杲牢牙擦齿病，牙龈摇动或兼

疼，胆草升麻羌地骨，研末漱口搽有功。

固齿白玉膏

官粉研，一两　珍珠末，二钱　阳起石用僵蚕四十九条，防风、当归、川芎、牙皂、青盐、升麻、白芷、地骨皮各五钱，细辛、藁本各三钱，共研粗末。长流水五碗，同药入砂锅内，以桑柴火熬药至三碗，去渣；再入砂锅内，煎至一碗。将龙骨、阳起石火煅通红，入药汁内淬之。如此七次，去药汁，将龙骨、阳起石焙干，研末，一两　麝香末，二钱　龙骨二两　象牙末，五钱

用黄蜡三两，溶化滤净，再化，离火候温，方入前药和匀，乘热摊纸上。如膏冷，将熨斗烧热仰放，纸铺熨斗底上摊之。用时先以温水漱口，将膏剪一小条，贴于患处，闭口勿语。

【方歌】固齿白玉贴牙效，一切牙疼及动摇，官粉珍珠阳起麝，龙骨象牙黄蜡熬。

清胃汤见牙衄

犀角升麻汤见面部颊疡

钻牙疳

要诀　钻牙疳在牙根生，突出硬骨锐而锋，痛如针刺殊难忍，证由肝胃积热成。

【解释】此证由肝、胃二经积热所致。乃牙根肉内钻出骨尖如刺，疼痛异常，小儿多有之。法用钗针就患处刺开好肉，连牙齐根取

出。若血出不止者，以湿纸换贴二次即止。内服芦荟消疳饮，外以冰硼散搽之。戒厚味，其牙复生如旧。

芦荟消疳饮

芦荟生　胡黄连　石膏煅　羚羊角镑　栀子生研　牛蒡子炒、研　银柴胡　桔梗　大黄生玄参各五分　薄荷叶四分　甘草三分

水二盅，淡竹叶一钱，煎六分，食远服。

【方歌】芦荟消疳清胃肝，羚膏栀子蒡胡连，银胡桔梗大黄薄，甘草玄参竹叶煎。

冰硼散见口部鹅口疮

牙疔

要诀　牙疔牙缝胃火成，大肠湿热亦可生，肿如粟米连腮痛，若兼麻痒即黑疔。

【解释】此证由胃经火毒，或大肠经湿热，皆可致之。每生于两旁牙缝，肿起一粒，形如粟米，痛连腮项。若兼麻痒，破流血水，疼痛异常者，即黑疔也，属肾火毒。俱用银簪尖挑破，以见血为度，搽拔疔散，再以蟾酥丸嚼化，徐徐咽之。若烦躁口渴者，宜服黄连解毒汤即愈。若失治毒反攻心，令人烦躁、昏聩者逆。

拔疔散

硇砂　白矾　朱砂　食盐用铁锈刀烧红，将

白矾食盐放于刀上煅之

各等分，择丁日午时，研为细末，收之。

【方歌】拔疔散治诸疔毒，硇砂白矾食盐朱，等分研末搽患处，化硬搜根功效殊。

蟾酥丸见疔疮门

黄连解毒汤见耳部黑疔

牙痈

要诀 牙痈胃热肿牙床，寒热坚硬痛难当，破流脓水未收口，误犯寒凉多骨妨。

【解释】此证由阳明胃经热毒所致。生于牙床，坚肿疼痛，身发寒热，腮颊浮肿。初宜服荆防败毒散，若大渴、烦呕者，蟾酥丸汗之；便秘者，双解贵金丸下之；肿处宣软刺破，搽冰硼散。若初时坚肿，破流血水，久不收口，过食寒凉者，必生多骨。俟骨尖刺出，摇则内动，始可取出，其口方能收敛而愈。

荆防败毒散见项部脑疽

蟾酥丸见疔疮门

双解贵金丸见肿疡门

冰硼散见口部鹅口疮

走马牙疳

要诀 走马牙疳证不轻，癖积疹痘毒火攻，牙根腐臭随变黑，顽肉难脱不食凶。

【解释】此证多由癖疾积火、疹痘余毒上攻，最为迅速，总因积火热毒而成。牙根作烂，随变黑腐，臭秽难闻。若癖积毒火攻牙者，初宜服芦荟消疳饮；脾胃虚者，兼服人参茯苓粥。若疹痘余毒所中者，宜服清疳解毒汤。外势轻者，俱用尿白散擦之。若坚硬青紫，渐腐穿腮、齿摇者，宜芦荟散擦之；如牙缝黑腐不尽，及腐烂深坑，药不能到，宜用勒马听徽线塞之，再用手法，去其黑腐，内见红肉流鲜血者吉。其取时顽肉难脱，坚硬腐烂渐开，以致穿腮破唇，宜贴青莲膏，身热不食者逆。但此证惟癖积攻牙成疳者，好后易犯，由积火时时上攻也。惟在调理饮食得宜，如山药、栗子、鹅、蟹、甜、辣等物，俱当禁忌。若稍有疏忽，必致复发，慎之、慎之。

人参茯苓粥

人参一钱　白茯苓六钱

共研末，同粳米一茶盅，熬成粥。先以盐汤将口漱净，后再食粥。

【方歌】人参茯苓善扶脾，饮食短少服之宜，二味研末加粳米，熬粥食之理胃虚。

清疳解毒汤

人中黄　川黄连生　柴胡各五分　知母生

连翘去心　牛蒡子炒，研　犀角镑　黑参　荆芥

防风各一钱　石膏煅，一钱五分

淡竹叶一钱，灯心五十寸，水二盅，煎八分，食远服。呕加芦苇根五钱。

【方歌】清疳解毒牙疳证，疹痘余毒化热成，中黄知连柴翘蒡，犀角参膏荆芥风。

尿白散

尿垢即妇人尿桶中白碱，火煅，五钱　白霜梅烧存性　枯白矾各二钱

上研细末，先用韭根、松萝茶，煎成浓汁，乘热以鸡翎蘸洗患处，去净腐肉，见津鲜血，再敷此药，日敷三次。若烂至咽喉，以芦筒吹之。

【方歌】尿白散搽走马疳，尿垢白霜梅白矾，韭根茶叶煎汤涤，蘸洗腐肉敷药痊。

芦荟散

芦荟一钱　黄柏末，五钱　人言用红枣五枚，去核，每枣纳人言一分，火烧存性，五分

共研细末，先用米泔水漱净疳毒，后敷此药于坚硬及腐处。

【方歌】芦荟散搽牙疳烂，色紫牙摇腮硬穿，枣裹人言烧存性，再加黄柏末同研。

勒马听徽丝

白砒末，一分　麝香末，三分　青绵撕碎　青黛飞末，各一两

用香油拌匀。用时先以清米泔水漱口，次用镊尖将丝挑少许，塞于牙根缝内，日三

易之。

【方歌】勒马听徽疳渐蚀，牙缝腐黑急速施，油调砒麝青绵黛，泔水漱口后塞之。

青莲膏

青黛二钱　乳香　轻粉各一钱　麝香五分
白砒即人言，一分

上为细末，用香油调稠，薄摊纸上，用锤捶实，阴干收之。每于卧时，以泔水漱净口，拭干，随疳证大小，剪膏药贴之，至晓揭去，再以泔水将口漱净吐之，至晚再贴。

【方歌】青莲膏贴腐疳宜，化腐消坚效更奇，乳麝白砒轻粉黛，研末油调纸摊之。

芦荟消疳饮　见钻牙疳

齿䘌

要诀　齿䘌齿内生小虫，胃经瘀湿风火凝，口臭只缘胃火盛，齿根腐烂出血脓。

【解释】此证系齿内生虫，由胃经瘀湿风火凝聚而成。齿根胀痛腐烂，时出脓血，若口臭甚者，胃火盛极上攻所致也，宜服玉池散。外用雀麦连梃一把，苦瓠三十片洗净，将麦剪长二寸，以瓠叶裹作五包，广一寸，厚五分，三年陈醋渍之，至日中时，以两包火中炮炙令热，纳口中熨齿外，冷更易之。取包置水中，解视之即有虫长三分，老者黄色，新者白色，其效如神。

玉池散

当归　白芷　升麻　防风　甘草　地骨皮
川芎　细辛　藁本　槐花各一钱

生姜三片，黑豆三十粒，水煎去渣，候温
含漱，冷则吐之。若用此方煎服，更效。

【方歌】玉池疏风疗虫牙，津脓根烂漱服
佳，归芷升防甘地骨，芎辛姜藁豆槐花。

齿𧄼

要诀　齿𧄼风热客阳明，牙龈肿痛出臭
脓，遇风痛甚久宣露，白马悬蹄塞入灵。

【解释】此证由风热客于手、足阳明二经
而成。初起牙龈宣肿觉痛，遇风痛甚，常作歪
口吸气之状，牙龈腐孔，时出臭脓，久则龈齿
宣露。初宜服清胃汤加羌活，外用白马悬蹄少
许，以绵裹之，塞入脓孔甚效。

清胃汤见牙蚰

舌　部

紫舌胀

要诀　紫舌胀属心经火，热盛血壅肿硬疼，舌肿满口宜针刺，血色紫重色红轻。

【解释】此证由心经火盛血壅，以致舌肿满口，坚硬疼痛。宜用衣针扎箸头上，露锋分许，当舌刺数十刺，令血出，红色者轻，紫色者重。随以温水漱口，搽冰硼散，内用凉膈散去朴硝、大黄，加牛蒡子、荆芥，倍用栀子，服之甚效。

冰硼散见口部鹅口疮

凉膈散见面部面发毒

痰包

要诀　痰包每在舌下生，结肿绵软似匏形，痛胀舌下妨食语，火稽痰涎流注成。

【解释】此证生于舌下，结肿如匏，光软如绵，塞胀舌下，有防饮食言语，色黄木痛，由火稽痰涎流注而成。宜用立剪当包上剪破，出痰涎如鸡子清，稠黏不断，拭净，搽冰硼散，服加味二陈汤。忌煎炒、火酒等物。

加味二陈汤

陈皮　半夏_制　白茯苓　黄芩_{各八分}　黄
连　薄荷　甘草_{生，各五分}

水二盅，姜三片，煎八分，食前服。

【方歌】加味二陈疗痰包，结肿舌下形如
匏，二陈汤加芩连薄，姜煎服下自然消。

冰硼散_{见口部鹅口疮}

舌衄

要诀　舌衄心火血分炎，舌上生孔似铁
尖，或如箸头其色紫，甚黑腐烂血出泉。

【解释】此证系舌上忽生孔，小者如针尖，
大者如箸头，其孔色紫属热甚，色黑防腐烂，
血出如泉涌，由心火上炎，以致血热妄行而
成。宜服升麻汤，兼搽必胜散甚效。

升麻汤

升麻　小蓟根　茜根_{各一两五钱}　艾叶_{七钱}
_{五分}　寒水石_{三两}

共研，每三钱，水一盅，煎七分澄去渣，
入生地黄汁一羹匙，再煎二滚，温服。或加炒
侧柏叶五钱亦可。

【方歌】升麻舌衄心火炎，小蓟茜根各两
半，艾叶七钱五分加，寒水三两同研烂。

必胜散

螺青_{另研}　蒲黄_{炒，各一钱}

共合一处研细，搽于患处，后用温盐汤漱口。

【方歌】必胜心热血妄行，舌生小孔涌血红，螺青研末蒲黄炒，同匀搽之自归经。

重舌　痰核　重腭　舌疔

要诀　舌证发于心脾经，其证皆由积热成。重舌舌下血脉胀，痰核舌上一核生。重腭生于口上腭，时觉心烦梅子形。舌疔舌上生紫疱，其形如豆寒热增。

【解释】此证无论大人、小儿，俱可以生。重舌者，由心、脾蕴热，循经上冲舌本，遂令舌下血脉胀起，如小舌状，故名重舌，宜用冰硼散搽之。痰核者，心、脾痰涎郁热，舌上生核，强硬作痛，宜用衣针点破，搽冰硼散，内服加味二陈汤。重腭者，心、脾有热，以致上腭生疮，形如梅子，外无寒热，内时作烦，此属热极，禁用针刺，宜服黄连解毒汤加桔梗，不时用紫雪散噙化。舌疔者，心脾火毒，舌生紫疱，其形如豆，坚硬寒热，疼痛应心，初起宜用蟾酥丸含于舌下，随化随咽，或再服三粒，以解内毒；甚者刺之，服黄连解毒汤，兼搽紫雪散，及徐徐咽之即愈。

紫雪散

犀角镑　羚羊角镑　石膏　寒水石　升麻

各一两　玄参二两　甘草生，八钱　沉香锉　木
香锉，各五钱

水五碗，煎药剩汤一碗，将渣用绢滤去，
将汤再煎滚，投提净朴硝三两六钱，文火慢
煎，水气将尽，欲凝结之时，倾入碗内，下朱
砂、冰片各三钱，金铂一百张，各预研细和
匀，将药碗安入凉水盆中，候冷凝如雪为度。
大人每用一钱，小儿二分，十岁者五分，徐徐
咽之即效。或用淡竹叶、灯心煎汤，化服亦
可。咽喉肿痛等证，吹之亦效。

【方歌】紫雪散医积热效，沉木犀羚玄参
草，寒水升膏朴硝加，朱铂冰研入内搅。

冰硼散见口部鹅口疮

加味二陈汤见痰包

黄连解毒汤见耳部黑疔

蟾酥丸见疔疮门

舌疳　附：瘰疬风

要诀　舌疳心脾毒火成，如豆如菌痛烂
红，渐若泛莲难饮食，绵溃久变瘰疬风。

【解释】此证由心、脾毒火所致。其证最
恶，初如豆，次如菌，头大蒂小，又名舌菌。
疼痛红烂无皮，朝轻暮重，急用北庭丹点之，
自然消缩而愈。若失于调治，以致掀肿，突如
泛莲，或有状如鸡冠，舌本短缩，不能伸舒，

妨碍饮食言语，时津臭涎，再因怒气上冲，忽然崩裂，血出不止，久久延及项颔，肿如结核，坚硬胃痛，皮色如常，顶软一点，色暗木红，破后时津臭水；腐如烂棉，其证虽破，坚硬肿痛，仍前不退，此为绵溃，甚至透舌穿腮，汤水漏出，是以又名瘰疬风也。盖舌本属心，舌边属脾，因心绪烦扰则生火，思虑伤脾则气郁，郁甚而成斯疾。其证外势，颇类喉风，但喉风咽喉常肿，汤水不能下咽；此证咽喉不肿，可以下咽汤水，胃中亦思饮食，因舌不能转动，迭送硬食，故每食不能充足，致令胃中空虚，而怯证悉添，日渐衰败。初起宜服导赤汤加黄连，虚者服归脾汤，热甚者服清凉甘露饮合归脾汤，便溏者服归芍异功汤。颔下肿核，初起宜用锦地罗蘸醋磨浓敷之，溃后宜水澄膏贴之。自古治法虽多，然此证百无一生，纵施药饵，不过苟延岁月而已。

清溪秘传北庭丹

番硇砂　人中白各五分　瓦上青苔　瓦松溏鸡矢各一钱

用倾银罐子二个，将药装在罐内，将口对严，外用盐泥封固，以炭火煅红，待三炷香为度；候冷开罐，将药取出，入麝香、冰片各一分，共研细末。用磁针刺破舌菌，用丹少许点上，用以蒲黄盖之。

【方歌】北庭丹点舌菌生，瓦松溏鸡矢人中，瓦上青苔番硇末，罐封火煅入麝冰。

归芍异功汤

人参　白术土炒　广陈皮　白芍酒炒　当归身，各一钱　白茯苓二钱　甘草炙，五分

灯心五十寸，水煎空心服。

【方歌】归芍异功扶脾气，健胃又能止泻利，四君归芍广陈皮，引加灯心是良剂。

水澄膏

朱砂水飞，二钱　白及　白蔹　五倍子　郁金各一两　雄黄　乳香各五钱

上为细末，米醋调浓，以厚纸摊贴之。

【方歌】水澄膏贴溃核验，水飞朱砂末二钱，及蔹郁金雄黄乳，五倍同研用醋摊。

导赤汤 见口部口糜

归脾汤 见乳部乳中结核

清凉甘露饮 见唇部茧唇

喉　部

紧喉风　附：缠喉风

要诀　紧喉膏粱风火成，咽喉肿痛难出声，声如拽锯痰壅塞，穴刺少商吐下功。

【解释】此证由膏粱厚味太过，致肺胃积热，复受邪风，风热相搏，上壅咽喉肿痛，声音难出，汤水不下，痰涎壅塞之声，颇似拽锯。初发暴速，急刺手大指内侧少商穴，出紫黑血，以泻其热。痰盛者，以桐油钱导吐之，吐痰后随用甘草汤漱之，以解桐油之气；内服雄黄解毒丸吐下之。喉中吹白降雪散，俟关开之后，内宜服清咽利膈汤。按法调治，随手应效者顺；若面青唇黑，鼻流冷涕者逆。若兼项外绕肿，即名缠喉风，其治法虽与此证相同，然终属险恶难治。

桐油钱

温水半碗，加桐油四匙，搅匀，用硬鸡翎蘸油，探入喉内捻之，连探四五次，其痰壅出，再探再吐，以人醒声高为度。

【方歌】桐油钱法导痰壅，一切喉风用最灵，半碗温水桐油入，鸡翎蘸探吐喉通。

雄黄解毒丸

雄黄一两　郁金一钱　巴豆去皮、油，十四粒

共研末，醋糊为丸，如黍粒大。每服五分，津液送下。

【方歌】雄黄解毒紧喉风，开关通闭火能平，巴豆去油郁金末，醋糊为丸黍粒形。

白降雪散

石膏煅，一钱五分　硼砂一钱　焰硝　胆矾各五分　玄明粉三分　冰片二分

共研极细末，以笔管吹入喉内。

【方歌】白降雪散喉风证，肿痛声难风火凝，煅石膏与胆矾末，焰硝硼片共玄明。

清咽利膈汤

牛蒡子炒，研　连翘去心　荆芥　防风　栀子生，研　桔梗　玄参　黄连　金银花　黄芩薄荷　甘草生，各一钱　大黄　朴硝各一钱

水二盅，淡竹叶二钱，煎八分，食远服。

【方歌】清咽利膈喉痛消，疏风清热蒡连翘，荆防栀桔参连草，银花芩薄大黄硝。

慢喉风

要诀　慢喉发缓体虚生，微肿咽干色淡红，或由暴怒五辛火，或因忧思过度成。

【解释】此证有因平素体虚，更兼暴怒，或过食五辛而生者；亦有忧思太过而成者，俱

属体虚病实。其发缓，其色淡，其肿微，其咽干，舌见滑白苔，大便自利，六脉微细，唇如矾色。若午前痛者，服补中益气汤，加以清凉，如麦冬、黑参、桔梗、牛蒡子服之；若午后作痛、作渴，身热足冷者，阴阳两虚也，忌用苦寒，宜少阴甘桔汤，以宣达之；若面赤咽干不渴者，其脉必虚大，以甘露饮服之必效。俱兼用冰硼散一钱，加灯草煅灰存性三分，吹之立验。

甘露饮

天冬去心　麦冬去心　黄芩　生地　熟地　枇杷叶蜜炙　石斛　枳壳麸炒　茵陈蒿　甘草各等分

水二盅，煎八分，食后服。

【方歌】甘露饮清内热侵，面赤咽干生液津，天麦冬芩生熟地，枇杷斛草枳茵陈。

补中益气汤见溃疡门

少阴甘桔汤见口部口糜

冰硼散见口部鹅口疮

喉闭 附：酒毒喉闭

要诀　喉闭肝肺火盛由，风寒相搏肿咽喉，甚则肿痛连项外，又有酒毒当细求。

【解释】此证由肝、肺火盛，复受风寒，相搏而成。咽喉肿痛，面赤腮肿，甚则项外漫肿，喉中有块如拳，汤水难咽，语言不出，暴起身发寒热。急刺少商穴或针合谷穴，以开咽喉。初宜疏散，服荆防败毒散，寒热已退，即用清咽利膈汤，兼吹紫雪散，随以姜汁漱口，以宜其热；或用醋漱，以消积血。痰壅塞者，桐油饯探吐痰涎。若肿发于项外，脓胀痛者，防透咽喉不可轻针，急用皂角末吹鼻取嚏，其肿即破；或兼用皂角末醋调，厚敷项肿，须臾即破。初肿时用生羊肉片贴之。喉闭声嘶者，肺气将绝，急宜独参汤救之。若卒然如哑，吞吐不利，系寒气客于会厌也，宜蜜炙附子片含之，勿咽。初、终忌用苦寒之药，恐难消难溃。又有酒毒喉闭，由酒毒蒸于心、脾二经，热壅咽喉，喉肿色黄，其人面赤，目睛上视，以桐油饯导吐痰涎，宜服鼠粘子解毒汤，亦用紫雪散吹之。

鼠粘子解毒汤

鼠粘子炒，研　桔梗　青皮　升麻　黄芩　花粉　甘草生　玄参　栀子生，研　黄连　连翘去心　葛根　白术土炒　防风　生地各等分

水煎，食后服。

【方歌】鼠粘解毒酒毒闭，桔梗青皮能降气，升芩花粉草玄参，栀连翘葛术防地。

荆防败毒散见项部脑疽

清咽利膈汤　**桐油饯**俱见紫喉风

紫雪散见舌部重舌

独参汤见溃疡门

哑瘴喉风

要诀 哑瘴喉风肿痛咽，牙关紧急不能言，风痰涌塞咽膈上，火盛生痰风搏源。

【解释】 此证颇类紧喉，由肺胃蕴热，积久生痰，外复受风邪，与痰热相搏，涌塞咽膈之上，而成斯疾。初起咽喉肿塞疼痛，汤水难咽，语言不出，牙关紧急，此属险候。急用雄黄解毒丸，水化，用细竹管将药水吹入鼻孔，直达咽喉，药入作呕，即令患者吐之，其牙关顿松，咽喉即稍开通。先与米饮饮之，次服清咽利膈汤，兼吹冰硼散。用药不应者险。若唇黑、鼻流冷涕者逆。

雄黄解毒丸　清咽利膈汤俱见紧喉风

冰硼散见口部鹅口疮

弄舌喉风

要诀 弄舌喉风心脾经，实火外寒凝滞成，舌出搅动因胀闷，咽喉作肿更兼疼。

【解释】 此证由心、脾实火，与外寒郁遏凝滞而成。咽喉肿痛，痰涎堵塞，音哑言涩，舌出不缩，时时搅动，觉舌胀闷，常欲以手扪之，故名弄舌。急刺少商穴。穴在两手大指里侧，去指甲角旁韭叶宽即是，用三棱针刺之，有血者生，无血者死。嚼蟾酥丸，徐咽药汁。若痰涎上涌，不能咽药者，急用桐油钱探吐痰涎，随服清咽利膈汤，吹金锁匙；若喉内如松子及鱼鳞状，不堵塞者，此属虚阳上浮，急用蜜炙附子片嚼、咽其汁即效。

金锁匙

冰片二分五厘　白僵蚕一钱　雄黄二钱　焰硝一两五钱　硼砂五钱

各研末，共和匀，以细笔管吹入喉内肿痛处。

【方歌】金锁匙吹弄舌风，心脾火郁外寒乘，消痰逐热除疼痛，冰片僵蚕雄焰硼。

蟾酥丸见疔疮门

桐油钱　清咽利膈汤俱见紧喉风

喉疳

要诀　喉疳初觉阴虚成，嗌干刺痛色淡红，肾火炎上金受克，破烂失音臭腐疼。

【解释】此证一名阴虚喉疳。初觉咽嗌干燥，如毛草常刺喉中，又如硬物隘于咽下，呕吐酸水，哕出甜涎，淡红、微肿微痛，日久其色紫暗不鲜，颇似冻榴子色。由肾液久亏，相火炎上，消烁肺金，熏燎咽喉，肿痛日增，破烂腐衣，叠若虾皮，声音雌痖，喘急多痰，臭腐蚀延，其疼倍增，妨碍饮食，胃气由此渐衰。而虚火益盛，烦躁者，宜服知柏地黄汤；若吐酸哕涎者，宜服甘露饮加川黄连；便燥者，兼服万氏润燥膏；面唇俱白，不寐懒食者，宜归脾汤加酒炒川黄连；肿吹紫雪散，腐吹八宝珍珠散，其证投方应病，或者十全一二，否则难救。

万氏润燥膏

猪脂一斤，切碎炼油去渣；加炼过白蜂蜜一斤，搅匀候凝，挑服二匙，日服三五次。

【方歌】万氏润燥膏神验，降火清金滋便干，猪脂炼油加白蜜，挑服失音也能痊。

八宝珍珠散

儿茶　川连末　川贝母去心，研　青黛各一钱五分　红褐烧灰存性　官粉　黄柏末　鱼脑石微煅　琥珀末各一钱　人中白煅，二钱　硼砂八分　冰片六分　京牛黄　珍珠豆腐内煮半炷香时取出，研末，各五分　麝香三分

各研极细末，共兑一处，再研匀，以细笔管吹入喉内烂肉处。

【方歌】八宝珍珠喉疳腐，冰麝儿茶连贝母，红褐官粉黛牛黄，脑石中白柏硼琥。

知柏地黄汤即六味地黄丸加知母、黄柏。见面部雀斑

甘露饮见慢喉风

要诀 归脾汤 见乳部乳中结核

喉癣

要诀 喉癣咽干生苔藓，初痒时增燥裂疼，过饮药酒五辛火，霉烂延开蚁蛀形。

【解释】此证一名天白蚁。咽嗌干燥。初觉时痒，次生苔藓，色暗木红，燥裂疼痛，时吐臭涎，妨碍饮食。由过食炙煿、药酒、五辛等物，以致热积于胃，胃火熏肺而成斯疾。宜服广笔鼠粘汤，未溃吹矾精散，已溃吹清凉散。患者清心寡欲，戒厚味发物，或者十全一二，若失治兼调理不谨，致生霉烂，延漫开大，叠起腐衣，旁生小孔，若蚁蛀蚀之状，多致不救。

广笔鼠粘汤

生地黄　浙贝母去心，研，各三钱　玄参　甘草生，各二钱五分　鼠粘子酒炒，研　花粉　射干　连翘去心，各二钱　白僵蚕炒，研，一钱

苦竹叶二十片，水二盅，煎八分，饥时服。

【方歌】广笔鼠粘喉癣干，初痒生苔裂痛添，生地玄参花粉贝，连翘射草白僵蚕。

清溪秘传矾精散

白矾不拘多少研末，用方砖一块，以火烧红，洒水于砖上，将矾末布于砖上，以磁盘覆盖，四面灰拥一

日夜，矾飞盘上，扫下用，二钱　白霜梅去核，二个
真明雄黄　穿山甲炙，各一钱

共研细末，以细笔管吹入喉内。

【方歌】矾精散用火烧砖，水湿布矾上覆
盘，扫霜再兑雄梅甲，研末吹喉癣自痊。

清凉散

硼砂三钱　人中白煅，二钱　黄连末一钱
南薄荷六分　冰片五分　青黛四分

共研极细末，吹入喉癣腐处。

【方歌】清凉散吹天白蚁，胃火熏金成此
疾，薄黛冰硼中白连，腐裂疼痛皆可去。

上腭痈

要诀　上腭痈若葡萄形，少阴三焦积热
成，舌难伸缩鼻红涕，口难开合寒热增。

【解释】此证又名悬痈，生于口中上腭，
由心、肾经与三焦经积热而成。形若紫葡萄，
舌难伸缩，口难开合，鼻中时出红涕，令人寒
热大作，宜黄连消毒饮加桔梗、玄参服之，兼
吹冰硼散。或日久肿硬下垂，不溃者，以烧盐
散日点三五次，兼服射干丸。过时失治，饮食
不入，烦躁神昏者逆。

烧盐散

食盐火烧　枯白矾各等分

二味研细，以箸头蘸点患上。

【方歌】烧盐散治上腭痈，悬似葡萄色紫形，枯矾烧盐等分末，箸头蘸点消热壅。

射干丸

射干　川升麻　杏仁去皮、尖，麸炒　甘草炙，各五钱　木鳖子　川大黄炒，各二钱

上研细末，炼蜜和丸，如小弹子大。每用一丸，口中含化徐咽。

【方歌】射干丸疗悬痈患，热聚成形口开难，大黄升草木鳖杏，蜜丸弹状口中含。

黄连消毒饮见头部百会疽

冰硼散见口部鹅口疮

锁喉毒

要诀　锁喉毒生因积热，外感风寒耳前结，外似瘰疬渐攻喉，心与小肠听会穴。

【解释】此证由心与小肠积热，外感风寒，凝结而成。初生于耳前听会穴，形如瘰疬，渐攻咽喉，肿塞疼痛，妨碍饮食。证须速治，宜服牛黄清心丸开关解热，兼服清咽利膈汤，吹冰硼散。投方应效，方能成功。

牛黄清心丸

九转胆星一两　雄黄　黄连末各二钱　茯神玄参　天竺黄　五倍子末　荆芥　防风　桔梗犀角末　当归各一钱　冰片　麝香　珍珠豆腐煮，各五分　京牛黄　轻粉各三分

各研极细，共和一处，再研匀，甘草熬膏和丸，如龙眼大，朱砂为衣，日中晒干，收入磁瓶内，将瓶口堵严，勿令出气。临服时一丸，薄荷汤磨服。

【方歌】牛黄清心锁喉毒，茯轻冰麝参雄竺，珍倍荆防桔胆星，犀角归连热退速。

清咽利膈汤 见紧喉风

冰硼散 见口部鹅口疮

乳蛾

要诀 乳蛾肺经风火成，双轻单重喉旁生，状若蚕蛾红肿痛，关前易治关后凶。

【解释】此证由肺经积热，受风凝结而成。生咽喉之旁，状如蚕蛾，亦有形若枣栗者，红肿疼痛，有单有双，双者轻，单者重。生于关前者，形色易见，吹药易到，手法易施，故易治；生于关后者，难见形色，药吹不到，手法难施，故难治。俱宜清服清咽利膈汤，吹冰硼散。易见者脓熟针之，难见者用鸡翎探吐脓血。若兼痰壅气急声小，探吐不出者险，急用三棱针刺少商穴，出紫黑血，仍吹、服前药，缓缓取效。

清咽利膈汤 见紧喉风

冰硼散 见口部鹅口疮

喉瘤

要诀 喉瘤郁热属肺经，多语损气相兼成，形如元眼红丝裹，或单或双喉旁生。

【解释】此证由肺经郁热，更兼多语损气而成。形如元眼，红丝相裹，或单或双，生于喉旁。亦有顶大蒂小者，不犯不痛，或醇酒灸，或因怒气喊叫，犯之则痛。忌用针刀，宜服益气清金汤以消瘤，碧玉散点之即效。

益气清金汤

苦桔梗三钱　黄芩二钱　浙贝母去心，研
麦冬去心　牛蒡子炒，研，各一钱五分　人参　白茯苓　陈皮　生栀子研　薄荷　甘草生，各一钱
紫苏五分

竹叶三十片，水三盅，煎一盅，食远服。渣再煎服。

【方歌】益气清金肺热攻，注喉成瘤元眼形，陈蒡芩苏苦桔贝，麦冬栀薄草参苓。

消瘤碧玉散

硼砂三钱　冰片　胆矾各三分
共研细末，用时以箸头蘸药，点患处。

【方歌】消瘤碧玉点喉瘤，开结通喉热可搜，君以硼砂冰片兑，胆矾末入患皆瘳。

胸乳部

甘疽

要诀 甘疽忧思气结成，膺生谷粒紫蒌形，寒热硬痛宜速溃，溃迟须防毒陷攻。

【解释】此证由忧思气结而成。生于膺上，即胸膛两旁肉高处，属肺经中府穴之下，无论左、右皆能为患。初如谷粒色青，渐若瓜蒌色紫，坚硬疼痛，憎寒壮热，速溃稠脓者顺；若过十日寒热不退，信脓不生，脉见浮数，防毒内陷攻里，致生恶证属逆。初宜服荆防败毒散，以疏散寒热，次服内托黄芪散。应期不溃者，急服十全大补汤托之。其余内外治法，按痈疽肿疡、溃疡门。

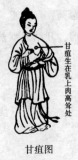

甘疽图

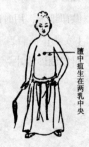

膻中疽图

荆防败毒散见项部脑疽

内托黄芪散见背部中搭手

十全大补汤见溃疡门

膻中疽

要诀 膻中疽起粟粒形，色紫坚硬渐焮疼，七情火毒发任脉，急随证治缓成凶。

【解释】此证生于心窝之上，两乳中央，属任脉经膻中穴。由脏腑不和，七情不平，火毒凝结而成。初起如粟，色紫坚硬，渐生焮热肿痛，憎寒壮热，宜急服仙方活命饮加苏叶、薄荷叶汗之。或烦躁作呕，唇焦大渴，宜夺命丹清之，俟表证已退，急服托里透脓汤；若疮势不起属虚，宜十全大补汤托之。但膻中为气海气之所居焉，施治贵早，若迟则毒陷攻里，伤膜透气者逆。其余内外治法，俱按痈疽肿疡、溃疡门。

仙方活命饮见肿疡门

夺命丹见背部阴阳二气疽

托里透脓汤见头部侵脑疽

十全大补汤见溃疡门

脾发疽

要诀 脾发疽生心下旁，炙煿毒酒火为殃，初如粟粒时寒热，渐增肿痛溃脓昌。

【解释】此证生于心窝下两旁，属脾经食窦穴，无论左右俱生之，皆由过食炙煿、厚味、药酒，以致脾经积火成毒而发。初起形如粟粒，寒热往来，渐增肿痛。

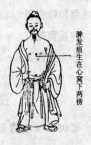

脾发疽生在心窝下两傍

脾发疽图

若顶尖、根束，红活鲜润，应期即溃稠脓者顺；若顶平、根散，色紫坚硬，届期不溃，既溃脓如蟹沫者逆。初服荆防败毒散汗之。唇焦大渴、烦躁者，宜服太乙紫金锭，次服内疏黄连汤清之。其余内外治法，按痈疽肿疡、溃疡门。

太乙紫金锭一名紫金丹，一名玉枢丹

雄黄鲜红大块者，研末，三钱　朱砂有神气者，研末，三钱　麝香拣净皮毛，研末，三钱　川五倍子一名文蛤，捶破，研末，二两　红芽大戟杭州紫大戟为上，江南土大戟次之，北方绵大戟色白者，性烈峻利，弱人服之反致吐血，慎之勿用。取上品者去芦根，洗净，焙干为末，一两五钱　山慈菇洗去毛皮，焙干，研末，二两　千金子一名续随子。仁白者，去油，一两

以上之药，各择精品，于净室中制毕，候端午、七夕、重阳，或天月德天医黄道上吉之辰，凡入室合药之人，三日前俱宜斋沐，更换新洁衣帽，临日方入室中，净手熏香，预设药

王牌位，主人率众焚香拜祷事毕，各将前药七味，称准入于大乳钵内，再研数百转；方入细石臼中，渐加糯米浓汁，调和软硬得中，方用杵捣千余下，极至光润为度，每锭一钱。每服一锭，病势重者连服二锭，以取通利，后用温粥补之。修合时，除合药洁净之人，余皆忌见。此药惟在精诚洁净方效。

【方歌】太乙紫金诸疮毒，疔肿痈疽皆可除，雄朱倍麝千金子，红芽大戟山慈菇。

一切饮食药毒、蛊毒，瘴气恶菌，河豚中毒，自死牛、马、猪、羊六畜等类之肉，人误食之，必昏乱卒倒，或生异形之证。并用水磨灌服，或吐或泻，其人必苏。

一南方山岚瘴气，烟雾疠疫，最能伤人，感之才觉意思不快，恶寒恶热，欲呕不呕，即磨一锭服之，得吐利便愈。

一痈疽发背，对口疔疮，天蛇无名肿毒，蛀节红丝等疔，及杨梅疮，诸风瘾疹，新久痔疮，并用无灰淡酒磨服，外用水磨涂搽疮上，日夜数次，觉痒而消。

一阴阳二毒，伤寒心闷，狂言乱语，胸膈塞滞，邪毒未出，瘟疫烦乱发狂，喉闭喉风，俱用薄荷汤，待冷磨服。

一赤白痢疾，肚腹泄泻急痛，霍乱绞肠痧及诸痰喘，并用姜汤磨服。

一男子妇人急中颠邪，喝叫奔走，鬼交鬼

胎，鬼气鬼魇，失心狂乱，羊儿猪颠等风，俱用石菖蒲煎汤磨服。

—中风中气，口眼歪邪，牙关紧急，言语謇涩，筋脉挛缩，骨节风肿，遍身疼痛，行步艰辛，诸风诸痫，并用酒磨，炖热服之。

—自缢、溺死、惊死、压死、鬼魅迷死，但心头微温未冷者，俱用生姜、续断酒煎、磨服。

——切恶蛇、风犬、毒蝎，溪涧诸恶等蛊伤人，随即发肿，攻注遍身，甚者毒气入里，昏闷响叫，命在须臾，俱用酒磨灌下，再吃葱汤一碗，被盖出汗立苏。

—新久疟疾临发时，东流水煎桃、柳枝汤，磨服。

—小儿急慢惊风，五疳五痢，脾病黄肿，瘾疹疮瘤，牙关紧急，并用薄荷浸水磨浓，加蜜服之，仍搽肿上；年岁幼者，每锭分作数服。

—牙痛，酒磨涂痛上，仍含少许，良久咽下。

—小儿父母遗毒，生下百日内皮塌烂斑，谷道眼眶损烂者，俱用清水磨涂。

—打扑伤损，用松节无灰酒研服。

—年深月远，头胀头痛，太阳痛极，偏头风，及时疮愈后，毒气攻注，脑门作胀者，俱用葱、酒研服一锭，仍磨涂太阳穴上。

一妇人经水不通，红花汤下。

一凡遇天行疫证，延街阖巷，相传遍染者，用桃根汤磨脓，滴入鼻孔，次服少许，任入病家，再不传染。

一又治传尸劳瘵，诸药不能取效。一方士指教服此，每早磨服一锭，至三次后，遂下恶物尸虫，异形怪类，后得脱利。以此相传，活人不计其数。

——女子久患劳瘵，为尸虫所噬，磨服一锭，片时吐下小虫十余条；后服苏合香丸，其病顿失，调理月余而愈。真济世卫生之宝药也。

荆防败毒散 见项部脑疽

内疏黄连汤 见肿疡门

井疽

要诀 井疽心火发中庭，初如豆粒渐肿疼，心躁肌热唇焦渴，红活易治黑陷凶。

【解释】此证生于心窝，属任脉中庭穴，由心经火毒而成。初如豆粒，肿痛渐增，心躁如焚，肌热如火，自汗唇焦，大渴饮冷，急服内疏黄连汤或麦灵丹。若烦闷作呕，发热无汗者，夺命丹汗之；如红活高肿者顺，黑陷平塌者逆。其余内外治法，俱按痈疽肿疡、溃疡门。若溃后经年不愈者，必成穿心冷瘘，难治。

内疏黄连汤　麦灵丹俱见肿疡门

夺命丹见背部阴阳二气疽

蜂窝疽

要诀　蜂窝疽形似蜂窝，胸侧乳上疮孔多，漫肿紫痛心火毒，黑陷者逆顺红活。

【解释】此证生于胸侧乳上，亦有遍身而发者，由心火毒盛而成。色紫漫肿疼痛，身发寒热，初起六七孔，渐渐延开有三五寸，亦有六七寸者，形似蜂房，即有数十窍，每窍出黄白脓，宣肿疮面全腐。腐脱有新肉，色红鲜润者顺；若出黑水，气秽平塌者逆。始终内、外治法，俱按痈疽肿疡、溃疡门。遇气寒之人，至八九日不溃，以神灯照每日照之，应期即溃。

神灯照法见首卷

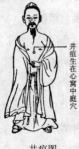

井疽生在心窝中庭穴

井疽图

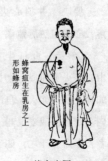

蜂窝疽生在乳房之上
形如蜂房

蜂窝疽图

蠹疽

要诀 蠹疽生于缺盆中，初豆渐李坚紫疼，寒热尿涩宜蒜灸，证由胆胃积热生。

【解释】此证一名缺盆疽，又名锁骨疽，生在胸上项下，锁子骨内软陷中缺盆穴，属胆、胃二经积热而发。初发寒热往来，筋骨拘急，饮食不思，胸腹膨胀，小水短涩；初发如豆，渐大如李，色紫，坚硬疼痛。初宜艾壮隔独头蒜片灸之，内服夺命丹汗之，次服六一散，通利小水。脓势将成，宜服内托黄芪散。气血虚甚者，宜服十全大补汤托补之。其余内外治法，俱按痈疽肿疡、溃疡门。此证宜急托治，若失治腐烂内陷，疮口难敛，必成败证。

六一散

滑石六两　甘草生，一两

共为末，每服三钱，灯心煎汤调服。

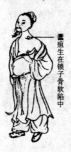

蠹疽图

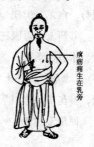

瘭疬痈图

【方歌】六一散医小水癃，能除燥湿热有功，滑石甘草研成末，灯心汤调服立通。

夺命丹 见背部阴阳二气疽

内托黄芪散 见背部中搭手

十全大补汤 见溃疡门

瘰疬痈

要诀 瘰疬痈在乳旁生，结核红肿硬㿠疼，包络痰凝脾气郁，治宜温舒化坚凝。

【解释】此证生于乳旁，初肿坚硬，形类结核，发长缓慢，渐增㿠肿，色红疼痛。由包络寒痰，脾气郁结而成，系寒证非热证也。治宜温和舒郁化坚，以内补十宣散服之，外敷回阳玉龙膏消之，如不消，脓势将成也。内外治法，即按痈疽肿疡、溃疡门。

内补十宣散

人参　黄芪　当归各二两　桔梗　厚朴姜制
川芎　白芷　肉桂　防风　甘草炙，各一两

共研末，每服三钱，热黄酒调服。不饮酒者，木香煎汤调下。

【方歌】内补十宣诸肿毒，已成令溃未成消，参芪桔朴芎归草，芷桂防风热酒调。

回阳玉龙膏 见肿疡门

内外吹乳

要诀 吹乳乳毒乳肿疼，内吹胎热痛焮红，外吹子鼻凉气袭，寒热烦渴结肿疼。

【解释】乳房属胃，乳头属肝，而有内吹、外吹之分。内吹者，怀胎六七月，胸满气上，乳房结肿疼痛，若色红者，因多热也；不红者，既因气郁，且兼胎旺也。多热者，宜服柴胡清肝汤；气郁者，宜服逍遥散，外俱敷冲和膏必消。或初肿失于调治，或本人复伤气怒，以致大肿大痛，其势必欲成脓，宜用逍遥散加黄芪、白芷、连翘以养血排脓治之。脓溃之后，宜调养血气，待生产后，按溃疡治法，方得收口。妊娠用药禁忌，另有歌诀，详载首卷。外吹者，由乳母肝、胃气浊，更兼子吮乳睡熟，鼻孔凉气，袭入乳房，与热乳凝结肿痛，令人寒热往来，烦躁口渴。初宜服荆防牛蒡汤，外用隔蒜灸法；俟寒热退仍肿者，服橘叶瓜蒌散，外敷冲和膏消之。其肿消之不应者，将欲作脓，即用透脓散。其余内服、外敷之法，俱按痈疽肿疡、溃疡门。又有至于内未怀胎，外未行乳而生毒者，系皮肉为患，未伤乳房，此肝、胃湿热凝结而成乳毒也，法当按疮疖治之，无有不效者。

荆防牛蒡汤

荆芥　防风　牛蒡子 炒，研　金银花　陈

皮　花粉　黄芩　蒲公英　连翘去心　皂刺各

一钱　柴胡　香附子　甘草生，各五分

水二盅，煎八分，食远服。

【方歌】荆防牛蒡乳外吹，寒热肿疼俱可

推，银花陈草柴香附，花粉芩蒲翘刺随。

橘叶瓜蒌散

橘叶二十个　瓜蒌量证用半个或一个　川芎

黄芩　栀子生、研　连翘去心　石膏煅　柴胡

陈皮　青皮各一钱　甘草生，五分

水二盅，煎八分，食远服，渣再煎服。紫

肿焮痛用石膏，红肿者去之。

【方歌】橘叶瓜蒌吹乳证，凉袭热乳凝结

成，芎芩栀草连翘等，石膏柴与陈皮青。

柴胡清肝汤见头部鬓疽

逍遥散见背部上搭手

冲和膏　透脓散俱见肿疡门

隔蒜灸法见首卷灸法内

乳疽　乳痈

要诀　乳疽乳痈乳房生，肝气郁结胃火

成。痈形红肿焮热痛，疽形木硬觉微疼，痈发

脓成十四日，疽发月余脓始成。未溃托里排脓

治，已溃大补养荣灵。

【解释】此证总由肝气郁结，胃热壅滞而

成。男子生者稀少，女子生者颇多，俱生于乳

房。红肿热痛者为痈，十四日脓成；若坚硬木痛者为疽，月余成脓。初起寒热往来，宜服瓜蒌牛蒡汤；寒热悉退，肿硬不消，宜用复元通气散消之。若不应，复时时跳动者，势将溃脓，宜用托里透脓汤；脓胀痛者针之，宜服托里排脓汤；虚者补之，如人参养荣、十全大补等汤，俱可选用。外敷贴之药，俱按痈疽肿疡、溃疡门。

瓜蒌牛蒡汤

瓜蒌仁　牛蒡子炒，研　花粉　黄芩　生栀子研　连翘去心　皂刺　金银花　甘草生陈皮各一钱　青皮　柴胡各五分

水二盅，煎八分，入煮酒一杯和匀，食远服。

【方歌】瓜蒌牛蒡胃火郁，憎寒壮热乳痈疽，青柴花粉芩翘刺，银花栀子草陈皮。

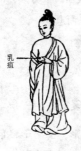

乳疽图

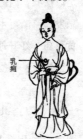

乳痈图

复元通气散见肿疡门

托里透脓汤见头部侵脑疽

托里排脓汤见项部鱼尾毒

人参养荣汤　十全大补汤俱见溃疡门

乳发　乳漏

要诀　乳发如痈胃火成，男女皆生赤肿疼，溃久不敛方成漏，只为脓清肌不生。

【解释】此证发于乳房，嫩赤肿痛，其势更大如痈，皮肉尽腐，由胃腑湿火相凝而成。治法急按乳痈：未成形者消之，已成形者托之，腐脱迟者黄灵药撒之，以免遍溃乳房，至伤囊槅，难以收敛。若久不收口，外寒侵袭，失于调养，时流清水者，即成乳漏。外用红升丹作捻，以去腐生肌；再兼用豆豉饼灸法，缓缓灸之以怯寒；内当大补气血。节劳烦，慎起居，忌发物，渐可生肌敛口而愈。

黄灵药　红升丹俱见溃疡门

豆豉饼见首卷灸法内

乳中结核

要诀　乳中结核梅李形，按之不移色不红，时时隐痛劳岩渐，证由肝脾郁结成。

【解释】此证乳房结核坚硬，小者如梅，大者如李，按之不移，推之不动，时时隐痛，皮色如常。由肝、脾二经气郁结滞而成。形势虽小，不可轻忽。若耽延日久不消，轻成乳劳，重成乳岩，慎之慎之！初起气实者，宜服清肝解郁汤；气虚宜服香贝养荣汤。若郁结伤脾，食少不寐者，服归脾汤。外俱用木香饼熨法消之甚效。

清肝解郁汤

当归　生地　白芍酒炒　川芎　陈皮　半夏制，各八分　贝母去心，研　茯神　青皮　远志去心　桔梗　苏叶各六分　栀子生，研　木通　甘草生，各四分　香附醋炒，一钱

水二盅，姜一片，煎八分，食远服。

【方歌】清肝解郁贝茯神，四物青皮远夏陈，栀桔通苏香附草，能消乳核气郁伸。

归脾汤

人参　白术土炒　枣仁炒，研　龙眼肉　茯神各二钱　黄芪一钱五分　当归酒洗，一钱　远志去心　木香末　甘草炙，各五分

生姜三片，红枣肉二枚，水煎服。

【方歌】归脾汤治脾胃怯，食少怔忡夜不安，枣远龙眼参归草，茯神芪术木香煎。

木香饼

生地黄揭烂，一两　木香研末，五钱

共和匀，量结核大小，作饼贴肿上，以热熨斗间日熨之；坚硬木痛者，每日熨之。

【方歌】木香饼消乳核方，舒通结滞功倍强，生地研烂木香末，和饼贴患熨之良。

香贝养荣汤 _{见项部上石疽}

乳劳

要诀 乳劳初核渐肿坚，根形散漫大如盘，未溃先腐霉斑点，败脓津久劳证添。

【解释】此证即由乳中结核而成。或消之不应，或失于调治，耽延数日，渐大如盘如碗，坚硬疼痛，根形散漫，串延胸肋腋下，其色或紫、或黑，未溃先腐，外皮霉点，烂斑数处，渐渐通破，轻津白汁，重流臭水，即败浆脓也。日久溃深伤膜，内病渐添，午后烦热、干嗽、颧红、形瘦、食少、阴虚等证俱见，变成疮劳。初结肿时，气实者宜服蒌贝散，及神效瓜蒌散；气虚者逍遥散，及归脾汤合而用之。阴虚之证已见，宜服六味地黄汤，以培其本。外治法按痈疽溃疡门。然此疮成劳至易，获效甚难。

蒌贝散

瓜蒌　贝母_{去心，研}　南星　甘草_生　连翘_{去心，各一钱}

水二盅，煎八分，澄渣，加酒二分，食远服。一加青皮、升麻。

【方歌】蒌贝散治乳结核，渐大失调变乳

劳，初肿气实须服此，南星甘草共连翘。

神效瓜蒌散

大瓜蒌去皮，焙为末，一个　当归　甘草生，各五钱　没药　乳香各二钱

共研细末，每用五钱，醇酒三盅，慢火熬至一盅，去渣，食后服之。

【方歌】神效瓜蒌没乳香，甘草当归研末良，乳劳初肿酒煎服，消坚和血是神方。

逍遥散见背部上搭手

归脾汤见乳中结核

六味地黄汤即六味地黄丸改作煎剂。见面部雀斑

乳岩

要诀　乳岩初结核隐疼，肝脾两损气郁凝，核无红热身寒热，速灸养血免患攻。耽延续发如堆栗，坚硬岩形引腋胸，顶透紫光先腐烂，时流污水日增疼。溃后翻花怒出血，即成败证药不灵。

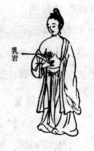

乳岩图

【解释】此证由肝、脾两伤，气郁凝结而成。自乳中结核起，初如枣栗，渐如棋子，无红无热，有时隐痛。速宜外用灸法，内服养血

之剂，以免内攻。若年深日久，即潮热恶寒，始觉大痛，牵引胸腋，肿如覆碗坚硬，形如堆栗，高凸如岩，顶透紫色光亮，肉含血丝，先腐后溃，污水时津，有时涌冒臭血，腐烂深如岩壑，翻花突如泛莲，疼痛连心。若复因急怒，暴流鲜血，根肿愈坚，期时五脏俱衰，即成败证，百无一救；若患者果能清心涤虑，静养调理，庶可施治。初宜服神效瓜蒌散，次宜清肝解郁汤，外贴季芝鲫鱼膏，其核或可望消。若反复不应者，疮势已成，不可过用克伐峻剂，致损胃气，即用香贝养荣汤。或心烦不寐者，宜服归脾汤；潮热恶寒者，宜服逍遥散，稍可苟延岁月。如得此证者，于肿核初起，即加医治，宜用豆粒大艾壮，当顶灸七壮，次日起疱，挑破，用三棱针刺入五六分，插入冰螺散捻子，外用纸封糊，至十余日其核自落，外贴绛珠膏、生肌玉红膏，内服舒肝、养血、理脾之剂，生肌敛口自愈。

季芝鲫鱼膏

活鲫鱼肉　鲜山药去皮，各等分

上共捣如泥，加麝香少许，涂核上，觉痒极，勿搔动，隔衣轻轻揉之，七日一换，旋涂即消。

【方歌】鲫负膏贴乳岩疾，肿如覆碗似堆栗，山药同研加麝香，涂于患处七日易。

冰螺捻

硇砂二分　　大田螺去壳，线穿晒干，五枚　　冰片一分　　白砒即人言。面裹煨熟，去面用砒，一钱二分

将螺肉切片，同白砒研末，再加硇片同碾细，以稠米糊，搓成捻子，磁罐密收。用时将捻插入针孔，外用纸糊封，贴核上勿动，十日后四边裂缝，其核自落。

【方歌】冰螺捻消诸核疬，硇砂螺肉煨白砒，再加冰片米糊捻，乳岩坚硬用之宜。

神效瓜蒌散见乳痨

香贝养荣汤见项部上石疽

清肝解郁汤　归脾汤俱见乳中结核

逍遥散见背部上搭手

绛珠膏　生肌玉红膏俱见溃疡门

腹 部

幽痈

要诀 幽痈脐上七寸生，初小渐大肿硬疼，忧思厚味火毒发，咬牙寒战毒陷攻。

【解释】此证生脐上七寸，初起如粟，渐增漫肿疼痛，形如鹅卵，甚则坚硬，痛牵胸肋。由过食膏粱厚味，忧思气结，肠胃不通，火郁成毒，自内而外发也。初起肿痛，皮色未红，时若心烦呕哕，脉沉实者，当疏火毒，以绝其源，宜内疏黄连汤服之。焮肿痛甚，邪气实也，宜服托里散，外用艾壮隔蒜片灸之。脉见沉迟，其脓未成，用补中益气汤托之；脉见洪数，其脓已成，用托里透脓汤。脓熟胀痛不溃，系气血虚也，急用十全大补汤温补之，外兼用卧针开。卧针者，斜入斜出，防伤内膜也。或误行汗下，或误敷寒凉，以致肿而不溃，溃而不敛者，急用十全大补汤，加干姜、附子以救之。已溃朝寒暮热者，气血虚也；食少作泻，脾胃虚也；胸痞痰涌，脾肺虚也，俱服六君子汤。服后诸证悉退，换十全大补汤调理即愈。外治之法，按痈疽肿疡、溃疡门。无论已溃未溃，忽咬牙寒战，系气虚不能胜毒，毒陷攻里之兆；或溃后脓水忽多忽少，疮口如蟹吐沫者，系内膜已透，俱为逆证。

托里散

皂刺　金银花　黄芩　牡蛎煅　当归　赤芍　朴硝　大黄　花粉　连翘去心，各等分

共研粗末，每用五钱，酒、水各一盏，煎八分，去渣服。

【方歌】托里散医诸疮毒，肿甚焮疼煎服消，皂刺银花芩牡蛎，归芍硝黄花粉翘。

内疏黄连汤 见肿疡门

隔蒜灸法 见首卷灸法

托里透脓汤 见头部侵脑疽

补中益气汤　十全大补汤　六君子汤即香砂六君子汤减去藿香、砂仁。俱见溃门

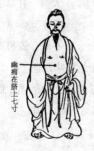

幽痈在脐上七寸

幽痈图

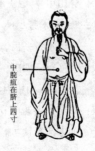

中脘疽在脐上四寸

中脘疽图

中脘疽

要诀 中脘疽由胃火生，脐上四寸隐隐疼，坚硬漫肿无红热，不食呕哕毒内攻。

【解释】此证一名胃疽，发于心胸之下，脐上四寸，任脉经中脘穴。隐痛日久，向外生疽，坚硬漫肿，皮色无红无热，由过食炙煿，以致胃腑火毒而成。人迎脉盛，是毒气攻里，作呕不食，咳嗽脓痰者逆。初宜服仙方活命饮，色紫坚硬，宜服山甲内消散。脓势将成，内外治法，俱按痈疽肿疡、溃疡门。若起长脓迟，或疮不焮痛者，急用艾壮隔独头蒜片，置患上灸之回阳。

山甲内消散

穿山甲炒，三大片 当归尾 大黄 甘草节各三钱 土木鳖三个 黑牵牛 僵蚕炒，各一钱

酒、水各一盏，煎八分，空心服，渣再煎服。大便行三四次，方食稀粥淡味调理。

【方歌】山甲内消火毒积，色紫坚疼中脘疽，归尾大黄僵草节，木鳖牵牛加酒宜。

仙方活命饮 见肿疡门

吓痈

要诀 吓痈七情郁火成，脐上三寸粟微红，暴肿焮痛二七溃，顶陷色黑溃迟凶。

【解释】此证由七情郁火凝结而成。生脐上三寸，属任脉经建里穴。初如粟米，痒痛相兼，其肿迅速，寒热往来，甚则呕哕，牵引脐痛。初肿微红，顶尖根束，渐透赤色，时痛时止，十四日溃脓者顺；若顶陷紫黑，根脚漫肿，面赤大渴，脉见浮数而散大者逆。内治与幽痈参考，外治法按痈疽肿疡、溃疡门。

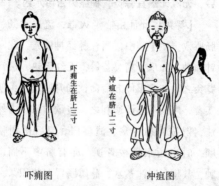

吓痈生在脐上三寸

冲疽在脐上二寸

吓痈图　　　　冲疽图

冲疽

要诀　冲疽脐上二寸生，心火毒炽入肾红，高肿焮痛速溃吉，若见七恶定然凶。

【解释】此证生于任脉，脐上二寸下脘穴。一名中发疽，又名壅肾疮。由心火炽盛，流入肾经而成。色赤高肿，应在二十一日溃破，脓稠受补者顺。初宜疮科流气饮，或仙方活命饮消之。脓将成时，内外治法，俱按痈疽肿疡、溃疡门。其证若平塌紫黑，脓水清稀，七恶证见者逆。

疮科流气饮_{见背部痰注发}

仙方活命饮_{见肿疡门}

脐痈 <small>附：脐中出水</small>

要诀 脐痈毒发在脐中，肿大如瓜突若铃，无红无热宜蒜灸，稠脓为吉污水凶。

【解释】此证由心经火毒，流入大肠、小肠所致。生于脐中，属任脉经神阙穴，此穴禁针。肿大如瓜，高突若铃，无红无热，最宜隔蒜灸之。初宜服仙方活命饮加升麻消之；便结实者，内疏黄连汤通利之；将欲成脓，内外治法，俱按痈疽肿疡、溃疡门。溃后得稠脓者顺，时出污水臭秽者逆。亦有脐中不痛、不肿，甚痒，时津黄水，此属肠胃湿热积久，宜服黄连平胃散，外用三妙散干撒渗湿即愈。当忌酒、面、生冷、果菜，不致再发。若水出不止者，亦属逆。

黄连平胃散

黄连<small>五钱</small> 陈皮 厚朴<small>姜炒，各三钱</small> 甘草<small>生，二钱</small> 苍术<small>炒，一两</small>

共研细末，每服三钱，白滚水调服。

【方歌】黄连平胃散陈甘，厚朴苍术共细研，专除湿热兼消积，能令脐水立时干。

三妙散

槟榔　苍术_生　黄柏_{生，各等分}

共研细末，干撒肚脐，出水津淫成片，止痒渗湿；又治湿癣，以苏合油调搽甚效。

【方歌】三妙散用槟榔苍，黄柏同研渗湿疮，苏合油调治湿癣，收干止痒效称强。

隔蒜灸法_{见首卷灸法}

仙方活命饮　内疏黄连汤_{俱见肿疡门}

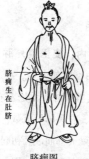

脐痈生在肚脐

脐痈图

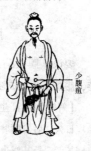

少腹疽

少腹疽图

少腹疽

要诀　少腹疽生脐下边，证由七情火郁缠，高肿红疼牵背痛，漫硬陷腐水脓难。

【解释】此证由七情火郁而生。每发于气海、丹田、关元三穴。气海在脐下一寸五分，丹田在脐下二寸，关元在脐下三寸，皆属任脉经。此三穴或一穴发肿，即为少腹疽。高肿红活，疼痛牵背，易溃稠脓者易治；若漫肿坚硬，绵溃腐烂，脓稀如水者难治。凡遇此证初起，急用艾灸肿顶，七壮至三七壮，以痛痒通彻为度，宜服仙方活命饮。气实之人，大渴便秘者，宜服内疏黄连汤通利之；老弱之人，宜服内补十宣散，令其速溃，若溃迟恐透内膜。外治法同痈疽肿疡、溃疡门。

仙方活命饮　内疏黄连汤 俱见肿疡门

内补十宣散 见胸部瘭疬疬痈

腹皮痈

要诀　腹皮痈生腹皮内，皮里膜外肿隐疼，腹痛不止脓成候，证由膏粱郁火生。

【解释】 此证生于腹皮里膜外，无论左右，隐疼日久，后发痈肿于皮外，右关脉见沉数，而腹痛甚者，是其候也，由膏粱火郁而成。初起壮实者，用双解贵金丸下之。虚弱者减半，用之不应，再服半剂。凡下之后，腹痛不止，脓将成也。急用托里透脓汤。溃后，与痈疽溃疡门治法相同。不可过用克伐之剂，若希图消散，过伤胃气，则肿不能溃，溃不能敛，立见危亡矣。

双解贵金丸 见肿疡门

托里透脓汤 见头部侵脑疽

缓疽

要诀　缓疽脾经气积凝，少腹旁生坚又疼，数月不溃生寒热，食少削瘦效难成。

【解释】此证由太阴脾经气滞寒积而成。生于少腹之旁，坚硬如石，不红不热，痛引腰腿，数月不溃；若兼食少削瘦者，终属败证，不可弃而不治。初宜服山甲内消散，不应不可强消，徒损胃气，以十全大补汤加乌药、附子、胡芦巴温补之，外用木香饼熨之，兼用独头蒜捣烂，铺于患上艾壮灸之，以知热为止，次日再灸，以或消或溃为效。若溃后，即按痈疽溃疡门治法。

山甲内消散 见中脘疽

十全大补汤 见溃疡门

木香饼 见乳部乳中结核

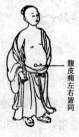

腹皮痈左右皆同

腹皮痈图

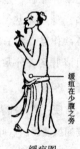

缓疽在少腹之旁

缓疽图

腋　部

腋痈

要诀　腋痈暴肿生腋间，肿硬焮赤痛热寒，肝脾血热兼忿怒，初宜清解溃补痊。

【解释】此证一名夹肢痈，发于腋际，即俗名胳肢窝也，属肝脾血热兼忿怒而成。初起暴肿焮硬，色赤疼痛，身发寒热，难消必欲作脓。初宜服柴胡清肝汤，外敷冲

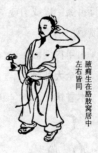

腋痈生在胳肢窝居中左右皆同

腋痈图

和膏；疼痛日增，宜服透脓散加金银花、甘草节、桔梗；脓胀痛者，针之。已溃，内外治法俱按痈疽溃疡门。此证首尾忌用寒凉。中年易愈，老弱之人难痊。

柴胡清肝汤 见头部鬓疽

冲和膏　透脓散 俱见肿疡门

腋疽

要诀　腋疽初起若核形，肝恚脾忧气血

凝，漫肿坚硬宜蒜灸，日久红热溃先疼。

【解释】此证一名米疽，又名疚疽，发于
胳肢窝正中，初起之时，其形如核。由肝、脾
二经，忧思恚怒，气结血滞而成。漫肿坚硬，
皮色如常，日久将溃，色红微热疼痛也。初宜
艾壮隔蒜片灸法，内服柴胡清肝汤加乌药消
之；虚弱之人，宜服香贝养荣汤，外用乌龙膏
敷之。早治或有全消者，迟则脓成，宜服托里
透脓汤；脓胀痛者，针之；脓出痛减，随患者
虚实补之。其余内外治法，俱按痈疽溃疡门。
此证初终，内外治法，禁用寒凉。中年易愈，
衰老难痊。

隔蒜灸法 见首卷灸法

柴胡清肝汤 见头部鬓疽

香贝养荣汤 见项部上石疽

乌龙膏 见肿疡门

托里透脓汤 见头部侵脑疽

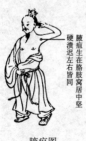

腋疽生在胳肢窝居中坚硬溃迟左右皆同

腋疽图

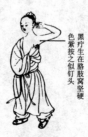

黑疔生在胳肢窝坚硬色紫按之似钉头

黯疔图

黯疔

要诀 黯疔藏于腋下生，肝脾火毒痒而疼，寒热拘急色紫黑，急按疔门治即宁。

【解释】此证生于腋下，由肝、脾二经火毒而成。坚硬势若钉头，痒而且痛，寒热往来，四肢拘急，其色紫黑，烦躁作呕，痛引半身，宜服麦灵丹。其次内外急按疔门治之即愈。

麦灵丹 见肿疡门

肋　部

肋疽

要诀　肋疽始发属肝经，火毒郁怒结肿形，紫痛梅李甚如碗，急宜针砭免内攻。

【解释】此证一名夹荧疽，生于肋条骨间，由肝经火毒郁怒结聚而成。初如梅李，渐大如碗，色紫焮痛，连及肩肘。患在左，痛牵右肋；患在右，痛牵左肋。二十一日之内，脓溃稠黏者顺；届期不溃，既溃出清水者逆。初肿急宜磁针砭出紫血，庶免毒气攻里；砭后赤肿痛甚，烦躁脉实作呕，为有余之证，宜服双解贵金丸下之；肿硬不溃，宜服透脓散；脉弱作呕，此胃虚也，宜服香砂六君子汤补之。亦有痛伤胃气而作呕者，即同胃虚治之；若感受寒邪，及偶触秽气而作呕者，虽肿时尤宜壮胃助气为主。盖肿时作呕，因毒气内侵者十有一二，停饮内伤者十有八九，惟医人临证详辨之。脓熟用卧针开之，余按痈疽溃疡门治法。

双解贵金丸　透脓散俱见肿疡门

香砂六君子汤见溃疡门

渊疽

要诀 渊疽肝胆忧恚成，生于肋下硬肿疼，溃破有声内膜透，未溃当服护膜灵。

【解释】此证因忧恚太过，以致肝胆两伤而成。生于肋下，初起坚硬，肿而不红，日久方溃，得稠白脓者顺，如豆浆水者险。疮口有声，似乎儿啼，此属内膜透也。即于阳陵泉穴，灸二七壮，其声即止，穴在膝膑骨外廉下一寸陷中，蹲坐取之即得。内外治法，皆同肋疽。凡肋、胸、胁、腰、腹空软之处发痈疽者，当在将溃未溃之际，多服护膜散，可免透膜之患。

护膜散

*白蜡　白及*各等分

共研细末，轻剂一钱，中剂二钱，大剂三钱，黄酒调服，米汤亦可。

【方歌】护膜散内二味药，白蜡白及为细末，或酒或以米汤调，将脓预服不透膜。

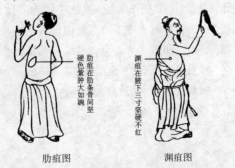

肋疽在肋条骨间坚硬色紫肿大如碗

渊疽在腋下三寸坚硬不红

肋疽图　　　　　渊疽图

内发丹毒

要诀 丹毒肝脾热极生，肋上腰胯赤霞形，急宜砭出紫黑血，呕哕昏胀毒内攻。

【解释】 此证由肝、脾二经，热极生风所致，生于肋骨，延及腰胯，色赤如霞，游走如云，痛如火燎。急向赤肿周围，砭出紫黑血，以瘦牛肉片贴之（羊肉片亦可），其毒即可减半。初服双解贵金丸汗之，次服化斑解毒汤，投方应病者顺；若呕哕昏聩，胸腹诨胀，遍身青紫者，则为毒气内攻属逆。

化斑解毒汤

升麻　石膏　连翘<small>去心</small>　牛蒡子<small>炒，研</small>　人中黄　黄连　知母　黑参<small>各一钱</small>

竹叶二十片，水二盅，煎八分服。

【方歌】 化斑解毒热生风，致发丹毒云片红，升膏翘蒡中黄等，黄连知母黑参同。

双解贵金丸<small>见肿疡门</small>

胁痈 <small>附：疽</small>

要诀 胁痈焮红高肿疼，疽坚塌漫冷不红，皆属肝胆怒火结，迟溃败浆冷虚凶。

【解释】 此证生于软肋，有硬骨者为肋，肋下软肉处为季肋。痈疽二证，皆由肝、胆怒火凝结而成。多生于体虚之人，初如梅李，渐长如碗如盆，色红，焮痛，高肿，二七溃破，脓稠为痈。若坚硬平塌，漫肿木痛，不红不热，月余溃破稀脓为疽。若失治，届期不溃，攻击成脓，肿如鼓胀，破出败浆，腥臭脓者逆。痈疽二证，初肿时俱宜急服柴胡清肝汤解郁泻火；如已成者，服托里透脓汤；脓熟胀痛，俱用卧针开之；已溃，以排余脓、补气血为要。余按痈疽溃疡门治法，投补不应者，难治。

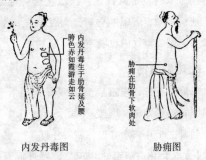

内发丹毒图   胁痈图

柴胡清肝汤 见头部鬓疽

托里透脓汤 见头部侵脑疽

内痈部

肺痈

要诀 肺痈肺热复伤风，肺脏生痈隐痛胸，状若伤寒燥咳甚，稠浊痰涎腥臭脓。未溃射干麻黄汗，壅不得卧葶苈攻，溃后脓稠能食吉，脓清兼血不食凶。

【解释】此证系肺脏蓄热，复伤风邪，郁久成痈，以致胸内中府穴隐隐疼痛，振寒脉数，状类伤寒，咽燥不渴，咳而喘满，唾稠黏黄痰，兼臭秽脓血也。治之者，于未溃时乘脓未成，风郁于表者，法宜疏散，用射干麻黄汤以汗之。如气壅喘满，身不得卧者，急服葶苈大枣汤以泻之；如咳有微热，烦满胸中甲错，脓欲成者，宜《千金》苇茎汤以吐之；若吐脓腥臭，形如米粥者，宜桔梗汤以排余脓；若吐脓腥臭，咳而胸满者，宜《外台》桔梗白散，以开瘀塞；若咯吐脓血，兼午后身热烦躁，宜金鲤汤主之，兼饮童便；若溃后胸膈胁肋，隐痛不止，口燥咽干，烦闷多渴，自汗盗汗，眠卧不得，咳吐稠痰腥臭，此系痈脓不尽，而兼里虚，宜宁肺桔梗汤主之；若痈脓已溃，喘满腥臭，浊痰俱退，惟咳嗽咽干，咯吐痰血，胁肋微痛，不能久卧者，此属肺痈溃处未敛，宜紫菀茸汤清补之，渴甚去半夏加石膏服之；若痈脓溃后，咳嗽无休，脓痰不尽，形气虚羸者，宜清金宁肺丸主之。凡治此证，惟以身温脉细，脓血交黏，痰色鲜明，饮食甘美，脓血渐止，便润者为吉；若手掌皮粗，溃后六脉洪数，气急颧红，污脓白血，懒食及大便结燥者为凶。

中府穴又名肺募，在乳上第三根肋骨间。

射干麻黄汤

射干十三枚或三两　麻黄　生姜各四两　细辛　紫菀　款冬花各三两　大枣七枚　五味子　半夏洗，各半升

水煎温服。

【方歌】射干麻黄咳上气，肺痈喉中水鸡声，射麻生姜辛菀食，五味大枣并款冬。

葶苈大枣汤

苦葶苈轻者五钱，重者一两　大枣去核，轻者五枚，重者十枚

以水三盅，煎至一盅，服之。

【方歌】葶苈大枣治肺痈，咳不得卧有痈脓，葶苈苦寒泻实热，佐枣之甘和胃经。

《千金》苇茎汤

苇茎二升　薏苡仁炒　瓜瓣即冬瓜仁，各半升

桃仁_{去皮尖，炒、研，五十粒}

水煎服。

【方歌】《千金》苇茎肺痈咳，微热烦满吐败浊，皮肤甲错宜苇茎，薏苡桃仁瓜瓣合。

桔梗汤

苦桔梗_{一两}　甘草_{生，二两}

水煎服。

【方歌】桔梗汤用排余脓，肺痈吐脓米粥形，清热解毒须甘草，开提肺气桔梗功。

《外台》桔梗白散

苦桔梗　贝母_{各三分}　巴豆_{去皮熬，研如脂，一分}

上三味为散。强人饮服半钱匕，羸者减之。病在膈上者吐脓，在膈下者泻出。若下多不止，饮冷水一杯则定。

【方歌】《外台》桔梗白散方，肺痈便秘服之良，桔梗贝母与巴豆，药微力大功速强。

金鲤汤

金色活鲤鱼_{约四两重}，一尾　贝母_{二钱}

先将鲤鱼连鳞剖去肚肠，勿经水气，用贝母细末掺在鱼肚内，线扎之，用上白童子便半大碗，将鱼浸童便内，重汤炖煮，鱼眼突出为度；少顷取出，去鳞骨，取净肉，浸入童便内，炖熟。肉与童便用二三次，一日食尽一枚，其功效甚捷。

【方歌】金鲤汤中效罕稀，法同贝母活鲤鱼，童便浸鱼重汤炖，肺痈烦热善能医。

宁肺桔梗汤

苦桔梗　贝母_{去心}　当归　瓜蒌仁_研　生黄芪　枳壳_{麸炒}　甘草节　桑白皮_炒　防己　百合_{去心}　薏苡_{炒，各八分}　五味子　地骨皮　知母_生　杏仁_{炒，研}　苦葶苈_{各五分}

水二盅，姜三片，煎八分，不拘时服。

咳甚，倍加百合。身热，加柴胡、黄芩。大便不利，加蜜炙大黄一钱。小水涩滞，加灯心、木通。烦躁痰血，加白茅根。胸痛，加人参、白芷。

【方歌】宁肺桔梗肺痈芪，归蒌贝壳甘桑皮，防己百合葶五味，杏知苡仁地骨宜。

紫菀茸汤

紫菀茸　犀角_末　甘草_炒　人参_{各五分}　桑叶_{用经霜者}　款冬花　百合_{去心}　杏仁_{炒，研}　阿胶_{便润炒用，便燥生用}　贝母_{去心}　半夏_制　蒲黄_{生，各七分}

引姜三片，水二盅，煎八分，将犀角末调入，食后服。

【方歌】紫菀茸汤参犀角，款冬桑叶杏百合，阿胶甘夏贝蒲黄，专医肺痈不久卧。

清金宁肺丸

陈皮　白茯苓　苦桔梗　贝母_{去心}　人参

黄芩各五钱　麦冬去心　地骨皮　银柴胡　川芎
白芍炒　胡黄连各六钱　五味子　天冬去心　生
地酒浸，捣膏　熟地捣膏　归身　白术炒，各一两
甘草炙，三钱

上为细末，炼蜜为丸，如梧桐子大，每服
七十丸，食远白滚汤送下。

【方歌】清金宁肺丸肺痈，陈芩桔贝参二
冬，柴芩归芍黄连草，术味生熟地骨芎。

大小肠痈

要诀　**大小肠痈因湿热，气滞瘀血注肠
中，初服大黄行瘀滞，脓成薏苡牡丹平。**

【解释】此二
证俱由湿热气滞凝
结而成。或努力瘀
血，或产后败瘀蓄
积，流注于大肠、
小肠之中。初起发
热，恶风，自汗，
身皮甲错，关元、
天枢二穴隐痛微

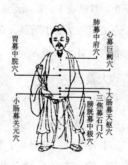

五脏六腑募

肿，按之腹内急痛，大肠痈多大便坠肿，小肠
痈多小水涩滞，脉俱迟紧，此时痈脓未成，宜
大黄汤下之；瘀血利尽，若小水闭涩，仍宜大
黄汤加琥珀末，木通利之自效。若痈成日久不

溃，身皮甲错，内无积聚，腹急腹痛，身无热而脉数者，系肠内阴冷，不能为脓，宜薏苡附子散主之；若脉见洪数，肚脐高突，腹痛胀满不食，动转侧身则有水声，便淋刺痛者，痈脓已成，宜薏苡汤主之；腹濡而痛，少腹急胀，时时下脓者，毒未解也，宜丹皮汤治之；如脓从脐出，腹胀不除，饮食减少，面白神劳，此属气血俱虚，宜八珍汤加牡丹皮、肉桂、黄芪、五味子，敛而补之。患者转身动作，宜徐缓而勿惊，慎之。如耽延日久，因循失治，以致毒攻内脏，腹痛牵阴，肠胃受伤，或致阴器紫黑、腐烂，色败无脓，每流污水，衾帏多臭，烦躁不止，身热嗌干，俱属逆证。

关元穴又名小肠募，在脐下三寸。天枢穴又名大肠募，在脐旁开二寸。

大黄汤

大黄锉，炒　牡丹皮　硝石研　芥子　桃仁炒，先以汤浸，去皮、尖，双仁勿用

上各等分，共锉碎，每用五钱，水二盏，煎至一盏，去渣，空心温服。以利下脓血为度，未利再服。

【方歌】大黄汤善治肠痈，少腹坚痛脓未成，牡丹皮与大黄炒，芥子桃仁硝石灵。

薏苡附子散

附子炮，二分　败酱五分　薏苡仁炒，一钱

上为末，每服方寸匙，以水二合煎，顿服，小水当下。《三因》云：薏苡、附子同前，败酱用一两一分，每四钱水盏半，煎七分，去渣，空心服。

【方歌】薏苡附子散甲错，肠痈腹胀痛脉数，附子败酱薏苡仁，为末水煎空心服。

薏苡汤

薏苡仁　瓜蒌仁各三钱　牡丹皮　桃仁泥，各二钱

水二盅，煎至一盅，不拘时服。

【方歌】薏苡汤治腹水声，肠痈便淋刺痛疼，牡丹皮共瓜蒌子，还有桃仁薏苡仁。

丹皮汤

丹皮　瓜蒌仁各一钱　桃仁泥　朴硝各二钱大黄五钱

水二盅，煎一盅，去渣入硝，再煎数滚，不拘时服。

【方歌】丹皮汤疗肠痈证，腹濡而痛时下脓，硝黄丹蒌桃仁共，水煎服之有奇功。

八珍汤见溃疡门

胃痈

要诀　胃痈中脘穴肿疼，不咳不嗽吐血脓，饮食之毒七情火，候治肠痈大法同。

【解释】此证初起，中脘穴必隐痛微肿，

寒热如疟，身皮甲错，并无咳嗽、咯吐脓血。
由饮食之毒，七情之火，热聚胃口成痈。脉来
沉数者，初服清胃射干汤下之；若脉涩滞者，
瘀血也，宜服丹皮汤下之；脉洪数者，脓成
也，赤豆薏苡仁汤排之；体倦气喘作渴，小水
频数者，肺气虚也，补中益气汤加麦冬、五味
子补之。其候证生死、治法，与大、小肠
痈同。

中脘穴又名胃募，在脐上四寸。

清胃射干汤

射干　升麻　犀角　麦冬去心　玄参　大
黄　黄芩各一钱　芒硝　栀子　竹叶各五钱
水煎服。

【方歌】清胃射干汤射干，升麻犀角麦冬
全，参芩大黄芒硝等，竹叶山栀胃痈痊。

赤豆薏苡仁汤

赤小豆　薏苡仁　防己　甘草各等分
水二盅，煎八分，食远服。

【方歌】赤豆薏苡汤最神，甘己赤豆薏苡
仁，胃痈脓成脉洪数，二盅水煎服八分。

丹皮汤见大、小肠痈

补中益气汤见溃疡门

脾痈

要诀　脾痈湿热瘀血凝，章门穴肿兼隐

疼，腹胀嗌干小水短，利下湿瘀补收功。

【解释】此证始
发章门穴，必隐疼
微肿。由过食生冷，
兼湿热，或瘀血郁
滞脾经而成。令人
腹胀，咽嗌干燥，
小水短涩，初宜大
黄汤、赤豆薏苡仁
汤，二方合而用之，以攻滞郁。二便通利，腹
胀全消，宜六君子汤扶脾调理。顺逆看法与胃
痈同。

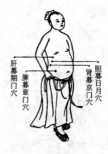

诸募穴图

（图中标注：肝募期门穴　脾募章门穴　胆募日月穴　肾募京门穴）

章门穴又名脾募，在脐旁开六寸高上
二寸。

大黄汤 见大、小肠痈

赤豆薏苡仁汤 见胃痈

六君子汤 即香砂六君子汤去藿香、砂仁。见溃
疡门

肝痈

要诀　肝痈愤郁气逆成，期门穴肿更兼
疼，卧惊胠满尿不利，清肝滋肾即成功。

【解释】此证始发期门穴，必隐痛微肿，
令人两胠胀满胁痛，侧卧则惊，便尿艰难，由
愤郁气逆而成。初服复元通气散，次服柴胡清
肝汤；痛胀已止，宜服六味地黄丸；脾虚食

少，则佐以八珍汤，滋肾补脾，治之取效。禁用温补、针灸。

期门穴又名肝募，在乳旁一寸半，再直下一寸半。

复元通气散见肿疡门

柴胡清肝汤见头部鬓疽

六味地黄丸见面部雀斑

八珍汤见溃疡门

心痈

要诀 心痈巨阙肿隐疼，酗饮嗜热火毒成，面赤口渴身作痛，治法阳热总宜清。

【解释】此证始发巨阙穴，必隐痛微肿，令人寒热，身痛，头面色赤，口渴，随饮随干，由心火炽盛，更兼酗饮嗜热而成，宜服凉血饮。酒毒为病者，宜服升麻葛根汤治之。此证甚属罕有，但治法不可不备。

巨阙穴又名心募，在脐上六寸五分。

凉血饮

木通　瞿麦　荆芥　薄荷　白芷　花粉　甘草　赤芍　麦冬去心　生地　山栀子　车前子　连翘去心，各等分

引用灯心，若潮热加淡竹叶，水煎温服。

【方歌】凉血饮善治心痈，瞿荆荷芷草翘通，赤芍山栀干生地，车前花粉麦门冬。

升麻葛根汤

山栀　升麻　葛根　白芍　柴胡　黄芩_各一钱　黄连　木通　甘草_{各五分}

水二盅，煎八分，不拘时服。

【方歌】升麻葛根汤山栀，酒毒心痛黄连宜，柴芍通芩升葛草，水煎温服不拘时。

肾痈

要诀　**肾痈肾经不足生，京门微肿隐隐疼，少腹肋下䐃胀满，房劳形寒邪外乘。**

【解释】此证始发京门穴，必隐痛微肿，令人寒热往来，面白不渴，少腹及肋下诨胀塞满。由肾虚不足之人，房劳太过，身形受寒，邪气自外乘之。初服五积散加细辛；寒尽痛止，宜用桂附地黄丸调理。

京门穴又名肾募，在身侧腰中监骨下肋间。

五积散

苍术_{炒，二钱}　陈皮　桔梗　川芎　当归　白芍_{各一钱}　麻黄　枳壳_{麸炒}　桂心　干姜　厚朴_{各八分}　白芷　半夏_制　甘草_生　茯苓_{各四分}

引姜一片，水二盅，煎八分，不拘时服。

头痛恶寒者，加连须葱头三个，盖卧汗出甚效。

【方歌】五积散苍壳陈苓，麻黄半桔归芍

芎，芷朴桂心干姜草，肾痈寒邪服成功。

桂附地黄汤 见溃疡门

三焦痈

要诀 三焦痈由湿热凝，石门穴上肿隐疼，寒结治同肠痈法，内痈俱系膜内生。

【解释】此证始发石门穴，必隐疼微肿，令人寒热往来，二便秘涩，由湿热遇寒凝结而成。治法与大、小肠痈同。凡内痈俱系膜内成患，外皮不腐。

石门穴又名三焦募，在脐下二寸。

内痈总论

凡人胸腹有十一募。募者，各脏腑阴会之所也。《灵枢》云：发内痈、内疽者，其本经募上肉必浮肿，募中必时时隐痛，浮肿为痈，隐痛为疽，此即内痈、内疽之验也。兹内痈有治法，内疽无治法何也？盖内痈、内疽，其病原无殊，惟在根浅、根深之别耳。根浅为痈，根深为疽。若临证用药，攻补得宜，无不收效。至募有十一，而内痈仅九证者何也？盖胆府形如膜皮，无出无纳，汁清气洁，不生内痈、内疽。若夫膀胱亦如膜皮，中惟浊水，故古今书籍，并无讲及内痈、内疽者，是以未敢详载。虽然中极穴即膀胱募也，今人间有中极穴或浮肿、或隐痛者，所见证候，竟同小肠痈，治法亦当按小肠痈治之可也。俟后之学者留意焉。

验内痈法

凡遇生内痈之人，与生黄豆五粒嚼之，口中无豆味者，是其候也。

肩　部

肩中疽　干疽　过肩疽

要诀　肩疽痛发正肩中，疽硬黑陷痛肿红，干疽肩前过肩后，风湿积热血瘀凝。

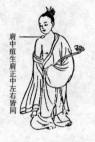

肩中疽生肩正中左右皆同

肩中疽图

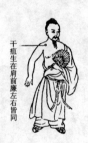

干疽生在肩前廉左右皆同

干疽图

【解释】此疽生于肩中廉，属三焦、胆二经，红活高肿，一名疪痈，坚硬平塌，为肩中疽。肩之前廉，属大肠经，名干疽，一名疔疽。肩之后廉，属小肠经，名过肩疽。疮势无论大小，惟在发源之处命名。总由湿热风邪郁成，亦有负重瘀血凝结而成。高肿红活，焮热速溃者顺；若平塌坚硬，无红无热，溃迟者险；甚则肿痛连及臂胛，口噤寒战，大痛不食，或兼绵溃便泻者逆。治法：初起有表证者，俱宜荆防败毒散汗之；有里证者，内疏黄连汤下之；汗下之后，肿痛不退，脓势将成，宜用托里透脓汤，脓熟开之。至于引经之药，惟在临证时因经加之。溃后，内外治法俱按痈疽溃疡门。

荆防败毒散 见项部脑疽

内疏黄连汤 见肿疡门

托里透脓汤 见头部侵脑疽

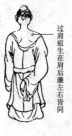

过肩疽生在肩后廉左右皆同

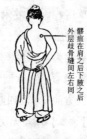

髎疽在肩之后下腋之后外层歧骨缝间左右同

过肩疽图　　　　　髎疽图

髎疽　肩风毒

要诀　髎疽肩后腋外生，小肠肩贞风火凝，肩风毒生髆端上，大肠肩髎风湿成。

【解释】髎疽，生于肩之后下，腋之后外微上，歧骨缝之间，经属小肠肩贞穴，由风火凝结而成。初起如粟，坚硬肿痛，肩髆拘急，不能举扬。初服荆防败毒散，便燥实者，服双解贵金丸双解之。肩风毒生于肩梢髆上骨尖处，经属大肠肩髎穴，由邪风深袭骨缝，与湿稽留，化热而成。初起宣肿色赤，大者如桃，小者如杏，痛连肩臑，更兼拘急。初服蠡痛无忧散汗之即消，若肿痛日深，不能尽消者，脓势将成也，宜服托里透脓汤。二证溃后，内外治法俱按痈疽溃疡门。

蠡痛无忧散

番木鳖香油炸浮　当归酒洗　甘草生，各二两　麻黄三两　穿山甲陈土豆炒　川乌黑豆酒煮，去皮、尖　草乌姜汁煮　苍术米泔水浸炒　半夏制，各二两　威灵仙一两

各制为末，共和匀，每服五七分至一钱，无灰酒调服，再饮酒以醉为度，盖卧出汗避风。此方加闹羊花四两，亦治头风痛。

【方歌】蠡痛无忧肩风毒，风袭骨缝与湿凝，番鳖归草麻黄甲，川芎乌苍半威灵。

荆防败毒散见项部脑疽

双解贵金丸见肿疡门

托里透脓汤见头部侵脑疽

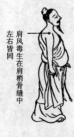

肩风毒生在肩稍骨缝中
左右皆同

肩风毒图

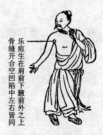

乐疽生在肩前下腋前之上
骨缝开合空凹陷中左右皆同

乐疽图

乐疽

要诀 乐疽肩前腋上生，骨缝开合凹陷中，坚如鹅卵痛入骨，包络血热气郁成。

【解释】此证生于肩前腋之上，骨缝开合空凹陷中。初起如椒子，渐肿坚硬，大如鹅卵，按之疼痛入骨，属包络经，血热气郁而成。其证届期溃破，出稠脓，肿消者顺；月余不溃，既溃，出清水，肿硬不退者逆。初宜服神授卫生汤，若恶风太过，倍加葱白汗之，次服托里透脓汤，溃迟者十全大补汤。溃后，内外治法俱按痈疽溃疡门。

神授卫生汤 见肿疡门

托里透脓汤 见头部侵脑疽

十全大补汤 见溃疡门

臑 部 自肩至肘曰臑

臑痈 附：藕包毒

要诀 臑痈肩肘周匝肿，色赤焮疼粟唍僵，藕包毒状鸭鹅卵，臑内三阴外三阳。

【解释】此证由风瘟或风火凝结而成。生于肩下肘上，周匝漫肿，色赤焮痛。初起状如粟米一攒，亦有起一粒僵疙瘩者，渐次焮肿红热，臂脓痛甚。红肿之外无晕者顺，有二晕者险，三四晕者逆。肿发臑内或臑外结肿一枚，如桃如鸭、鹅卵者，名藕包毒。毒者，痈之轻证也。臑痈、藕包内外治法，俱按痈疽肿疡、溃疡门。此痈毒发苗之处，若在臑内者，属手三阴经；在臑外者，属手三阳经。随证用引经之药，必然获效。

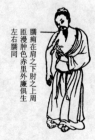

臑痈在肩之下肘之上周
匝漫肿色赤里外廉俱生
左右臑同

臑痈图

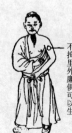

藕包毒生在左右臑部
不拘里外廉俱可以生

藕包毒图

鱼肚发

要诀 鱼肚发如鱼肚形，青灵穴生心火凝，暴肿红活焮热痛，痈疽治法即成功。

【解释】此证生于臑之后垂肉外，属心经青灵穴，由火毒凝结而成。暴肿色赤，焮热疼痛，形如鱼肚。肿、溃治法，俱按痈疽肿疡、溃疡门。其引经之药，惟在临证加之。

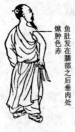

鱼肚发图

鱼肚发在臑部之后垂肉处
焮肿色赤

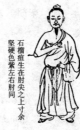

石榴疽图

石榴疽生在肘尖之上寸余
坚硬色紫左右肘同

石榴疽

要诀 石榴疽起肘尖上，粟疱根开坚肿疼，破翻如榴寒热甚，三焦相火与湿凝。

【解释】此证生于肘尖上寸余，属三焦经天井穴。初起黄粟小疱，根脚便觉开大，色红焮肿，坚硬疼痛，肿如覆碗，破翻如榴，寒热如疟。由三焦相火，与外湿相搏而成。初起宜蟾酥丸汗之，外以艾灸九壮，贴蟾酥饼，用万应膏盖之。焮肿处敷冲和膏，服菊花清燥汤；

烦躁热甚者，服护心散。九日后作稠脓，痛减喜食，表里证俱退者顺，反此者逆。破后用菊花蕊煎汤洗之，次以菊花烧灰存性，加轻粉少许兑匀，敷之神效。至透脓、脱腐、生肌时，内外治法，俱按痈疽溃疡门。

菊花清燥汤

　　　甘菊花二钱　当归　生地　白芍酒炒

川芎　知母　贝母去心、研　地骨皮　麦冬去

心，各一钱　柴胡　黄芩　升麻　犀角镑　甘草

生，各五分

　　竹叶二十片，灯心二十寸，水二盅，煎八分，食后温服。

【方歌】菊花清燥石榴疽，肿硬焮红痛可医，四物柴芩知贝草，升麻地骨麦冬犀。

蟾酥丸　**蟾酥饼**即蟾酥丸料捏成饼。见疔疮门

万应膏见溃疡门

冲和膏　**护心散**俱见肿疡门

肘痈

要诀　肘痈发于肘围绕，高肿焮热赤红疼，心肺稽留风邪火，势小为疖势大痈。

【解释】此证生于肘之围绕，暴发高肿，焮热，色红，疼痛，由心、肺风火之邪，稽留凝滞而成。形势小者为疖毒，形势大者为痈。初服荆防败毒散汗之，次服白芷升麻汤清托

之，外敷二味拔毒散。将溃治法，俱按痈疽肿疡、溃疡门。

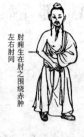

肘痈生在肘之围绕赤肿
左右肘同

肘痈图

白芷升麻汤

黄芩半生、半酒炒，二钱　连翘去心，二钱　黄芪三钱　白芷八分　升麻　桔梗各五分　红花酒洗　甘草炙，各三分

酒、水各一盅，煎八分，食远热服。

【方歌】白芷升麻医肿痛，解热除烦托肘痈，芩翘桔梗红花草，黄芪酒水各一盅。

荆防败毒散见项部脑疽

二味拔毒散见肿疡门

臂　部 自肘至腕曰臂

臂痈 附：疽

臂痈臂疽绕臂生，平紫硬疽红肿痈，荣卫风邪逆肉理，甚则拳缩彻骨疼。

【解释】此证生臂外侧，属三阳经；臂里侧，属三阴经。高肿红活，焮痛溃速者为痈；平陷紫暗，坚硬木痛，溃迟者为疽。俱由荣卫不周，感受风邪，逆于肉理而成。初起形如粟粒，憎寒壮热，宜服荆防败毒散汗之；焮痛烦热，宜服白芷升麻汤消之；脓势将成，宜服托里透脓汤，脓熟针之。若疽证木痛，无红无热，此属气血两虚，无论已溃、未溃，宜服十全大补汤托之。溃后，内外治法俱按痈疽肿疡、溃疡门。若拳缩筋不能舒，疼痛彻骨者，系溃深伤脉也，属逆。

荆防败毒散 见项部脑疽

白芷升麻汤 见臑部肘痈

托里透脓汤 见头部侵脑疽

十全大补汤 见溃疡门

腕痈

要诀　腕痈三阳风火凝，手腕背面结痈

形，高肿速溃顺易治，腐烂露骨逆难功。

【解释】此证生于手腕背面，属手三阳经，由风火凝结而成。高肿红活，在十四日溃破脓出痛减者，顺而易治；手腕乃皮肉浇薄之处，若迁延日久不溃，或漫肿平塌，既溃腐烂露骨者逆，难于收功。初服荆防败毒散汗之，外用太乙紫金锭敷之。脓成将溃，即按痈疽肿疡、溃疡治法。

荆防败毒散 见项部脑疽

太乙紫金锭 见胸部脾发疽

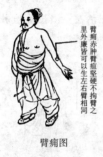

臂痈赤肿臂疽坚硬不拘臂之里外廉皆可以生左右臂相同

臂痈图

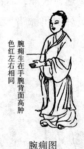

腕痈生在手腕背面高肿色红左右相同

腕痈图

兑疽

要诀 兑疽生腕动脉间，坚硬漫肿兑骨边，痛彻手膊为险证，本属肺经穴太渊。

【解释】此证生于手腕里面，横纹前稍动脉之间，兑骨里侧，属肺经太渊穴，由忧思气滞风火结成。坚硬漫肿，疼痛彻骨，手膊不能转动。此动脉处，乃肺经门户，若发此疽，或溃深大泄肺气，最为险候。内外治法，俱按痈疽肿疡、溃疡门。

穿骨疽

要诀 穿骨疽生间使穴，掌后三寸包络经，坚硬漫肿因蕴热，毒盛溃深穿骨疼。

【解释】此证生于间使穴处，在掌后横纹上三寸两筋陷中，属包络经，蕴热凝结而成。初起如粟，渐增坚硬，漫肿微红，臂热疼痛，应期速溃者顺；若溃破迟缓，脓毒溃穿骨缝，从臂外侧出脓者险。内外治法，俱按痈疽肿疡、溃疡门。

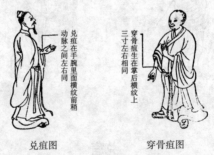

兑疽图　　　　　　穿骨疽图

骨蝼疽

要诀 骨蝼疽生臂外廉，经属阳明忧怒缠，疮疼根束多善顺，紫晕腐串七恶难。

【解释】此证生于臂外侧前廉，大骨之后，属手阳明大肠，由忧郁暴怒凝结而成。初如粟豆，旬日大如桃李，肿硬疼痛，疮根收束，多见五善之证者顺；若紫晕开大，腐烂斑点，串通肌肉，抽搐拘急，多见七恶之证者逆。始终内外治法，俱按痈疽肿疡、溃疡门。

蝼蛄串

要诀 蝼蛄串生臂内中，思伤脾气包络凝，筋骨如中流矢痛，由溃串孔似漏形。

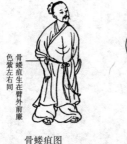

骨蝼疽生在臂外前廉
色紫左右同

骨蝼疽图

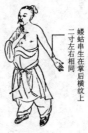

蝼蛄串生在掌后横纹上
二寸左右相同

蝼蛄串图

【解释】此证生于臂内中廉，属包络经。由思虑伤脾，脾伤则运化迟，故生浊液，流于肌肉，脾气滞郁不舒，凝结而成。此患初起，筋骨如中流矢，疼痛渐增，漫肿坚硬，不红不热，连肿数块，臂膊不能转动，日久其肿块渐次溃破，孔孔时流白浆，内溃串通诸孔，外势肿硬不消，脓水淋沥如漏，虚证悉添，如面黄、食少、削瘦，甚则午后寒热交作，而成败证也。初起宜服逍遥散，外敷太乙紫金锭；次服人参养荣汤，调和气血，扶助脾胃，十中可保二三。溃，按痈疽溃疡治法，若投药不效者，属逆。

逍遥散 _{见背部上搭手}

太乙紫金锭 _{见胸部脾发疽}

人参养荣汤 _{见溃疡门}

手　部

手发背

　　要诀　手发背初芒刺形，三阳风火与湿凝，坚硬溃伤筋骨险，高肿速溃易收功。

　　【解释】此证生于手背，属手三阳经，由风火与湿凝滞而成。初起形如芒刺，渐觉疼痛，高肿红活，焮热溃速为痈；若漫肿坚硬，无红无热，溃迟为疽。其证无论形势大小，但溃深露筋骨者难痊。初俱宜服羌活散汗之，次服内疏黄连汤清之。其余内外治法，俱按痈疽肿疡、溃疡门。

羌活散

　　羌活　当归各二钱　独活　乌药　威灵仙各一钱五分　升麻　前胡　荆芥　桔梗各一钱甘草生，五分　肉桂三分

　　酒，水各一盏，煎一盏，食远服。

　　【方歌】羌活散医手发背，除湿发汗把风追，升麻前独荆归草，乌药威灵桔桂随。

内疏黄连汤 见肿疡门

掌心毒

要诀 掌心毒生赤肿疼，经属包络积热成，偏于掌边名穿掌，初宜发汗次宜清。

【解释】此证生于手掌心，赤肿疼痛，属包络经劳宫穴，积热而成。若偏于掌边，名穿掌毒，一名穿埂毒，又名鹚痈。初起治同手发背，其余治法，俱按痈疽肿疡、溃疡门。

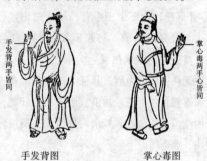

手发背两手皆同

掌心毒两手心皆同

手发背图 掌心毒图

虎口疽 附：合谷疔

要诀 虎口疽生合谷穴，经属大肠热湿凝，根深为疔大为疽，坚硬木痛汗针明。

【解释】此证生于合谷穴，在手大指、次指歧骨间，属大肠经湿热凝结而成。一名丫叉毒，一名擘蟹毒。初起如豆，漫大色青，木痛坚硬，名虎口疽；若初起黄粟小疱，痒热焮痛，根深有红线上攻腋内，即名合谷疔。无论疔、疽，初俱宜羌活散汗之，内疏黄连汤清之，疽证脓熟针之，余治法按痈疽肿疡、溃疡门。疔证于初起，将疔根挑去，有红丝者，当红丝尽处，用针砭断。其余治法俱按疔门。

羌活散 见手发背

内疏黄连汤 见肿疡门

病虾

要诀 病虾每在手背生，形势如虾赤肿疼，内宜消毒外汤洗，手三阳经热毒成。

【解释】此证生于手背，属手三阳经积热毒盛而成。形势如虾，高埝赤肿疼痛。初宜服黄连消毒饮，外用食盐、酒糟、香油同炒令香，淬以滚汤，淋洗患处即消。如高埝不消，再用蟾酥饼贴之，外用巴膏盖之，以腐尽埝子，次敷生肌散，仍用膏盖收敛。

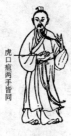

虎口疽两手皆同

虎口疽图

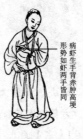

病虾生手背赤肿高埝两手皆同

形势如虾

病虾图

黄连消毒饮 见头部百会疽

蟾酥饼 即蟾酥丸作饼。见疔疮门

巴膏　生肌散 俱见溃疡门

手丫发

要诀 手丫发生手指歧，湿火凝结本于脾，初粟渐豆焮热痛，内外治法按疔医。

【解释】 此证生于手丫歧骨缝间，除大指合谷穴，其余指丫生患，即名手丫发。本于脾经湿火凝结而成。初起如粟色红，渐大如豆，焮热疼痛。溃后疼痛不止者，俟脓塞脱出，其痛方止。内外治法俱按疔证门。

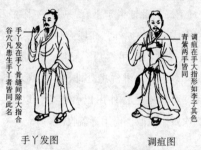

手丫发在手丫骨缝间除大指合谷穴凡患生手丫者皆同此名

手丫发图

调疽在手大指形如李子其色青紫两手皆同

调疽图

调疽

要诀 调疽大指肺热生，如粟如李青紫疼，六日刺出脓血吉，黑腐延蔓断指凶。

【解释】 此证生于手大指，由肺经积热而成。初如粟豆，渐肿如李，青紫麻木，痒痛彻心。六日刺破，出稠脓鲜血者吉，出黑血者险。初服麦灵丹汗之，次服仙方活命饮，外敷白锭子。其余内外治法，俱同痈疽肿疡、溃疡

门。若黑腐延蔓不痛者，名断指，属逆。治法
与足部脱疽同。

麦灵丹　仙方活命饮　白锭子俱见肿疡门

蛇头疔　天蛇毒

要诀　蛇头疔疱紫硬疼，天蛇毒疼闷肿
红，二证俱兼脾经火，看生何指辨专经。

【解释】此二证俱生于手指顶尖。夫手指
虽各有专经，然俱兼脾经火毒而成。蛇头疔自
筋骨发出，根深毒重，初起小疱，色紫疼痛，
坚硬如钉，初宜服蟾酥丸汗之，外敷雄黄散。
天蛇毒自肌肉发出，其毒稍轻，初起闷肿无
头，色红，痛如火燎，初宜服蟾酥丸汗之，外
敷雄黄牡蛎散。二证脓势将成，俱服仙方活命
饮，脓熟开之，外贴琥珀膏煨脓生肌治之，虚
不能敛者补之。但手指系皮肉浇薄之处，不宜
灸法，亦不宜开早。若误灸、开早，以致皮裂
胬肉翻出，疼痛倍增者，不能速愈，慎之。

蛇头疔生手指顶坚硬有头十指同

蛇头疔图

天蛇毒在手指顶闷肿无头十指间

天蛇毒图

医宗金鉴　外科心法要诀　手部

手指经络图歌俱见首卷。

雄黄散

明雄黄二钱　轻粉五分　蟾酥二分　冰片
一分

共研细末，新汲水调浓，重汤炖温，敷于
患指，用薄纸盖之，日换三四次。

【方歌】雄黄散治蛇头疔，紫痛根坚火毒
攻，冰片蟾酥轻粉末，汲水调涂用纸封。

雄黄牡蛎散

牡蛎煅，四钱　明雄黄二钱

另研细，共和一处，再研匀，蜜水调浓，
重汤炖温，涂于患指，能止疼痛，日用五
六次。

【方歌】雄黄牡蛎天蛇毒，指头焮红闷肿
疼，二味细研加蜜水，调敷止痛效又灵。

蟾酥丸 见疔疮门

仙方活命饮 见肿疡门

琥珀膏 见头部发际疮

蛇眼疔　蛇背疔　蛀节疔
蛇腹疔　泥鳅疽

要诀　蛇眼疔在甲旁生，甲后名为蛇背
疔，蛀节疔生中节骨，蛇腹指内鱼肚形，泥鳅
疽生遍指肿，牵引肘臂热焮疼。看生何指分经

络，总由脏腑火毒成。

【解释】此证有五：如蛇眼疔生于指甲两旁，形如豆粒色紫，半含半露，硬似铁钉；蛇背疔生于指甲根后，形如半枣，色赤胖肿；蚶节疔又名蛇节疔，生于中节，绕指俱肿，其色或黄、或紫；蛇腹疔又名鱼肚疔，生于指中节前面，肿如鱼肚，色赤疼痛；泥鳅疽一指通肿，色紫，形如泥鳅，焮热痛连肘臂。初起俱宜服蟾酥丸汗之，外敷雄黄散，次服仙方活命饮，脓熟开之，贴琥珀膏煨脓生肌；虚不能敛者，补之。但此五证，总不外乎火毒凝结而成。至于属何经脏，临证看生何指以辨之。

手指经络，各详注首卷。

蟾酥丸 见疔疮门

雄黄散 见蛇头疔

仙方活命饮 见肿疡门

琥珀膏 见头部发际疮

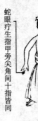

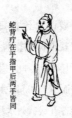

蛇眼疔图　　　　　　　蛇背疔图

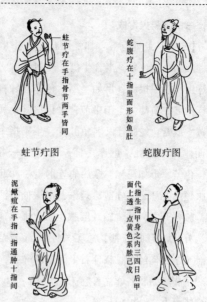

蛀节疔在手指骨节两手皆同

蛀节疔图

蛇腹疔在十指里面形如鱼肚

蛇腹疔图

泥鳅疽在手指一指通肿十指间

泥鳅疽图

代指生指甲身之内三四日后甲面上透一点黄色系脓已成

代指图

代指

要诀 代指每生指甲身，先肿焮热痛应心，轻溃微脓重脱甲，经脉血热是其因。

【解释】此证生于手指甲身内，由经脉血热凝结而成。初起先肿焮热，疼痛应心，宜用甘草、朴硝各五钱，熬水浸洗即瘥。痛仍不止，三四日后，指甲背面上微透一点黄白色，此系内脓已成，但无门溃出，急用线针在指甲就脓近处捻一小孔，脓方得出，随手捏尽余脓，用黄连膏贴之易愈。或失治，或过敷凉药，以致肌肉寒凝，脓毒浸淫好肉，爪甲溃空，必然脱落，用琥珀膏贴之，一两月即愈。

黄连膏 <small>见鼻部鼻疮</small>

琥珀膏 <small>见头部发际疮</small>

蜣螂蛀

要诀 蜣螂蛀由痰气凝，指节坚肿蝉肚形，初起不疼久方痛，溃久脓清痨病成。

【解释】此证多生于体虚人手指骨节，由湿痰、寒气凝滞而成。初起不红不热不痛，渐次肿坚，形如蝉肚，屈伸艰难，日久方知木痛。初肿时，宜先服六君子汤，益气、除湿、化痰；外以离宫锭姜汁磨敷，或兼阳燧锭于坚痛处灸之自消。若失于调治，肿处渐渐腐烂，脓如清水，淋沥不已，肿仍不消。然在骨节之处，溃久大泄气血，每成疮痨之证，宜预服人参养荣汤补之，外贴蟾酥饼子，陀僧膏盖之。遇壮年人，如法治之可愈；若年老及虚羸之人，不能收功。

六君子汤 <small>即香砂六君子汤减去藿香、砂仁。见肿疡门</small>

离宫锭 <small>见肿疡门</small>

阳燧锭 <small>见首卷烙法</small>

人参养荣汤　陀僧膏 <small>俱见溃疡门</small>

蟾酥饼 <small>见疔疮门</small>

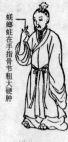

蜣螂蛀在手指骨节粗大硬肿

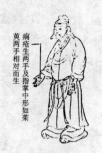

病疮生两手及指掌中形如茱萸两手相对而生

蜣螂蛀图　　　　　病疮图

病疮

要诀　扉疮每发指掌中，两手对生茱萸形，风湿痒痛津汁水，时好时发久生虫。

【解释】此证生于指掌之中，形如茱萸，两手相对而生。亦有成攒者，起黄白脓疮，痒痛无时，破津黄汁水，时好时发，极其疲顽，由风湿客于肤腠而成，以润肌膏擦之。若日久不愈，其痒倍增，内必生虫，治以杀虫为主，用藜芦膏擦之甚效。忌动风、鸡鹅、鱼腥等物。

藜芦膏

藜芦　苦参各一两

猪脂油八两，将二味炸枯，滤去渣；入松香一两，溶化开，离火，再加枯矾末、雄黄末各一两，搅匀，候温涂之，以痊为度。

【方歌】藜芦膏用苦参良，脂油炸滤入松香，再加枯矾雄黄搅，杀虫止痒抹病疮。

润肌膏 见头部白屑风

狐尿刺

要诀 狐尿刺生手足间，闷肿焮痛红紫斑，螳螂精尿流积毒，误触肌肤痛不眠。

【解释】此证《大成》书名狐狸刺，《外台》《总录》二书名狐尿刺。由螳螂盛暑交媾，精汁染于诸物，干久有毒，人手足误触之，则成此患。初起红紫斑点，肌肤干燥，闷肿焮痛，不眠，十日后腐开，疮口日宽。内宜服黄连解毒汤，外以蒲公英连根浓煎温洗，若得鲜蒲公英，捣汁涂患处更佳。盖螳螂又名野狐鼻涕，此证取名，盖本于此。将溃治法，按痈疽溃疡门。

黄连解毒汤 见耳部黑疔

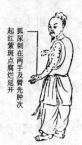

狐尿刺在两手及臀先肿次起红紫斑点腐烂延开

狐尿刺图

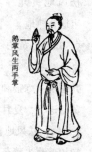

鹅掌风生两手掌

鹅掌风图

鹅掌风

要诀 鹅掌风生掌心间，皮肤燥裂紫白斑，杨梅余毒血燥热，兼受风毒凝滞源。

【解释】此证生于掌心，由生杨梅余毒未尽，又兼血燥，复受风毒，凝滞而成。初起紫白斑点，叠起白皮，坚硬且厚，干枯燥裂，延及遍手。外用二矾散洗之，三油膏擦之，内用祛风地黄丸料，加土茯苓、白鲜皮、当归为佐，作丸服之甚效。若年久成癣难愈。又有不因杨梅后，无故掌心燥痒起皮，甚则枯裂微痛者，名掌心风。由脾胃有热，血燥生风，血不能荣养皮肤而成。宜服祛风地黄丸，外用润肌膏，久久擦之即愈。

祛风地黄丸

生地　熟地各四两　白蒺藜　川牛膝酒洗，各三两　知母　黄柏　枸杞子各二两　菟丝子酒制　独活各一两

共研末，炼蜜和丸，如梧桐子大。每服三钱，黄酒送下，夏月淡盐汤下。

【方歌】祛风地黄除血热，鹅掌风生服即瘥，知柏蒺藜牛膝菟，独杞同研炼蜜和。

二矾散

白矾　皂矾各四两　儿茶五钱　侧柏叶八两

水十碗，煎数滚听用。先以桐油搽患处，

再用纸捻桐油浸透，火点向患处熏片时；次用前汤，乘热贮净木桶内，手架桶上，以布将手连桶口盖严，汤气熏手勿令泄气；待微热将汤倾入盆内，蘸洗良久，一次即愈。七日切不可见水。

【方歌】二矾掌起紫白斑，矾与儿茶柏叶煎，先以桐油搽患处，油捻燃熏后洗痊。

三油膏

牛油　柏油　香油　银朱各一两　官粉
麝香研细，各二钱

将三油共合火化，入黄蜡一两，溶化尽离火；再入朱、麝、官粉等末，搅匀成膏。搽患处，火烘之，以油干滋润为度。

【方歌】三油膏润鹅掌风，初斑渐裂燥痒攻，牛柏香油朱粉麝，蜡熬擦患火上烘。

润肌膏见头部白屑风

下　部

悬痈

要诀　悬痈毒生会阴穴，初如莲子渐如桃，三阴亏损湿热郁，溃久成漏为疮劳。

【解释】此证一名骑马痈，生于篡间，系前阴之后，后阴之前屏翳穴，即会阴穴，系任脉经首穴也。初生如莲子，微痒多痛，日久焮肿，形如桃李。由三阴亏损，兼忧思气结，湿热壅滞而成。其色红作脓欲溃，若破后溃深，久则成漏，以致沥尽气血，变为疮劳。初起气壮实，尚未成脓，小水涩滞者，宜用九龙丹泻去病根；稍虚者，仙方活命饮，利去湿热，如法治之，遇十证可消三四。如十余日后，肿热已成，不能内消，宜服托里消毒散，或托里透脓汤自破；如不破，肿高、光亮、胀痛者，用卧针开之，秽脓一出，其肿全消者顺。朝服六味地黄丸，午服十全大补汤，温补滋阴。又有过食膏粱厚味，气实者初服龙胆泻肝汤，溃服滋阴八物汤。又有房劳过度，羸弱者，初服八珍汤，溃服十全大补汤，脾虚不食六君子汤。日久成漏者，国老膏化汤送服琥珀蜡矾丸。外治法按痛疽溃疡门。当戒房劳、怒气、鱼腥发物，慎重调理。

九龙丹

木香　乳香　没药　儿茶　血竭　巴豆不去油

等分为末，生蜜调成一块，瓷盒收贮。临用时旋丸豌豆大，每服九丸，空心热酒一杯送下。行四五次，方食稀粥；肿甚者，间日再用一服自消。

【方歌】九龙丹医悬痈毒，初起气实脓未成，木香乳没儿茶竭，巴豆蜜丸酒服灵。

滋阴八珍汤

当归　生地黄　白芍酒炒　川芎　丹皮花粉各一钱　泽泻五分　甘草节一钱

水二盅，灯心五十寸，煎八分，食前服。大便秘者，加蜜炒大黄一钱。

【方歌】滋阴八物过膏粱，悬痈已溃服此方，四物丹皮花粉泻，草节便秘加大黄。

仙方活命饮　琥珀蜡矾丸　托里消毒散俱见肿疡门

托里透脓汤见头部侵脑疽

六味地黄丸见面部雀斑

十全大补汤　八珍汤六君子汤即香砂六君子汤减去藿香、砂仁。俱见溃疡门

龙胆泻肝汤见腰部缠腰火丹

国老膏见背部丹毒发

穿裆发

要诀 穿裆毒发会阴前，忆思劳伤湿郁源，焮痛红顺塌陷逆，腐深漏尿收敛难。

【解释】此证生于会阴穴之前，肾囊之后。由忧思、劳伤、湿郁凝结而成。初起如粟，渐生红亮焮痛，溃出稠脓者顺；若起如椒子，黑焦陷于皮肉之内，漫肿紫暗，并无焮热，痛连睾丸及腰背肛门者逆。此系皮囊空处，凡生毒患，宜速溃根浅；但遇根深迟溃，腐伤尿管，漏尿不能收敛者至险。内治按悬痈，外治按痈疽肿疡、溃疡门。

跨马痈

要诀 跨马痈生肾囊旁，重坠肝肾火湿伤，红肿焮痛宜速溃，初清托里勿寒凉。

【解释】此证一名骗马坠，生于肾囊之旁，大腿根里侧，股缝夹空中。由肝、肾湿火结滞而成。初如豆粒，渐渐肿如鹅卵，陨坠壅重，色红焮痛，暴起高肿，速溃稠脓者顺；若漫肿平塌，微热微红，溃出稀脓者险，多成串皮漏证。此处乃至阴之下，医治不可过用寒凉。初宜服仙方活命饮消之，次服托里透脓汤。既溃之后，内外治法，俱按痈疽溃疡门。

仙方活命饮 见肿疡门

托里透脓汤 见头部侵脑疽

便毒

要诀 便毒生于腿缝间，忍精瘀血怒伤肝，坚硬木痛寒热作，初汗次下灸之痊。

【解释】此证又名血疝，又名便痈，无论男女，皆可以生。发于少腹之下，腿根之上折纹缝中，经属肝、肾。由强力房劳，忍精不泄，或欲念不遂，以致精搏血留，聚于中途，壅遏而成；或为暴怒伤肝，气滞血凝而发。初如杏核，渐如鹅卵，坚硬木痛，微热不红，令人寒热往来，宜荆防败毒散汗之；若烦躁作渴，气郁者宜山甲内消散以消解之；若过于坚硬大痛者，宜红花散瘀汤舒通之。前药用之不应者，宜九龙丹攻之，若无痛无热，则不可攻下，宜阳燧锭日灸五七壮，以或软、或消、或溃为止。脓势将成不可强消，宜黄芪内托散托之；甚虚者，托里透脓汤。既溃宜八珍汤、十全大补汤、补中益气汤，因证用之。外用五色灵药撒之，化腐煨脓；兼琥珀膏、万应膏贴之，生肌敛口。斯证溃后，即名鱼口。因生于折纹缝中，其疮口溃大，身立则口必合，身屈则口必张，形如鱼口开合之状，故有鱼口之名。但此毒系忍精不泄，怒气伤肝而成。至于生杨梅而兼有便毒者，另详注于杨梅门。

红花散瘀汤

红花　当归尾　皂刺各一钱　生军三钱　连翘去心　苏木　穿山甲炙研　石决明　僵蚕炒　乳香　贝母去心，研，各一钱　黑牵牛二钱

酒、水各一盅，煎八分，空心服；行五六次，方食稀粥补之。

【方歌】红花散瘀消坚硬，便毒初起肿痛添，归刺军翘苏木甲，石决僵蚕乳贝牵。

黄芪内托散

黄芪二钱　白术土炒，一钱　当归　川芎各二钱　金银花　皂刺　天花粉各一钱　泽泻　甘草炙，各五分

水二盅，煎八分，食前服。

【方歌】黄芪内托医便毒，肿盛不消托溃良，白术归芎银皂刺，天花泻草力同勷。

荆防败毒散见项部脑疽

山甲内消散见腹部中脘疽

九龙丹见前悬痈

阳燧锭见首卷烙法

托里透脓汤见头部侵脑疽

八珍汤　十全大补汤　补中益气汤　五色灵药　万应膏俱见溃疡门

琥珀膏见头部发际疮

疳疮

要诀 疳疮统名有三原，欲火未遂溲淋难，房术涂药惋痒紫，光亮赤肿梅毒惢。

【解释】此证统名疳疮，又名妒精疮。生于前阴。经云：前阴者宗筋之所，主督经脉络，循阴器合篡间。又云：肾开窍于二阴。是疮生于此，属肝、督、肾三经也。其名异而形殊，生于马口之下者，名下疳；生茎之上者，名蛀疳；茎上生疮，外皮肿胀包裹者，名袖口疳；疳久而遍溃者，名蜡烛疳；痛引睾丸，阴囊肿坠者，名鸡膪疳；痛而多痒，溃而不深，形如剥皮烂杏者，名瘙疳；生马口旁，有孔如棕眼，眼内作痒，捻之有微脓出者，名镟根疳；生杨梅时，或误用熏、搽等药以致腐烂如臼者，名杨梅疳；又有生杨梅时，服轻粉、水银打成劫药，以致便尿，尿管内刺痛者，名杨梅内疳。诸疳原由有三：一由男子欲念萌动，淫火猖狂，未经发泄，以致败精浊血，留滞中途结而为肿；初起必先淋漓溲尿涩痛，次流黄浊败精，阳物渐损，甚则肿痛腐烂，治当疏利肝肾邪火，以八正散、清肝导滞汤主之。一由房术热药，涂抹玉茎，洗擦阴器，侥幸不衰，久顿不泄，以致火郁结肿，初起阳物痒痛坚硬，渐生疙瘩，色紫腐烂，血水淋漓，不时兴举，治当泄火解毒，以黄连解毒汤、芦荟丸主之。一由娼家妇人阴器，瘀精浊气未净，辄与交媾，以致淫精传染梅毒，初起皮肿红亮，甚如水晶，破流腥水，麻痒时发，肿痛日增，治当解毒，以龙胆泻肝汤主之，次服二子消毒散，外通用大豆甘草汤洗之；红肿热痛，以鲤鱼胆汁敷之；损破腐烂，以凤衣散、旱螺散、珍珠散、银粉散、回春脱疳散，因证敷之。惟杨梅疳与杨梅内疳二证，多服五宝散甚效。

八正散

萹蓄　生军各一钱　滑石二钱　瞿麦　甘草生　车前子　栀子　木通各一钱

水二盅，煎八分，食前服。

【方歌】八正散清积火盛，小水作淋结肿疼，萹蓄军滑瞿麦草，车前栀子木通灵。

清肝导滞汤

萹蓄四钱　滑石二钱　甘草生，一钱　大黄便秘者用，二钱　瞿麦三钱

水二盅，灯心五十寸，煎八分，空心服。

【方歌】清肝导滞清肝热，玉茎肿疼小水涩，萹蓄滑石草大黄，灯心瞿麦服通彻。

二子消毒散

土茯苓八两　猪脂切碎，二两　杏仁炒，去皮、尖　僵蚕炒　蝉蜕各七个　牛膝　荆芥　防风各一钱　皂角子七个　金银花三钱　肥皂子七

个 猪牙皂角—条

水八碗，煎三碗，作三次服；如结毒，服三七日自愈。

袖口疳，加黄柏一钱，肥皂子倍之。杨梅疳，加薏苡仁、皂刺各一钱，侧柏叶、绿豆、糯米各三钱。杨梅内疳，加海金砂、五加皮、白丑各一钱五分。

【方歌】二子消毒梅毒疳，土苓猪脂杏僵蚕，蝉膝荆防皂角子，银花肥皂猪牙煎。

大豆甘草汤

黑豆—合　甘草生，一两　赤皮葱三茎　槐条六十寸

水煎浓，澄汤候温，日洗二次。

【方歌】大豆甘草汤神方，诸般疳证洗之良，止痒消疼能解毒，赤葱槐条共熬汤。

凤衣散

凤凰衣鸡抱卵壳，一钱　轻粉四分　冰片二分　黄丹—钱

共研细末，鸭蛋清调敷，或干撒亦可。

【方歌】凤衣散能敷溃疳，轻粉冰片共黄丹，化腐生肌兼止痒，鸭蛋清调痛即安。

旱螺散

白田螺壳煅，三钱　轻粉—钱　冰片　麝香各三分

共研细末，香油调敷。

【方歌】旱螺散用易生肌，溃疮痒痛俱可医，煅螺壳与轻冰麝，香油调敷去腐宜。

珍珠散

珍珠　黄连末　黄柏末　定粉　轻粉　象牙末　五倍子炒　儿茶　没药　乳香各等分

共研极细末，先以米泔水洗患处，再撒此药甚效。

【方歌】珍珠散治下疳疮，清热作瘀脱腐强，连柏儿茶轻定粉，五倍象牙没乳香。

银粉散

上好锡六钱火化开，入朱砂末二钱，搅炒砂枯，去砂留锡；再化开，投水银一两和匀，倾出听用。定粉一两研极细，铺绵纸上，卷成一条，一头点火，煨至纸尽为度；吹去纸灰，用粉同前锡汞，再加轻粉一两，共合一处，研成极细末。先以甘草汤淋洗患处，拭干随撒。此药能生肌、止痛、收敛，甚效。

【方歌】银粉散医疳腐蚀，茎损梅毒烂皆施，锡炒朱砂水银入，定轻二粉对研之。

回春脱疳散

黑铅五钱火化开，投水银二钱五分，研不见星为度；再加寒水石三钱五分，轻粉二钱五分，硼砂一钱，共研细末。先以葱、艾、花椒煎汤洗患处，再撒此药。

【方歌】回春散先化黑铅，次下水银要细

研，寒水硼砂轻粉入，下疳蚀烂撒之痊。

五宝散

石钟乳_{如乳头下垂，敲破易碎似蜻蜓翅者方真，}
四钱 朱砂_{一钱} 珍珠_{豆腐内煮半炷香时取出，二钱}
冰片_{一钱} 琥珀_{二钱}

各研极细，和一处再研数百转，瓷罐密
收；用药二钱，加飞罗面八钱，再研和匀。每
用土茯苓一斤，水八碗，煎至五碗，滤去渣，
作五次，每次加五宝散一分和匀。量病上下
服，日用十次；如鼻子腐烂，每日土茯苓内加
辛夷三钱煎服，引药上行。忌食海腥、牛、
羊、鹅肉、火酒、煎炒，房事等件。

【方歌】五宝散朱钟乳珍，冰珀飞罗面细
匀，杨梅疳疮结毒证，土苓汤调服最神。

黄连解毒汤_{见耳部黑疔}

芦荟丸_{见齿部牙蚰}

龙胆泻肝汤_{见腰部缠腰火丹}

阴虱疮

要诀 阴虱疮虫毛际内，肝肾浊热不洁
生，瘙痒抓红含紫点，若还梅毒蜡皮形。

【解释】此疮一名八脚虫，生于前阴毛际
内，由肝、肾气浊生热，兼淫欲失洗不洁搏滞
而成。瘙痒难忍，抓破色红，中含紫点。内宜
服芦柏地黄丸，外用针挑破去虱，随擦银杏无

忧散易愈。若毛际内如豆如饼，发痒结如蜡皮者，杨梅毒也，即按杨梅毒治之。

银杏无忧散

水银铅制　轻粉　杏仁去皮、尖，捣膏　芦荟　雄黄　狼毒各一钱　麝香一分

除水银、杏仁膏，共研，筛细，再入银杏同研匀。先以石菖蒲煎汤洗之，用针挑破去虱，随用津唾调擦，使药气入内，愈不复发。切忌牛、犬、鳖肉。

【方歌】银杏无忧散止痒，热滞毛际阴虱疮，铅制水银轻粉杏，芦荟雄黄狼麝香。

芦柏地黄丸即六味地黄丸加芦荟五钱，蜜炒黄柏一两。见面部雀斑

肾囊痈

要诀　肾囊红肿发为痈，寒热口干焮痛疼，肝肾湿热流注此，失治溃深露睾凶。

【解释】此证生于肾囊，红肿，焮热疼痛，身发寒热，口干饮冷，由肝、肾湿热下注肾囊而成。初起宜服荆防败毒散汗之，外用葱、盐熬汤烫之；寒热已退，宜服清肝渗湿汤消解之；不应者，脓势将成也，急服滋阴内托散；若气怯食少者，宜服托里透脓汤，外用二味拔毒散圈敷肿根。脓胀痛者，用卧针针之，出稠脓者顺，出腥水者险，宜服托里排脓汤，外用

琥珀膏贴之；俟肿消、脓少、痛减时，用生肌散、生肌玉红膏以生肌敛口。此痈本于肝、肾发出，以滋阴培补气血为要。生肌敛口时，朝服六味地黄汤，暮服人参荣汤，滋补之甚效。此证若失治，溃深露睾丸者险，然不可弃而不治，宜杉木灰托之，苏子叶包之，患者仰卧，静以养之，或可取效。

清肝渗湿汤

黄芩　栀子_{生、研}　当归　生地　白芍_{酒炒}
川芎　柴胡　花粉　龙胆草_{酒炒，各一钱} 甘草_生
泽泻　木通_{各五分}

水二盅，灯心五十寸，煎八分，食前服。

【方歌】清肝渗湿消囊痈，小水淋漓肿痛攻，芩栀四物柴花粉，胆草灯甘泻木通。

滋阴内托散

当归　熟地　白芍药_{酒炒}　川芎_{各一钱五分}
穿山甲_{炙、研}　泽泻　皂刺_{各五分}　黄芪_{一钱}
_{五分}

水二盅，煎八分，食前服。

【方歌】滋阴内托将溃剂，囊痈欲脓托最宜，四物穿山泻皂刺，食前煎服入黄芪。

荆防败毒散_{见项部脑疽}

托里透脓汤_{见头部侵脑疽}

二味拔毒散_{见肿疡门}

托里排脓汤_{见项部鱼尾毒}

琥珀膏见头部发际疮

生肌散　生肌玉红膏　人参养荣汤俱见溃疡门

六味地黄汤即六味地黄丸改作煎剂。见面部雀斑

肾囊风

要诀　肾囊风发属肝经，证由风湿外袭成，麻痒搔破流脂水，甚起疙瘩火燎疼。

【解释】此证一名绣球风，系肾囊作痒，由肝经湿热，风邪外袭皮里而成。初起干燥痒极，喜浴热汤，甚起疙瘩，形如赤粟，麻痒搔破，浸淫脂水，皮热痛如火燎者，此属里热，俱宜龙胆泻肝汤服之，外用蛇床子汤熏洗之，洗后，擦狼毒膏甚效。

蛇床子汤

威灵仙　蛇床子　当归尾各五钱　缩砂壳三钱　土大黄　苦参各五钱　老葱头七个

水五碗，煎数滚，倾入盆内，先熏，候温浸洗。

【方歌】蛇床子汤洗囊风，止痒消风除湿灵，威灵归尾缩砂壳，土大黄与苦参葱。

狼毒膏

狼毒　川椒　硫黄　槟榔　文蛤　蛇床子　大风子　枯白矾各三钱

共研细末，用香油一茶盅煎滚，下公猪胆汁一枚，和匀调前药擦患处。

【方歌】狼毒膏擦绣球风，湿痒浸淫火燎疼，椒硫槟蛤床风子，枯矾猪胆油调成。

龙胆泻肝汤 见腰部缠腰火丹

妇人阴疮

要诀 妇人阴疮系总名，各有形证各属经。阴挺如蛇脾虚弱，阴肿劳伤血分成，阴蚀胃虚积郁致。阴脱忧思太过生，阴癞气血双虚损，随证施治诸证平。

【解释】此证俱生于阴器。如阴中挺出一条如蛇形者，名为阴挺，由脾经虚弱，或产后遇怒受风所致。初宜服逍遥散加荆芥、防风，次宜朝服补中益气汤倍用升麻，晚服龙胆泻肝汤；外以蛇床子煎汤熏洗之。如阴户忽然肿而作痛者，名为阴肿，又名蚌疽，由劳伤血分所致。宜四物汤加丹皮、泽泻、花粉、柴胡服之，或服秦艽汤；外用艾叶一两，防风六钱，大戟五钱，煎汤熏洗。如阴器外生疙瘩，内生小虫作痒者，名为阴蚀，又名䘌疮，由胃虚积郁所致。宜四物汤加石菖蒲、龙胆草、黄连、木通服之；若寒热与虚劳相似者，虫入脏腑也，宜逍遥散吞送芦荟丸，早晚各一服，外以溻痒汤熏洗，次以银杏散塞入阴中，杀虫止痒。如阴户开而不闭，痒痛出水者，名为阴脱。由忧思太过所致，宜逍遥散或归脾汤俱加柴胡、栀子、白芍、丹皮服之；由产后得者，补中益气汤加五味子、醋炒白芍服之，外俱用荆芥、枳壳、诃子、文蛤，大剂煎汤熏洗。如子宫脱出，名为阴癫，俗名癫葫芦，由气血俱虚所致，宜补中益气汤去柴胡，倍用升麻加益母草服之，外以蓖麻子肉，捣烂贴顶心，再用枳壳半斤煎汤熏洗。由思欲不遂，肝气郁结而成者，必先于小便似有堵塞之意，因而努力，久之随努而下。令稳婆扶正葫芦，令患妇仰卧，以枕垫腰，吹嚏药收之。收入即紧闭阴器，随以布帛将腿缚定，内仍服补中益气汤自愈。

秦艽汤

秦艽六钱　石菖蒲　当归各三钱

葱白五个，水二盅，煎一盅，食前服。

【方歌】秦艽汤治蚌疽生，肿痛能除效可征，石菖蒲与当归片，食前葱白水煎成。

漏痒汤

苦参　狼毒　蛇床子　当归尾　威灵仙各五钱　鹤虱草一两

用河水十碗，煎数滚，滤去渣，贮盆内，乘热先熏，待温投公猪胆汁二三枚，和匀洗之甚效。

【方歌】濌痒杀虫疗阴蚀，熬汤熏洗不宜迟，苦参狼毒床归尾，猪胆威灵鹤虱施。

银杏散

轻粉　雄黄　水银铅制　杏仁生用，各一钱

上各研，共和一处再匀，每用五分，枣肉一枚和丸，用丝绵包裹，线扎紧，将药入阴内，留线头在外，如小解时，将药取出，解完复入内。一日一换，四五个自愈。

【方歌】银杏散医热下侵，轻粉雄黄制水银，杏仁枣肉绵包裹，阴痒生疮用有神。

逍遥散 见背部上搭手

归脾汤 见乳部乳中结核

补中益气汤 见溃疡门

龙胆泻肝汤 见腰部缠腰火丹

四物汤 见耳部耳疳

芦荟丸 见齿部牙蚰

臀　部

鹳口疽

要诀　鹳口疽生尻尾尖，经属督脉湿痰源，肿如鱼肫溃鹳嘴，少壮易愈老难瘥。

【解释】此证一名锐疽，生于尻尾骨尖处。初肿形如鱼肫，色赤坚痛，溃破口若鹳嘴，属督脉经，由湿痰流结所致。朝寒暮热，夜重日轻，溃出稀脓为不足；或流稠脓鲜血为有余。少壮可愈，老弱难敛，易于成漏。初起宜滋阴除湿汤以和之；已成不得内消者，用和气养荣汤以托之；气血虚弱，溃而敛迟者，滋肾保元汤以补之。若失治久而不敛者，宜服先天大造丸；兼服琥珀蜡矾丸，久久收敛。外治法按痈疽肿疡、溃疡门。

滋阴除湿汤

当归　熟地　川芎　白芍酒炒，各一钱　陈皮　柴胡　知母　贝母去心，研　黄芩各八分　泽泻　地骨皮　甘草生，各五分

水二盅，姜三片，煎八分，食前服。

【方歌】滋阴除湿鹳口疽，退热消痰初起宜，四物陈柴知母草，泽泻黄芩地骨皮。

和气养荣汤

人参　白术土炒　白茯苓　丹皮　陈皮
熟地　当归　黄芪各一钱　沉香　甘草炙，各
五分

水二盅，煎八分，食前服。

【方歌】和气养荣托锐疽，将脓煎服溃更
宜，四君丹皮陈熟地，当归沉香共黄芪。

滋肾保元汤

人参　白术土炒　白茯苓　当归身　熟地
黄芪　山萸肉　丹皮　杜仲各一钱　肉桂　附
子制　甘草炙，各五分

水二盅，姜三片、红枣肉二枚、建莲子七
个去心，煎八分，食前服。

【方歌】滋肾保元溃后虚，敛迟脓清水淋
漓，十全大补除芎芍，山萸附子杜丹皮。

先天大造丸

人参　白术土炒　当归身　白茯苓　菟丝
子　枸杞　黄精　牛膝各二两　补骨脂炒　骨
碎补去毛，微炒　巴戟肉　远志去心，各一两　广
木香　青盐各五钱　丁香以上共研末，三钱　熟地
酒煮，捣膏，四两　仙茅浸去赤汁，蒸熟，去皮，捣
膏　何首乌去皮，黑豆同煮，去豆，捣膏　胶枣肉
捣膏，各二两　肉苁蓉去鳞并内膜，酒浸捣膏　紫
河车白酒煮烂捣膏，一具，以上六膏共入前药末内

上为细末，捣膏共合一处，再加炼过白蜂

蜜为丸，如梧桐子大。每服七十丸，空心温酒送下。

【方歌】先天大造补气血，专治痈疽溃后虚，脓水清稀难收敛，参术归苓地首乌。补骨青盐骨碎补，枸杞黄精远菟丝，巴戟仙茅丁木枣，河车牛膝苁蓉俱。

琥珀蜡矾丸 见肿疡门

坐马痈

要诀 坐马痈属督脉经，尻尾略上湿热凝，高肿速溃稠脓顺，漫肿溃迟紫水凶。

【解释】此证生于尻尾骨略上，属督脉经，由湿热凝结而成。高肿溃速脓稠者顺；若漫肿溃迟出紫水者险。虚人患此，易于成漏。初宜艾壮隔蒜片灸之，以宣通结滞，令其易溃易敛，内服之药，与鹳口疽同。溃后内外俱按痈疽溃疡门。

隔蒜灸法 见首卷灸法

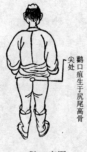

鹳口疽图

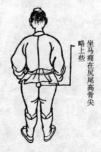

坐马痈图

臀痈

要诀 臀痈证属膀胱经，坚硬闷肿湿热凝，肉厚之处迟溃敛，最宜红活高肿疼。

【解释】此证属膀胱经湿热凝结而成。生于臀肉厚处，肿、溃、敛俱迟慢。初宜隔蒜片艾灸，服仙方活命饮消之；不应者，即服透脓散，脓熟针之。溃后，内外治法俱按痈疽溃疡门。

隔蒜灸法 见首卷灸法

仙方活命饮　透脓散 俱见肿疡门

上马痈　下马痈

要诀 上马痈与下马痈，上左下右折纹生，膀胱湿热忧愤起，黑陷属重高肿轻。

【解释】此证生于臀肉之下折纹中，属膀胱经湿热，又兼七情不和，忧愤凝滞而成。初起如粟，黄脓小疱，渐生焮痛，寒热往来，高肿红亮为轻，平陷黑硬为重。初服荆防败毒散以退寒热，次服内托羌活汤；脓势将成，服托里透脓汤。其余内外治法，俱按痈疽溃疡门。

内托羌活汤

羌活　黄柏酒炒，各二钱　黄芪一钱五分

当归尾　陈皮　藁本　连翘　苍术炒　甘草炙

防风各一钱　肉桂三分

水一盅，酒半盅，煎八分，食前服。

【方歌】内托羌活宣坚硬，燥湿能托臀下痈，归黄陈柏同甘草，藁本连翘苍桂风。

荆防败毒散 见项部脑疽

托里透脓汤 见头部侵脑疽

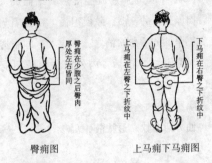

臀痈图　　　　　　上马痈下马痈图

涌泉疽

要诀　涌泉疽生尻骨前，形如伏鼠肿痛坚，督脉湿热溃破险，少壮易愈老弱难。

【解释】此证生尻骨之前长强穴，属督脉经首穴，由湿热凝结而成。初肿坚硬疼痛，状如伏鼠，十日可刺。得白脓者顺，溃迟青脓者险，紫黑水者逆。内治法同鹳口疽，外治溃后，按痈疽溃疡门。少壮者得此易愈，老年气衰弱者，多成冷漏难痊。

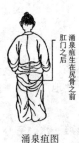
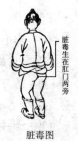

涌泉疽生在尻骨之前，肛门之后

脏毒生在肛门两旁

涌泉疽图　　　　　　脏毒图

脏毒

要诀　脏毒毒注在肛门，内外虚实各有因，醇酒厚味兼辛苦，外属阳分内属阴。

【解释】此证有内外、阴阳之别。发于外者，由醇酒厚味，勤劳辛苦，蕴注于肛门，两旁肿突，形如桃李，大便秘结，小水短赤，甚者肛门重坠紧闭，下气不通，刺痛如锥，脉数有力，多实多热，属阳易治，宜服一煎散，通利二便，菩提露搽之；肿痛仍前，不全退者，脓将成也，宜服托里透脓汤；脓胀痛针之；脓出之后，治同溃疡门。发于内者，兼阴虚湿热，下注肛门，内结壅肿，刺痛如锥，大便虚闭，小水淋沥，寒热往来，遇夜尤甚，脉数微细，为虚为湿，属阴难治，宜服五灰散，脓毒自然溃出；脓生迟者，服十全大补汤托之，溃后按溃疡门。

医宗金鉴　外科心法要诀　臀部

235

一煎散

当归尾　穿山甲炙，研　甘草生　桃仁泥
皂角刺各二钱　川黄连一钱五分　枳壳麸炒　槟
榔　天花粉　乌药　赤芍　生地　白芷各一钱
玄明粉　大黄各三钱　红花五分

水二盅，浸一宿，次早煎一滚，空心服，
俟行三四次，以稀粥补之。

【方歌】一煎散消脏毒方，归甲甘连桃枳
榔，天花皂刺红乌药，芍地玄明芷大黄。

菩提露

熊胆三分　冰片一分

凉水十茶匙，调化开，搽于患处甚效。

【方歌】菩提露消积热痛，脏毒坚疼焮肿
增，水调熊胆加冰片，搽于患处毒渐轻。

五灰散

血管鹅毛　血余　蜈蚣　穿山甲　生鹿角
各烧存性

各等分研细，共合匀。每服五钱，空心温
黄酒调下。

【方歌】五灰散用鹅管毛，血余蜈甲鹿角
烧，脏毒肿痛肛门内，每服五钱黄酒调。

托里透脓汤见头部侵脑疽

十全大补汤见溃疡门

痔疮

要诀 痔疮形名亦多般，不外风湿燥热源，肛门内外俱可发，溃久成漏最难痊。

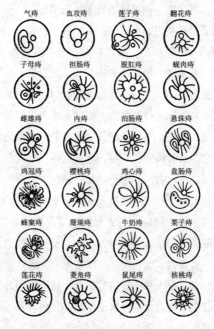

气痔　　血攻痔　　莲子痔　　翻花痔

子母痔　　担肠痔　　脱肛痔　　蚬肉痔

雌雄痔　　内痔　　泊肠痔　　悬珠痔

鸡冠痔　　樱桃痔　　鸡心痔　　盘肠痔

蜂窠痔　　珊瑚痔　　牛奶痔　　栗子痔

莲花痔　　菱角痔　　鼠尾痔　　核桃痔

【解释】此证系肛门生疮，有生于肛门内者，有生于肛门外者。初起成瘤，不破者为痔，易治；破溃而出脓血，黄水浸淫，淋沥久不止者为漏，难痊。斯证名因形起，其名有二十四种，总不外乎醉饱入房，筋脉横解，精气脱泄，热毒乘虚下注；或忧思太过，蕴积热毒，愤郁之气，致生风、湿、燥、热，四气相合而成。如结肿胀闷成块者，湿盛也；结肿痛如火燎，二便闭者，大肠、小肠热盛也；结肿多痒者，风盛也；肛门围绕，折纹破裂，便结者，火燥也。初服俱止痛如神汤消解之，外俱用菩提露或田螺水点之。若坚硬者，以五倍子散，唾津调涂之，兼用朴硝、葱头煎汤洗之。顶大蒂小者，用药线勒于痔根，每日紧线，其痔枯落，随以月白珍珠散撒之收口；亦有顶小蒂大者，用枯痔散枯之。内痔不出者，用唤痔散填入肛门，其痔即出；随以朴硝、葱头煎汤洗之。又有因勤苦劳役，负重远行，以致气血交错而生痔者，俱用止痛如神汤加减服之。又有血箭痔生肛门，或里或外，堵塞坠肿，每逢大便用力，则鲜血急流如箭；不论粪前粪后，由肠胃风热，而兼暴怒成之。初服生熟三黄丸，若唇白，面色痿黄，四肢无力，属气血两虚，宜十全大补汤倍川芎、参、芪服之，外用自己小便洗之，童便热洗亦可，其血自止。亦有肠风下血，点滴而出粪前者，宜防风秦艽汤；粪后出血者，为酒毒，宜服苦参地黄丸。效后必多服脏连丸二三料除根。又有产后用力太过而生痔者，宜补中益气汤，加桃仁、红花、苏木服之。又有久泻、久痢而生痔者，宜补中益气汤加槐花、皂荚子煅末服之。如痔已通肠，污从漏孔出者，用胡连追毒丸酒服之；

服后脓水反多者，药力到也，勿以为惧。如漏有管者，用黄连闭管丸服之，可代针刀药线之力。凡痔未破已破及成漏者，俱用却毒汤烫洗，或用喇叭花煎汤（喇叭花即土地黄苗），日洗二次。兼戒房劳、河豚、海腥、辛辣、椒酒等物。有久患痔而后咳嗽者，取效甚难；久病咳嗽而后生痔者，多致不救。

止痛如神汤

秦艽去苗　桃仁去皮、尖，研　皂角子烧存性，研，各一钱　苍术米泔水浸，炒　防风各七分　黄柏酒炒，五分　当归尾酒洗　泽泻各三分　槟榔一分　熟大黄一钱二分

上除桃仁、皂角子、槟榔，用水二盅，将群药煎至一盅；再入桃仁、皂角子、槟榔，再煎至八分。空心热服，待少时以美膳压之，不犯胃也。忌生冷、五辛、火酒、硬物、大料、湿面之类。

如肿有脓，加白葵花（去蕊心）五朵，青皮五分，木香三分，则脓从大便出也。如大便秘甚，倍大黄加麻仁、枳实。如肿甚，倍黄柏、泽泻，加防己、猪苓、条芩。如痛甚，加羌活、郁李仁。如痒甚，倍防风，加黄芪、羌活、麻黄、藁本、甘草。如血下，倍黄柏，多加地榆、槐花、荆芥穗、白芷。如小便涩数不通者，加赤茯苓、车前子、灯心、萹蓄。

【方歌】止痛如神诸痔疮，风湿燥热总能防，归柏桃榔皂角子，苍术芄风泽大黄。

田螺水

大田螺一枚，用尖刀挑起螺靥，入冰片末五厘，平放磁盘内；待片时，螺窍内渗出浆水。用鸡翎蘸点患处，勤勤点之，其肿自然消散。

【方歌】田螺水点痔疮效，冰片装入田螺窍，少时化水取点疮，止痛消肿有奇妙。

五倍子散

用川文蛤大者一枚，敲一小孔，用阴干荔枝草，揉碎塞入文蛤内令满，用纸塞孔，湿纸包，煨片时许，取出去纸，研为细末。每一钱加轻粉三分，冰片五厘，共研极细末，唾津调涂患处。

【方歌】五倍子散痔痛坠，坚硬肿疼立刻挥，轻粉冰片各研细，荔枝草入蛤中煨。

药线

芫花五钱　壁钱二钱

用白色细衣线三钱，同芫花、壁纸用水一碗盛贮小瓷罐内，慢火煮至汤干为度，取线阴干。凡遇痔疮瘿瘤，顶大蒂小之证，用线一根，患大者二根，双扣系扎患处，两头留线，日渐紧之，其患自然紫黑，冰冷不热为度。轻者七日，重者十五日后必枯落，以月白珍珠散收口甚效。

【方歌】药线芫花共壁钱，再加白扣线同煎，诸痔瘿瘤系根处，生似荸形用此捐。

枯痔散

天灵盖用童子者佳。又用青线水将天灵盖浸片时，捞出以火煅红，再入青线水内淬之，如此七次，净用，四钱　砒霜一两　白矾生，二两　轻粉四钱　蟾酥二钱

共为极细末，入小新铁锅内，上用粗瓷碗密盖，盐泥封固，炭火煅至二炷香，待冷揭开碗，将药研末，搽痔上。每日辰、午、申三时，用温水洗净患处，上药三次，上至七八日，其痔枯黑坚硬，住药裂缝，待其自落。

【方歌】枯痔天灵盖煅淬，砒矾轻粉共蟾酥，入锅碗盖泥固煅，痔疮新久搽皆除。

唤痔散

枯白矾五分　食盐炒，三分　草乌生　刺猬皮煅，存性，各一钱　麝香五分　冰片二分

共研细末，先用温水洗净肛门，随用唾津调药三钱，填入肛门，片时即出。

【方歌】唤痔散把内痔呼，刺猬皮盐麝草乌，冰片枯矾同研细，津调填入片时出。

生熟三黄汤

生地　熟地各一钱五分　黄连　黄柏　黄芩　人参　苍术米泔水浸，炒　白术土炒　厚朴姜炙

当归身 陈皮各一钱 地榆 防风 泽泻 甘
草生，各六分 乌梅二个

水二盅，煎八分，食前服。

【方歌】生熟三黄连柏参，苍芩厚术共归
陈，榆风泽泻乌梅草，专医血箭痔如神。

防风秦艽汤

防风 秦艽 当归 生地 白芍酒炒 川
芎 赤茯苓 连翘去心，各一钱 栀子生，研
苍术米泔水浸，炒 槐角 白芷 地榆 枳壳麸
炒 槟榔 甘草生，各六分

水二盅，煎至八分，食前温服。如便秘者
加大黄。

【方歌】防风秦艽治肠风，坠肿津血最止
疼，四物栀苍槐角芷，地榆枳草翘槟苓。

苦参地黄丸

苦参切片，酒浸湿，蒸晒九次为度，炒黄，为末，
净一斤 生地黄酒浸一宿，蒸熟捣烂，和入苦参末内，
四两

加炼过蜂蜜为丸，如梧桐子大。每服三
钱，白滚水送下，或酒下亦可，日服二次。

【方歌】苦参地黄粪后红，皆因酒毒热来
攻，二味酒蒸蜂蜜炼，为丸水送最有功。

脏连丸

黄连研净末，八两 公猪大肠水洗净，肥者一
段，长一尺二寸

上二味，将黄连末装入大肠内，两头以线扎紧，放砂锅内，下煮酒二斤半，慢火熬之，以酒干为度；将药肠取起，共捣如泥，如药浓再晒一时许，复捣为丸，如梧桐子大。每服七十丸，空心温酒送下，久服除根。

【方歌】脏连丸用川黄连，研入猪肠煮酒煎，捣烂为丸温酒服，便血肛门坠肿痊。

胡连追毒丸

胡黄连切片，姜汁拌炒，研末　刺猬皮炙，切片，再炒黄，研末，各一两　麝香研细，二分

共和一处研匀，软饭为丸，如麻子大。每服一钱，食前温酒送下。

【方歌】胡连追毒丸医痔，成漏通肠服最宜，连麝猬皮饭丸服，排尽瘀脓换好肌。

黄连闭管丸

胡黄连净末，一两　穿山甲香油内炸黄　石决明煅　槐花微炒，各五钱

共研细末，炼蜜为丸，如麻子大。每服一钱，空心清米汤送下。早晚服二次，至重者不过四十日而愈。

如漏四边有硬肉突起者，加僵蚕二十条，炒研末，入药内。及遍身诸般漏证，服此方皆可有效。

【方歌】黄连闭管丸穿山，石决槐花共细研，能除漏管米汤送，蜜丸麻子大一般。

却毒汤

瓦松　马齿苋　甘草生，各五钱　川文蛤

川椒　苍术　防风　葱白　枳壳　侧柏叶各三

钱　焰硝一两

水五碗，煎三碗。先熏后洗，日用三次。

【方歌】却毒汤洗痔漏效，瓦松甘草蛤川

椒，齿苋苍风葱枳壳，柏叶同熬加焰硝。

菩提露见脏毒

月白珍珠散　十全大补汤　补中益气汤俱

见溃疡门

坐板疮

要诀　坐板疮在臀

腿生，形如黍豆痒焮

疼，暑湿热毒凝肌肉，

初宜烫洗油捻烘。

【解释】此证一名

风疳，生于臀腿之间，

形如黍豆，色红作痒，

甚则焮痛，延及谷道，

势如火燎。由暑令坐日

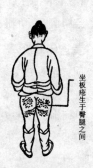

坐板疮生于臀腿之间

坐板疮图

晒几凳，或久坐阴湿之地，以致暑湿热毒，凝

滞肌肉而成。初宜芫花、川椒、黄柏熬汤烫洗

即消；或毒盛痒痛仍不止者，宜用油缸青布三

指宽一条，香油调雄黄末一钱，摊于布上，卷之燃着，吹灭焰头，向疮烘之，其痒痛即止，甚效。

股　部

附骨疽　咬骨疽

要诀　附骨大腿外侧生，在腿里侧咬骨名。体虚寒湿乘虚入，寒热往来不焮红，痛甚彻骨难屈转，寒湿化热肿胖形。蒜灸起疱无疱逆，溃后最忌败浆脓。

【解释】此二证生于大腿里外。外侧属足三阳经，里侧属足三阴经。附骨疽生于大腿外侧，咬骨疽生于大腿里侧。由体虚之人，露卧风冷，浴后乘凉，寒湿侵袭，或房欲之后，盖覆单薄，寒邪乘虚入里，遂成斯疾。初觉寒热往来，如同感冒风邪，随后筋骨疼痛，不热不红，甚则痛如锥刺，筋骨不能屈伸动转，经久阴极生阳，寒郁为热，热甚腐肉为脓，外形肿胖无头，皮色如常，渐透红亮一点，内脓已成，凡治此证，初起寒热往来，觉痛时，轻者即服万灵丹，重者服五积散加牛膝、红花；痛处用雷火针针之，发汗散寒，通行经络；脓成开之。溃后余治俱按溃疡门。

又有漫肿疼痛，发于尻臀部位者，宜服内托羌活汤，又有发于腿之里侧近膝者，属足太阴脾、足厥阴肝二经部位，宜服内托黄芪汤。
又有发于腿外侧者，属足少阳胆经部位，宜服
内托酒煎汤。又有发于腿之正面者，属阳明胃
经部位，头目昏眩，呕吐不食，胸膈不利，心
烦热闷者，宜服茯苓佐经汤。又有发于腿之里
侧，属太阴脾经部位，骨节焮痛，四肢拘急，
自汗短气，小水不利，手足浮肿者，宜服附子
六物汤。又有发于腿之后面，属足太阳膀胱经
部位，腿足挛痹，关节重痛，憎寒发热，无汗
恶寒，或兼恶风头痛者，宜服麻黄佐经汤。又
有三阴不足，外邪过盛，大腿通肿，皮色不
变，疼痛日增，不消不溃者，此属虚寒骨冷，
急服大防风汤，补虚逐寒；日久消之不应者，
势欲作脓，外用隔蒜片灸之起疱，艾爆有声为
吉；灸之无疱，骨中不觉热者属逆。灸后宜服
十全大补汤加牛膝、羌活、防己，或八珍汤加
附子补托之，脓成胀痛，针之出黏白脓为顺；
若出白浆水或豆汁者，俱为败浆，终属险候。
数证溃后，内外治法，亦俱按痈疽溃疡门。

　　以上之证，皆由沉寒痼冷中来，外敷内
服，不可用苦寒损脾泄气等药，犯之必至气血
冰凝，内肉瘀腐，日久化为污水，不治之证
也。按《准绳》等书云：伤寒汗后，余邪成流
注，流注之坏证成附骨疽。夫汗后流注易愈，
惟失治乃为坏证，不能复生，似不能变成附骨
疽。况附骨疽系调治可愈之证，若果数变之

后，则坏而又坏矣！又岂能复有成功乎？是流注坏证变成附骨之说，存而不论可也。

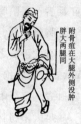

附骨疽在大腿外侧没肿
附骨两腿同胖大

附骨疽图

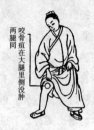

咬骨疽在大腿里侧没肿
两腿同

咬骨疽图

雷火神针

蕲艾三钱　丁香五分　麝香三分

药与艾揉和，用夹纸一张，将药平铺纸上，用力实卷如指粗大，收贮。临用以纸七层，平放患处，将针点着一头，对患向纸捺实，待不痛方起针。病甚者，再针一次，七日后，火疮大发，其功甚效。

【方歌】雷火神针攻寒湿，附骨疽痛针之宜，丁麝二香共蕲艾，燃针痛处功效奇。

内托黄芪汤

黄芪盐水拌，炒　当归　木瓜　连翘去心
柴胡各一钱　羌活　肉桂　生地　黄柏各五分

酒、水各一盏，煎一盏，空心热服。

【方歌】内托黄芪归木瓜，羌柴翘桂地柏加，疽生膝股肝脾位，酒水煎之服最佳。

内托酒煎汤

当归　黄芪各二钱　柴胡一钱五分　大力子
连翘去心　肉桂各一钱　升麻　黄柏　甘草各
五分

酒、水各一盅，煎一盅，食前服。

【方歌】内托酒煎寒湿凝，腿外少阳附骨
生，归芪大力柴翘桂，升柏甘加酒水灵。

茯苓佐经汤

白茯苓　苍术米泔水炒　陈皮　白术土炒
半夏制，各一钱　厚朴姜炒　木瓜　柴胡　藿香
泽泻　葛根　甘草各五分

生姜三片，水二盅，煎八分，食前服。

【方歌】茯苓佐经足阳明，腿面㿠疼烦热
乘，平胃木瓜柴术半，藿泻加姜葛引经。

附子六物汤

附子　甘草各一钱　防己　白术土炒　白茯
苓各八分　桂枝五分

生姜三片，水二盅，煎八分，食远服。

【方歌】附子六物风寒湿，流注脾经须服
之，四肢拘急骨节痛，防己术甘苓桂枝。

麻黄佐经汤

麻黄　苍术米甘水浸，炒　防风　防己　羌
活　白茯苓　葛根各一钱　桂心　甘草生　细
辛各五分

生姜三片，红枣肉二枚，水二盅，煎八

分，食前服。

【方歌】麻黄佐经足太阳，风寒湿注本经伤，苍术二防羌活桂，苓甘细葛枣生姜。

大防风汤

人参二钱　防风　白术土炒　黄芪　牛膝杜仲　当归　熟地　白芍酒炒　川芎　羌活甘草　附子制，各一钱

【方歌】大防风疗寒邪伤，附骨疽肿色如常，参术黄芪牛膝仲，四物羌甘附子姜。

万灵丹方见肿疡门

内托羌活汤方见臀部上马痈

隔蒜灸法方见首卷灸法

十全大补汤　八珍汤俱见溃疡门

五积散见内痈部肾痈

股阴疽

要诀　股阴疽发大股中，阴囊之侧坚肿疼，七情不和忧愤致，溃后缠绵功难成。

【解释】此证一名赤施，发生于股内合缝下近阴囊之侧，因偏在厥阴经，故名大股也。坚硬漫肿木痛，由七情不和，忧思愤郁，凝结而成。因在阴经，起长、溃脓，俱属迟缓，溃后尤见缠绵，收敛成功者甚少。初起与附骨疽治法同，肿溃俱按痈疽肿疡、溃疡门。

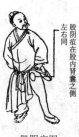

股阴疽在股内肾囊之侧
左右同

股阴疽图

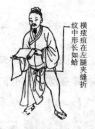

横痃疽在左腿夹缝折
纹中形长如蛤

横痃疽图

横痃疽　阴疽

要诀　横痃疽左阴疽右，股内合缝肿硬疼，痛牵睾丸长蛤样，三阴七情郁滞凝。

【解释】此二证俱生股内合缝折纹间，左为横痃疽，右为阴疽，属三阴经，由七情郁滞凝结而成。漫肿坚硬时疼，甚则痛牵睾丸，上及少腹，形长如蛤，一两月方能溃破，其脓深可知，破后脓稠可愈，败浆最难敛口，久必成漏。初治同附骨疽，溃按痈疽溃疡门。若脓水淋沥，日久有生虫者，形类蛔虫，亦系脓深郁久之所化也，属逆。

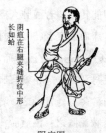

阴疽在右腿夹缝折纹中形
长如蛤

阴疽图

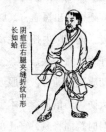

阴疽在右腿夹缝折纹中形
长如蛤

伏兔疽图

伏兔疽

要诀 伏兔穴处忌生疽，肿硬针灸不相宜，疼痛彻心寒热作，胃火毒滞溃难医。

【解释】经云：伏兔不宜生疮。盖伏兔乃胃经穴道，在膝盖之上六寸正中，用力大如掌，一堆高肉处，禁用针灸。始发，寒热交作，疼痛彻心，由胃火毒滞而成。溃后最难收敛。初治同附骨疽，溃按溃疡门。

股阳疽 环跳疽

要诀 股阳疽生股外侧，内搏于骨不变色，环跳疽肿腿难伸，俱由风湿寒凝结。

【解释】股阳疽生于股外侧，胯尖之后，其毒内搏骨节，脓深至骨，故漫肿不变色也。环跳疽生胯骨节间之环跳穴，所以腰难屈伸，漫肿隐痛也。此二证皆由风、湿、寒凝结而成。属足少阳胆经。初起宜服黄狗下颏方，更刺委中穴出黑血，其腿即能转动。若漫肿大痛者，俱宜服内托黄芪汤；痛而筋挛者，万灵丹汗之；痛止换服神应养真丹。遍身走注作痛，两脚面胖肿者，亦服万灵丹汗之；痛止则宜服大防风汤倍加参、术、归、芪等药宣消之。若时时跳痛将溃，宜托里透脓汤服之；溃后脓清稀者，宜十全大补汤加牛膝，外以豆豉饼灸之。疮口紫陷者，十全大补汤加附子服之，外换附子饼灸之。食少者，胃弱也，诸虚皆禀于脾胃，宜香砂六君子汤减去砂仁加当归服之。俟胃口强盛，仍服十全大补汤。溃面反痛者，气血虚也，治宜峻补。始终外治法，俱按痈疽肿疡、溃疡门。但环跳疽溃破，多成踵疾。

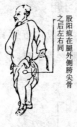

股阳疽在腿外侧胯尖骨之后左右同

股阳疽图

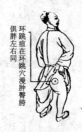

环跳疽在环跳穴漫肿臀胯俱胖左右同

环跳疽图

黄狗下颏方

黄狗下颏连舌皮毛，劈下，入罐内盐泥封固，铁盏盖口，煅一炷香，觉烟清即止，务宜存性，取出色黑如炭为度。若带白色，其性已过，则无用矣。用时研极细末。用下颏，宜于屠家已杀者制用，若生取特杀，恐反招不祥　豌豆粉　白蔹末

三味各等分，共和匀。每服五钱，温黄酒空心调服，外以此药用香油调敷患处。服药之后，出臭汗及熟睡为准。

【方歌】黄狗下颏连舌皮，入罐泥封火煅宜，豌豆粉研加白蔹，酒调臀腿疽尽医。

内托黄芪汤　大防风汤俱见附骨疽

万灵丹 见肿疡门

神应养真丹 见头部游风

托里透脓汤 见头部侵脑疽

十全大补汤　香砂六君子汤 俱见溃疡门

附子饼 见首卷灸法

肚门痈　箕门痈

要诀　肚门痈在股肚生，股内近膝箕门痈，二证红肿焮热痛，膀胱脾经湿热成。

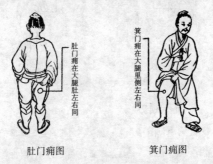

肚门痈图　　　　箕门痈图

【解释】此二证俱属湿热凝结而成。肚门痈生于大腿肚，属足太阳膀胱经；箕门痈生于股内近膝，属足太阴脾经。初起红肿焮痛者，宜服神授卫生汤；若焮肿便秘，烦躁饮冷，脉数者，热淫于内也，宜内疏黄连汤，或双解贵金丸下之；若肿痛寒热，脉沉而无力，胸腹胀满，饮食如常者，宜服槟苏散；如肿痛寒热已止，即换服逍遥散；若肿痛色不变，寒热，食少，体倦者，由肝虚湿痰下注也，宜补中益气汤加茯苓、半夏、芍药服之；若患此入房，肿硬，二便不通者，宜六味地黄丸加牛膝、车前，俟二便通利，仍服补中益气汤。余治按痈疽肿疡、溃疡门。

槟苏散

槟榔　紫苏　香附　木瓜　陈皮　大腹皮各一钱　羌活五分　木香三分

生姜三片，葱白三寸，水二盅，煎一盅，空心服。

【方歌】槟苏腹胀气不舒，股内箕门痈可除，香附木瓜陈大腹，木香羌活槟榔苏。

神授卫生汤　内疏黄连汤　双解贵金丸俱见肿疡门

逍遥散见背部上搭手

补中益气汤见溃疡门

六味地黄丸见面部雀斑

腿游风

要诀　腿游风在绕腿生，赤肿如云焮热疼，荣卫风热相搏滞，宜砭出血双解清。

【解释】此证两腿里外忽生赤肿，形如堆云，焮热疼痛，由荣卫风热相搏，结滞而成。凡遇此证，先施砭石，放出恶血，随服双解通圣散，次以当归拈痛汤清解治之；外贴牛肉片，以拔风毒甚效。

当归拈痛汤

当归　羌活　茵陈蒿　苍术 米泔水浸，炒

防风 各一钱　苦参　白术 土炒　升麻 各七分　葛

根　泽泻　人参　知母　黄芩　猪苓　甘草 各

五分　黄柏 三分

水二盅，煎八分，食前服。

【方歌】当归拈痛腿游风，羌活人参二术

升，茵陈葛草芩知柏，苦参风泻共猪苓。

双解通圣散 见唇部唇风

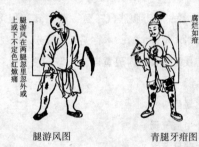

腿游风图　　　　青腿牙疳图

青腿牙疳

　　要诀　青腿牙疳何故生，只缘上下不交

通，阳火炎炽阴寒闭，凝结为毒此病成。青腿

如云茄黑色，疲顽肿硬履难行，牙疳龈肿出臭

血，穿破腮唇腐黑凶。

　　【解释】此证自古方书罕载其名，仅传雍

正年间，北路随营医官陶起麟颇得其详。略

云：军中凡病腿肿色青者，其上必发牙疳；凡病牙疳腐血者，其下必发青腿，二者相因而至。推其原，皆因上为阳火炎炽，下为阴寒闭郁，以至阴阳上下不交，各自为寒为热，各为凝结而生此证也。相近内地，间亦有之，边外虽亦有不甚多，惟内地人，初居边外，得此证者竟十居八九。盖中国之人，本不耐边外严寒，更不免坐卧湿地，故寒湿之痰生于下，致腿青肿，其病形如云片，色似茄黑，肉体顽硬，所以步履艰难也。又缘边外缺少五谷，多食牛、羊等肉，其热与湿合，蒸瘀于胃，毒火上熏，致生牙疳，牙龈腐肿出血，若穿腮破唇，腐烂色黑，即为危候。边外相传，仅有令服马乳之法。麟初到军营，诊视青腿牙疳之证，亦仅知投以马乳；阅历既久，因悟马脑之力，较马乳为效倍速，令患者服之，是夜即能发出大汗，而诸病减矣！盖脑为诸阳之首，其性温暖，且能流通故耳。兼服活络流气饮、加味二妙汤，宣其血气，通其经络，使毒不得凝结。外用砭法，令恶血流出，以杀毒势；更以牛肉片贴敷，以拔出积毒，不数日而愈。盖黑血出，则阴气外泄，阳气即随阴气而下降，两相交济，上下自安也。由是习以成法，其中活者颇多，因不敢自私，著之于书，以公于世，并将所著应验诸方，备详于后。

服马乳法 治青腿牙疳。

用青、白马乳，早、午、晚随挤随服，甚效。如无青、白马，杂色马亦可。

服马脑法 治青腿牙疳。

用马脑子一个，用竹刀挑去筋膜，放在碗内，先将马脑搅匀，再用滚黄酒冲服，或一斤或半斤俱可。倘一次不能服尽，分作二次冲服亦可。

活络流气饮一名和中既济汤

苍术　木瓜　羌活　附子生　山楂肉　独活　怀牛膝　麻黄各二钱　黄柏　乌药　干姜　槟榔　枳壳麸炒，各一钱五分　甘草八分

黑豆四十九粒，生姜三片，水四盅，煎一盅服，渣再煎，水三盅，煎八分。

如牙疳盛，减去干姜、附子，加胡黄连二钱，龙胆草二钱。如牙疳轻而腿疼重，加肉桂二钱。如寒热已退，减去羌活、麻黄，加威灵仙二钱，五加皮二钱。

【方歌】活络流气去风强，青腿牙疳初服良，除湿清胃通经络，加减临时莫执方。苍术木瓜羌附子，山楂独膝柏麻黄，乌药干姜榔枳草，引加黑豆与生姜。

加味二妙汤

黄柏生　苍术米泔浸，炒　牛膝各三钱　槟榔　泽泻　木瓜　乌药各二钱　当归尾一钱五分

黑豆四十九粒，生姜三片，水三盅，煎一

盅；再煎渣，水二盅半，煎八分。

【方歌】加味二妙行步难，青腿牙疳龈肿宣，柏苍牛膝归槟泻，木瓜乌药豆姜煎。

砭刺出血法

此法用三棱扁针，形如锥挺者，向腿之青黑处，勿论穴道，量黑之大小，针一分深，或十针、二十针俱可，务令黑血流出；外以牛肉割片，贴针眼并黑处。次日再看，如黑处微退，仍针仍贴。如无牛肉，当顶刺破，用罐拔法。

搽牙牛黄青黛散

牛黄　青黛各五分　硼砂二钱　朱砂　人中白煅　龙骨煅各一钱　冰片三分

共研细末，先以甘草汤将口漱净，再上此药。

【方歌】牛黄青黛散硼砂，冰片朱砂中白加，龙骨共研为细末，牙疳肿腐此药搽。

一方用煮马肉汤烫洗。

一方用羊肝割片，贴黑处。

一方用芥菜子捣面，烧酒调，敷黑肿处。

青腿牙疳不治证

一，形气衰败，饮食不思者不治。

一，牙齿俱落，紫黑流血，腐溃秽臭者不治。

一，腿大肿腐烂，或细干枯者不治。

膝 部

膝痈 疣疽

要诀 膝痈焮肿色红疼，疣疽如痈色不红，宣软为顺坚硬逆，脾肾肝经邪所乘。

【解释】膝痈生于膝盖，色红、焮肿疼痛，属气血实；疣疽亦生在膝盖，肿大如痈，其色不变，寒热往来，属气血虚。宣软为顺，坚硬如石者为逆。经云：肉之小会为溪。溪者，二肘、二膝、四腕也。凡脾病在溪；肾有邪，其气留于两膝；凡筋病皆属于节，筋乃肝之余，故又属肝，是以溪会有病，皆从脾、肾、肝三经邪气乘之也。始终内、外治法、俱按痈疽肿疡，溃疡门，惟两膝俱生属败证，不可治也。

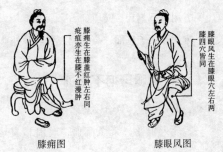

膝痈生在膝盖红肿左右同
疣疽亦生在膝不红漫肿

膝眼风生在膝眼穴左右两
膝眼四穴皆同

膝痈图　　　　膝眼风图

膝眼风

要诀 膝眼风在鬼眼生，疼痛如锥胖肿形，下虚风湿寒侵袭，屈伸不遂温散灵。

【解释】此证生于膝眼穴，又名鬼眼穴，在膝盖之下，左右两骨空陷中，由下焦素虚，外邪易于侵袭，先从膝眼隐隐作疼，如风胜，其痛则走注不定；寒胜，则痛如锥刺；湿胜，则外见胖肿。屈不能伸，其病在筋；伸不能屈，其病在骨；动移不遂，沉寒痼冷之候也，惟在临证宜详辨之。初服万灵丹温散之，其痛即止，次服独活寄生汤宣补之。效迟者，兼用火针针膝眼穴，此转重就轻之法也。单膝生者轻，双膝生者重。若左膝方愈，复病右膝，右膝方愈，复病左膝者，名过膝风，属险，治法同前。

独活寄生汤

独活 桑寄生_{如无真者，以川续断代之} 人参 茯苓 川芎_{酒洗} 防风 桂心 杜仲_{姜汁炒，去丝} 牛膝 秦艽 细辛_{各一钱五分} 当归_{酒洗} 白芍_{酒炒} 熟地 甘草_{各一钱}

生姜五片，水二盅，煎七分，食前服。

【方歌】独活寄生肝肾虚，寒湿注膝肿痛居，参苓四物防风桂，杜膝秦艽甘细宜。

万灵丹 _{见肿疡门}

鹤膝风

要诀 鹤膝风肿生于膝，上下枯细三阴虚，风寒湿邪乘虚入，痛寒挛风筋缓湿。

【解释】此证一名游膝风，一名鼓捶风，痢后得者为痢风。单生者轻，双生者最重。因循日久，膝肿粗大，上下股胫枯细。由足三阴经虚，风、寒、湿邪乘虚而入，为是病也。膝内隐痛寒胜也，筋急而挛风胜也，筋缓无力湿胜也。初肿如绵，皮色不变，亦无焮热，疼痛日增，无论单双，俱宜服五积散汗之；次服万灵丹温散之，外敷回阳玉龙膏；常服换骨丹或蚺蝎丸，以驱其邪。若日久不消，势欲溃者，宜服独活寄生汤，或大防风汤补而温之，痛甚加乳香。溃后时出白浆，浮皮虽腐，肿痛仍前，不可用蚀药，只宜芙蓉叶、菊花叶各五钱，研末，大麦米饭拌均贴之，亦可止疼。或用豆腐渣蒸热捏作饼，贴之亦可。此证系外证中之败证也，收功甚难。

换骨丹

苍术四两　枸杞二两五钱　茄根洗，二两
当归　牛膝　败龟板　防风　秦艽　独活　草薢　羌活　蚕沙　松节　虎骨酥炙，各一两

共用酒浸，晒干，研为细末，酒糊为丸，如梧桐子大，每服三钱，食前白滚水送下。

【方歌】换骨丹归膝枸苍，龟板风芁独藓羌，蚕沙松节茄根虎，鹤膝风生服最良。

蛆螂丸

蛆螂即全蝎生者，一个　白芷　桂心　安息香　阿魏以上各用童便、酒炒熟　威灵仙　白附子童便、酒炒　当归　羌活　桃仁童便、酒炒　牛膝　北漏芦　地骨皮　白芍酒炒，各一两　乳香　没药二味用童便、酒炒，各七钱五分

共研末，炼蜜为丸，桐子大，每服三钱，空心温酒送下。

【方歌】蛆螂丸治鹤膝风，芷桂安息魏威灵，白附归羌桃乳没，膝漏骨皮芍蜜成。

五积散见内痈部肾痈

大防风汤见股部附骨疽

万灵丹　回阳玉龙膏俱见肿疡门

独活寄生汤见本部膝眼风

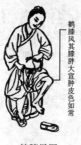

鹤膝风其膝肿大宜肿皮色如常

鹤膝风图

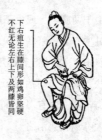

下右疽生在膝间形如鸡卵坚硬不红无论左右上下及两膝皆同

下石疽图

下石疽

要诀 下石疽在膝上生,坚硬如石牵筋疼,皮色如常难溃敛,证由血滞外寒凝。

【解释】此证生于膝间,无论膝盖及左右,俱可以生。坚硬如石,牵筋疼痛,肿如鸡卵,皮色不变,并无焮热,难消难溃,既溃难敛,最属疲顽。由身虚,寒邪深袭,致令血瘀凝结,而成肿溃。内外治法,俱与中石疽参考。但此证肿溃俱凉,若凉化为热,见诸善证者始吉;仍见恶证者,难痊。

缓疽

要诀 缓疽血滞外寒凝,肿硬如馒膝上生,紫黯溃迟多焮热,肿久渐腐烂皮疼。

【解释】此证由外寒深袭,血瘀凝滞而成。生于两膝上,或生于膝两旁,肿硬如馒,木痛日增,其色紫黯,积日不溃,证之情形,与下石疽相似,惟多焮热,肿久则腐烂肌肉、皮肤。初服当归拈痛汤,以宣通湿热,次按中石疽治法,内宜温补,外宜灸法。虚甚者,十全大补汤相兼治之。

当归拈痛汤 见股部腿游风

十全大补汤 见溃疡门

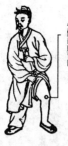

缓疽生膝两旁肿硬如馒首其色
紫黯两膝皆同

缓疽图

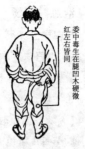

委中毒生在腿凹木硬微
红左右皆同

委中毒图

委中毒

要诀　委中毒在腘纹生，屈伸木硬微肿红，胆热流入膀胱遏，速宜活血刺委中。

【解释】此证生委中穴，穴在膝后腘中央约纹，动脉陷中即是。约纹者，折纹也，又名血郄，穴属膀胱经，俗名腿凹，经曰腘中，由胆经积热，流入膀胱，壅遏不行而成。木硬肿痛、微红、屈伸艰难。治宜速用活血散瘀汤，逐下恶血为效，缓则筋缩而成废疾！诸书皆云：兼刺委中穴出血自消，然刺穴必兼有腰痛不能转移者，方可刺之，即出血亦不可过多，多则令人身扑，面见脱色。其余内外治法，俱按痈疽肿疡、溃疡门。亦有焮痛，色赤、溃速者，由湿热凝结所致，治法亦按肿疡、溃疡门。

活血散瘀汤

当归尾　赤芍　桃仁去皮、尖　大黄酒炒，

各二钱　川芎　苏木各一钱五分　丹皮　枳壳麸

炒　瓜蒌仁各一钱　槟榔六分

水二盅，煎八分，空心服；渣再煎服。

【方歌】活血散瘀委中毒，皆因积热肿其

处，归芍丹皮桃枳槟，瓜蒌大黄芎苏木。

上水鱼

要诀　上水鱼生委中旁，折纹两稍疼堆

昂，长若鱼形瘀热结，外施砭血敷二黄。

【解释】此证生委中折纹两稍，肿如高堆，

长若鱼形，色紫作痛，由血热遇外寒稽留，则

血瘀凝结而成。外用砭法，向肿堆上砭出恶

血，兼用二黄散香油调敷，甚效。

二黄散即颠倒散。见鼻部肺风粉刺

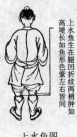

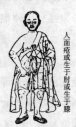

上水鱼图　　　　　人面疮图

人面疮

要诀 膝肘疮生如人面,自古传来系孽因,流气苦参敷贝母,从善改恶自察心。

【解释】此证自古传来,乃奇病也。多生两膝,或生两肘,肿类人形,眉目口鼻皆具。《本事方》云:疮口能饮食,施治诸药,绝无所苦,惟敷贝母,其疮皱眉闭口,自此,日用贝母末和水敷灌,数日疮消结痂而愈。又诸书皆以为素积冤谴,须自清心忏悔。初宜服流气饮,日久宜用大苦参丸。今据所用之药,俱系辛热疏散之品,其证或因风、寒、湿三气,凝合之所化,亦未必尽由冤谴所致也,依古施治,谅可奏效。

大苦参丸

苦参二两 蔓荆子 赤茯苓 山药 白芷 荆芥 防风 白附子 川芎 山栀生 何首乌 白蒺藜 皂角 川乌炮 黄芪 赤芍 独活 羌活各五钱 草乌炮,一钱五分

上为细末,面糊和丸,如梧桐子大。每服五七十丸,空心黄酒送下,不饮酒者,以茶代之。

【方歌】大苦参丸人面疮,蔓苓山药芷荆防,白附芎栀何蒺皂,川草乌芪芍独羌。

流气饮方见背部痰注发

胫 部

三里发

要诀 三里发肿牛眼形，膝眼之下冷痛凝，劳力伤筋兼胃热，肿色青黑紫血脓。

【解释】此证生膝眼下三寸，外侧前廉两筋间。初肿形如牛眼，拘急冷疼，由劳力伤筋，胃热凝结而成。渐增肿痛，其色青黑，溃出紫血，次出稀脓，内外治法，俱按痈疽肿疡、溃疡门。

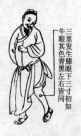

牛眼其色青黑左右皆同
三里发生膝眼下三寸初如

三里发图

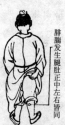

腓腨发生腿肚正中左右皆同

腓腨发图

腓腨发

要诀 腓腨发在小腿肚，憎寒烦躁积热成，焮肿痛溃脓血吉，漫肿平塌清水凶。

【解释】此证发于腓腨，即小腿肚也。由

肾水不足，膀胱积热凝结而成，古方云不治。若焮赤高肿疼痛，溃出正脓而兼血者吉，为顺；或漫肿平塌，紫暗臀痛，溃出清水者凶，为逆。初服仙方活命饮，溃服八珍汤。气血虚者，服十全大补汤；下虚者，以桂附地黄丸补之。外治法同痈疽溃疡门。

仙方活命饮见肿疡门

八珍汤 **十全大补汤**俱见溃疡门

桂附地黄丸见面部颊疡

黄鳅痈

要诀 黄鳅痈生腿肚旁，疼痛硬肿若鳅长，肝脾湿热微红色，顺出稠脓逆败浆。

【解释】此证生在小腿肚里侧，疼痛硬肿，长有数寸，形如泥鳅，其色微红，由肝、脾二经湿热凝结而成。应期溃破出稠脓者为顺；若出污水败浆者属逆。初服五香流气饮，其次内外治法，俱按痈疽肿疡、溃疡门。

五香流气饮

金银花二两 小茴香 僵蚕炒 羌活 独活 连翘去心 瓜蒌仁各一两五钱 藿香五钱 丁香二钱 木香 沉香 甘草各一钱

分为十剂，水煎，随病上下服。

【方歌】五香流气治黄鳅，流注结核也能瘳，丁木茴沉僵藿草，银花羌独翘瓜蒌。

青蛇毒

要诀 青蛇毒生腿肚下，形长三寸紫块僵，肾与膀胱湿热结，急针蛇头血出良。

【解释】此证又名青蛇便，生于小腿肚之下，形长二三寸，结肿，紫块，僵硬，憎寒壮热，大痛不食，由肾经素虚，膀胱湿热下注而成。蛇头向下者，毒轻而浅，急刺蛇头一半寸，出紫黑血，随针孔搽拔疔散；外敷离宫锭，内服仙方活命饮，加黄柏、牛膝、木瓜。亦有蛇头向上者，毒深而恶急，刺蛇头一二寸，出紫黑血，针孔用白降丹细条插入五六分，外贴巴膏，余肿敷太乙紫金锭，内服麦灵丹，俟毒减退，次服仙方活命饮调和之。若毒入腹，呕吐腹胀，神昏脉躁，俱为逆证。

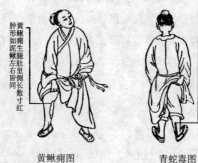

黄鳅痈图　　　　青蛇毒图

拔疔散 见齿部牙疔

离宫锭　仙方活命饮　麦灵丹 俱见肿疡门

白降丹　巴膏 俱见溃疡门

太乙紫金锭 见胸部脾发疽

接骨发

要诀　接骨发如核桃形，腿肚之下硬胀疼，色红漫肿宜速溃，迟损筋脉缺踵行。

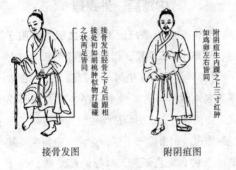

接骨发生胫骨之下足后跟相接处初如胡桃肿似物打磕碰之状两足皆同

附阴疽生内踝之上三寸红肿如鸡卵左右皆同

接骨发图　　　　附阴疽图

【解释】此证生于腿肚之下，接骨之上，胫骨与足后跟相接处，故名接骨发，属膀胱经湿热凝结而成。初如核桃，其硬如物打磕蹦之状，急胀微疼，色红漫肿，脓宜速溃，迟则脓毒损筋，筋脉既伤，腿缺踵行。踵行者，不能全足践地，惟恃足指着力而行也。始终内外治法，俱按痈疽肿疡、溃疡门。

附阴疽

要诀　附阴疽发内踝上，初如红粟日增疼，坚硬赤肿渐如卵，三阴交会湿热凝。

【解释】此证生内踝骨之上三寸，初如红粟，疼痛日增，坚硬赤肿，渐如鸡卵，系三阴交会湿热积聚而成。始终内外治法，俱按痈疽肿疡、溃疡门。但三阴交系纯阴之穴，收敛迟缓，调养不可不慎。

内踝疽　外踝疽

要诀　内外踝疽湿寒成，血涩气滞阻于经，三阳外侧三阴里，初用宣通蒜灸灵。

【解释】此二证生两足踝近腕之处，在内踝者名走缓，又名鞋带疽；在外踝者名脚拐毒。盖内踝骨属三阴经脉络也，外踝骨属三阳经脉络也。俱由湿寒下注，血涩气阻而成，其坚硬漫肿，皮色不变，时时隐痛，难于行立者，初服疮科流气饮加牛膝、木瓜、防己，以宣通之，外用蒜片灸法以消之。发三阴经者服内托黄芪汤；发三阳经者，服内托羌活汤。若虚弱将欲作脓，跳痛无时者，俱服十全大补汤，外敷乌龙膏。其肿溃治法，俱按痈疽肿疡、溃疡门。

疮科流气饮 见背部痰注发

内托黄芪汤 见股部附骨疽

内托羌活汤 见臀部上马痈

十全大补汤 见肿疡门

乌龙膏 见肿疡门

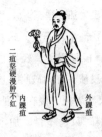

二疽坚硬漫肿不红
内踝疽
外踝疽

内踝疽外踝疽图

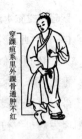

穿踝疽系里外踝骨通肿不红

穿踝疽图

穿踝疽

要诀 穿踝疽由脾湿寒，里发串外踝骨间，有头属阳阴闷肿，溃出清水废疾缠。

【解释】此证由脾经湿寒下注，血涩气阻而成。先从里踝骨发起，串及外踝，致令里外通肿，以有头为阳，易破；若惟闷肿无头为阴，难溃。其证初起寒热往来，有红晕兼有热也，宜服荆防败毒散；皮色不变者，服万灵丹。其余肿溃治法，俱同内外二踝疽。若溃出清水，或投方不应，缠绵日久者，必成废疾，难治。

荆防败毒散 见项部脑疽

万灵丹 见肿疡门

湿毒流注 附：瓜藤缠

要诀 湿毒流注腿胫生，顶如牛眼漫肿形，紫轻黑重脓水渍，寒湿暑热在腠凝。

【解释】此证生于腿胫，流行不定，或发一二处，疮顶形似牛眼，根脚漫肿，轻则色紫，重则色黑，溃破脓水浸渍，好肉破烂，日久不敛。由暴风疾雨，寒湿暑火，侵在腠理，而肌肉为病也。初觉急服防风通圣散，加木瓜、牛膝、防己、苍术消之；若腿胫至晚发热者，宜服当归拈痛汤，加牛膝。外治初搽三妙散，肿痛全消，换搽轻粉散敛之即效。若绕胫而发，即名瓜藤缠，结核数枚，日久肿痛，腐烂不已，亦属湿热下注而成，治法同前。

轻粉散

轻粉一钱五分　黄丹　黄柏　密陀僧　高末茶　乳香各三钱　麝香五分

共研末，先用葱熬汤洗患处，再搽此药。

【方歌】轻粉黄丹柏陀僧，末茶乳麝共研成，湿毒流注臁疮证，化腐除湿又止疼。

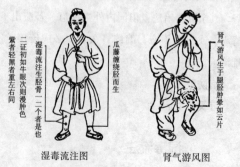

二证初如牛眼次则漫肿色
紫者轻黑者重重左右同

湿毒流注生胫骨上一二个者是也

瓜藤缠绕胫而生

肾气游风生于腿胫肿晕如云片

湿毒流注图　　　　肾气游风图

防风通圣散 见头部秃疮

当归拈痛汤 见股部腿游风

三妙散 见腹部脐痈

肾气游风

要诀 肾气游风腿肚生，红肿如云火烘疼，证由肾火蕴于内，膀胱气滞外受风。

【解释】此证多生于肾虚之人。腿肚红肿，形如云片，游走不定，痛如火烘，由肾火内蕴，外受风邪，膀胱气滞而成也。初服紫苏流气饮，次服槟榔丸；外用豆腐研调黄柏末，贴敷之，甚效。

紫苏流气饮

紫苏　黄柏　木瓜　槟榔　香附　陈皮
川芎　厚朴姜炒　白芷　苍术米泔水浸，炒　乌药　荆芥　防风　甘草　独活　枳壳麸炒

等分，姜三片，枣一枚，水煎服。

【方歌】紫苏流气柏瓜榔，香附陈芎厚芷苍，乌药荆防甘独枳，肾气游风服最昌。

槟榔丸

槟榔　枳壳麸炒各二两　木瓜一两五钱　木香一两　大黄四两

共研细末，炼蜜为丸，如梧桐子大。每服三十丸，空心白滚汤送下，黄酒送下亦可。

【方歌】槟榔枳壳木瓜研，木香大黄炼蜜

丸，肾气游风红肿痛，空心水送自然痊。

臁疮

要诀 臁疮当分内外廉，外廉易治内难痊，外属三阳湿热结，内属三阴虚热缠。法宜搜风除湿热，外贴三香夹纸饯。

【解释】此证生在两胫内外廉骨，外廉属足三阳经湿热结聚，早治易于见效；内廉属三阴有湿，兼血分虚热而成，更兼廉骨皮肉浇薄，难得见效，极其缠绵。初发先痒后痛，红肿成片，破津紫水。新起宜贴三香膏，色紫贴夹纸膏；日久疮色紫黑，贴解毒紫金膏；又年久顽臁，疮皮乌黑下陷，臭秽不堪者，用蜈蚣饯法，去风毒、化瘀腐，盖贴黄蜡膏，渐效。初服黄芪丸，日久者服四生丸，下元虚冷者宜虎潜丸，常服甚效，但腿胫在至阴之下，生疮者当戒劳动，发物，其证可愈，否则难痊。

三香膏

轻粉　乳香　松香各等分

共为末，香油调稠，用夹纸一面，以针密刺细孔，将药夹搽纸内；先以葱汤洗净患处，将药纸有针孔一面，对疮贴之，三日一换。

【方歌】三香轻粉乳松香，研末油调纸内藏，葱汤洗患方贴药，初起臁疮用此良。

夹纸膏

黄丹炒　轻粉　儿茶　没药　雄黄　血竭
五倍子炒　银朱　枯矾各等分

共为末，量疮大小，剪油纸二张，夹药于内，纸周围用面糊黏住，纸上用针刺孔；先将疮口用葱、椒煎汤洗净拭干，然后贴上，以帛缚之，三日一洗，再换新药贴之。

【方歌】夹纸膏贴臁疮破，黄丹轻粉儿茶没，雄黄竭倍银朱矾，油纸夹贴腐可脱。

解毒紫金膏

明净松香　皂矾煅赤各一斤

共研极细末，香油调稠；先用葱、艾、甘草煎汤洗净患处，再搽此药，油纸盖住，以软布扎紧，三日一换，此药又治杨梅结毒，腐烂作臭，脓水淋漓，用之甚效。

【方歌】解毒紫金臁疮烂，明净松香皂矾煅，二味研末香油调，葱艾草汤先洗患。

蜈蚣饯

蜈蚣　甘草　独活　白芷各一钱

桐油二两，将药煎滚；先以米泔水洗净臁疮，水和白面作圈，围在疮之四边，勿令泄气，将腿放平，以茶匙挑油，渐渐乘热加满，待油温取下，已后风毒自散，腐肉渐脱，其功甚速。

【方歌】蜈蚣饯治久臁疮，皮黑下陷臭难

当，桐油煎草独活芷，白面圈疮油烫强。

黄蜡膏

血竭　赤石脂煅　龙骨煅各三钱

共为细末，香油一两，入血余栗子大一团，枯去渣；再入黄蜡一两，白胶香三钱，熔化尽离火，下血竭等末，搅匀候冷，瓷罐盛之，用时捏作薄片贴疮上，绢帛缚定，三日后翻过贴之。

【方歌】黄蜡血余竭白胶，石脂龙骨入油调，蜈蚣钱后此膏盖，肌肉能生痛自消。

黄芪丸

黄芪　川乌头炮，去皮、弦　赤小豆　蒺藜炒，去刺　地龙去土，炒　川楝子盐水泡，去核　茴香炒　防风各一两　乌药五钱

上为细末，酒煮，面糊为丸，如梧桐子大，每服十五丸，空心温酒送下，盐汤亦可，妇人用醋煎滚，候温送下。

【方歌】黄芪丸治臁疮起，川乌赤豆共蒺藜，地龙川楝茴香炒，防风乌药酒糊宜。

四生丸

地龙去土，炒　白附子　僵蚕炒　草乌去皮、尖、炮　五灵脂各等分

上为细末，米糊为丸，如梧桐子大。每服三四十丸，食前茶、酒任下。

【方歌】四生臁疮久缠绵，骨节多疼举动

难，地龙白附僵蚕炒，草乌灵脂米糊丸。

虎潜丸

败龟板_{酥炙，四两}　知母　黄柏_{二味盐、酒炒}

熟地_{各三两}　牛膝_{酒蒸}　白芍_{酒炒}　陈皮_{盐水润，}

_{各二两}　锁阳_{酒润}　当归_{酒洗，各一两五钱}　虎胫

骨_{酥炙，一两}

共研末，羯羊肉酒煮烂捣膏，和入药末内
为丸，如梧桐子大。每服三钱，空心淡盐汤送
下，冬月加干姜一两。

【方歌】虎潜丸疗筋骨痿，下元虚冷精血
亏，龟板锁阳膝虎胫，知柏芍陈熟地归。

鳝漏

要诀　鳝漏生在腿肚间，孔如钻眼津水
绵，颇类湿疮湿热发，艾汤熏洗觉痒痠。

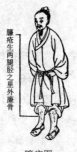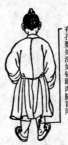

臁疮图　　　　　　鳝漏图

【解释】此证由湿热而成。初起颇类湿
疮，生于腿肚，痒痛相兼，破津黄水，绵绵不

已，其孔深如钻眼，复受寒气侵入疮孔，以致口寒肌冷。法宜艾叶、老葱熬汤，每日先熏后洗。疮口发热觉痒时，即贴黄蜡膏，收敛而愈。

黄蜡膏 见臁疮

四弯风

要诀 四弯风生腿脚弯，每月一发最缠绵，形如风癣风邪袭，搔破成疮痒难堪。

【解释】此证生在两腿弯、脚弯，每月一发，形如风癣，属风邪袭入腠理而成。其痒无度，搔破津水，形如湿癣，法宜大麦一升熬汤，先熏后洗；次搽三妙散，渗湿杀虫，其痒即止，缓缓取效。

三妙散 见腹部脐痈

风疽

要诀 风疽生胫曲凹中，痒搔皮损津汁浓，风邪留于血脉内，烦热昏冒肌肿痛。

【解释】此证生胫骨及曲凹之处，痒搔皮损，津黄汁，极其黏浓。由风邪留于血脉相搏而成。因其根深，故有疽名。甚则身体烦热，昏冒，而肌肉透红，更增肿疼。宜服防风汤，外抹青竹大豆油，即效。

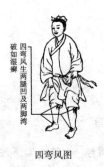

四弯风生两腿凹及两脚湾破如湿癣

四弯风图

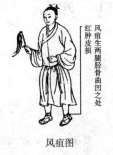

风疳生两腿胫骨曲凹之处红肿皮损

风疳图

防风汤

防风 附子制 麻黄蜜炙 白芷 木通
柴胡 当归焙 桔梗 甘草炙 羌活各五分

共为粗末，水一盏半，煎八分，澄去滓，
食后服，临睡再用一服。如欲出汗，俟空心，
头煎落滓，并一服之；后食稀粥、生姜，食毕
被覆卧取汗，避风。

【方歌】防风汤疗风热搏，留于血脉津汁
破，附子麻黄芷木通，柴胡归桔甘羌活。

青竹大豆油

青竹筒截三尺长，径一寸半，筒内装黑豆
一升，以谷糠、马粪二物烧火，当竹筒中炙
之，以磁碗两头接取油汁。先以清米泔水和盐
热洗患处，拭干，即涂豆油，不过三度极效。

【方歌】青竹筒截三尺长，径要寸半黑豆
装，谷糠马粪烧炙筒，风疳搔痒油涂良。

足 部

足发背

要诀 足发背属胆胃经，七情六淫下注成，详别善恶分顺逆，细辨疽痈定死生。

【解释】此证一名足跗发。凡足背虽行三阳，而偏在胆胃二经居多。证由七情内郁，或兼六淫外伤而成。经云：三背不宜生疮。惟足背多筋多骨，肉少皮薄，又在至阴之下，发疮疽者，升发迟慢，所以谓为险候也，宜别五善、七恶而分顺逆。发背者，大疮之通名也。须当细辨，或疽或痈，顺逆既分，则生死定焉。初宜服仙方活命饮，及隔蒜灸之。令疮速溃。余与肿疡、溃疡门治同。

仙方活命饮 见肿疡门

隔蒜灸法 见首卷灸法

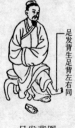

足发背生足背左右同

足发背图

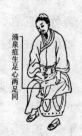

涌泉疽生足心两足同

涌泉疽图

涌泉疽

要诀 涌泉疽发在足心，肾虚湿滞多属阴，速破溃浅痛可治，黑陷为疽命难存。

【解释】此证生在足心涌泉穴，一名足心发，又名穿窟天蛇，俗名病穿板，属足少阴，由肾经虚损，兼湿热下注而成。若十四日内即溃，脓浅为痈，犹可调治，初服仙方活命饮，外用神灯照法。虚甚脓生迟者，十全大补汤；溃后兼用桂附地黄丸服之。余治按痈疽肿疡、溃疡门。若黑陷不疼，二十一日之内不溃脓者为疽，属阴败之证难救。

仙方活命饮 见肿疡门

神灯照法 见首卷

十全大补汤 见溃疡门

桂附地黄丸 见面部颊疡

脱疽

要诀 脱疽多生足指间，黄疱如粟黑烂延，肾竭血枯五败证，割切仍黑定归泉。

【解释】此证多生足指之间，手指生者间或有之。盖手足十指乃脏腑枝干。未发疽之先，烦躁发热，颇类消渴，日久始发此患。初生如粟，黄疱一点，皮色紫暗，犹如煮熟红枣，黑气侵漫，腐烂延开，五指相传，甚则攻

于脚面，痛如汤泼火

燃，其臭气虽异香难

解。由膏粱药酒，及

房术丹石热药，以致

阳精煽惑，淫火猖

狂，蕴蓄于脏腑，消

烁阴液而成。斯时血

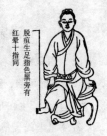

脱疽生足指色黑旁有
红晕十指同

脱疽图

死心败，皮死肺败，筋死肝败，肉死脾败，骨

死肾败，此五败证，虽遇灵丹亦难获效。初起

宜服解毒济生汤，外用大麦米煮饭，拌芙蓉

叶、菊花叶各五钱，贴之止痛。消之不应者，

必施割法，须患者情愿，将死生付于度外，遵

古法毒在肉则割，毒在骨则切。然割切之法，

须宜早施，乘其未及延散时，用头发十余根，

紧缠患指本节尽处，绕扎十余转，毋令毒气攻

延好肉，随用蟾酥饼放于初起黄疱顶上，加艾

灸之，至肉枯疮死为度；次日病指尽黑，方用

利刀，寻至本节缝中，将患指徐顺取下。血流

不止者用如圣金刀散止之，余肿以离宫锭涂

之。次日倘有黑气未尽，单用蟾酥饼研末撒

之，用陀僧膏盖贴，黑气自退；患上生脓，兼

贴生肌玉红膏及生肌等药，肌生护骨敛口，此

为吉兆。内宜滋肾水、养气血、健脾、安神之

剂，如阴阳二气丹、清神散、金液戊土丹俱可

服之。若内外始终无变证，十中可保三四；若

割切之后，复生黑气过节，侵漫好肉，疼痛尤

甚者，属逆。此证初起不痛者，宜雌雄霹雳火灸之，其余滋补、烫洗等法，俱按痈疽肿疡、溃疡门。

【按】诸书论脱疽单生于足大指，而别指生者，俱名敦疽，此非确论。然脱疽偏生于属阴经之指者居多，屡经如此，后之学者，宜详审焉可也。

解毒济生汤

当归　远志去心　川芎　花粉　柴胡　黄芩　犀角镑　麦冬去心　知母　黄柏　茯神　金银花各一钱　红花　牛膝　甘草生，各五分

水二盅，煎八分，入童便一杯，食前服。如生手指间，去牛膝加升麻。

【方歌】解毒济生归远芎，花粉柴芩犀麦冬，知柏茯银红膝草，脱疽初起烦热攻。

如圣金刀散

松香七两　生白矾　枯白矾各一两五钱

共研极细末，瓷罐收贮，临用时，撒于患处。

【方歌】如圣金刀散刃伤，血流不止撒之良，白矾枯矾松香等，共研为末罐收藏。

阴阳二气丹

天门冬去心　麦门冬去心　玄参汤泡去粗皮，以上三味各捣膏　五味子炒　人中白生　黄柏各一两　甘草生　泽泻　枯白矾　青黛各三钱　冰片

一钱

各研细末，同天门冬等膏，加炼蜜少许，再捣千余下，软硬得中，丸如梧桐子大，朱砂为衣。每服六十丸，童便、人乳各一酒盅，空心送下，安睡一时。

【方歌】阴阳二气丹脱疽，肾水枯干燥热欺，天麦玄参甘泻味，中白冰矾柏黛宜。

清神散

绿豆粉一两　牛黄三分　甘草节五钱　冰片五分　朱砂三钱

上共为极细末，每服一钱，淡竹叶、灯心煎汤调服。

【方歌】清神散治脱疽发，闷乱心烦调服佳，豆粉牛黄甘草节，研加冰片共朱砂。

金液戊土丹

茯神　胡黄连　乌梅肉　人中黄　五味子各一两　朱砂　雄黄　硝石　远志去心　石菖蒲各三钱　牛黄　冰片各一钱

各研细末，共和一处，再研千转。于端午、七夕或春秋二分、冬夏二至吉辰，在净室中，先将乌梅肉捣膏，和入药末内，加炼蜜少许，捣千余下，软硬得中为丸，每丸重一钱，金铂为衣。每服一丸，人乳、童便各一酒盅，随病上下化服。修和之时，服药之际，忌妇人、僧尼、孝服、鸡犬等见之。此药用蜡封固收藏，不泄药味，愈久愈效。

【方歌】金液戊土茯牛黄，朱雄硝远片石菖，胡连梅肉中黄味，专治脱疽发背疮。

雌雄霹雳火

雌黄　雄黄　丁香各二钱　麝香一分

上为细末，用蕲艾茸二钱，将药末搓入艾内，作豌豆大丸，安患上灸之，毋论痒痛，以肉焦为度。如毒已经走散，就红晕尽处，排炷灸之，痛则至痒，痒则至痛，以疮红活为妙。

【方歌】霹雳火治阴疽方，脱疽不疼灸更强，雌黄丁麝雄黄末，蕲艾茸搓药末良。

蟾酥饼 即蟾酥丸作饼。见疗疮门

离宫锭 见肿疡门

陀僧膏　生肌玉红膏 俱见溃疡门

敦疽

要诀　敦疽多生足指疼，肿色红活出血脓，血燥精竭无败色，膏粱房劳脾肾经。

【解释】此证多生于足指，而手指亦间有生者，由膏粱太过则损脾，房劳太过则伤肾；脾既损则血生少，肾既伤则精必竭，更兼湿热壅盛而成。初起黄粟小疱，痛如汤泼火燃，其色红活，肿无黑晕，溃破有脓，腐无败色，此属血脉未死之候。然此证虽无败色，亦由脏腑发出，未可视为小毒也，法宜急服滋阴救燥、补血理脾之药。初服解毒济生汤、六味地黄汤，溃服人参养荣汤、桂附地黄汤。外初宜蝌蚪拔毒散涂之，将溃贴蟾酥饼，兼贴巴膏，溃腐之后，换搽生肌玉红膏生肌敛口。初终禁用灸法。患者宜清心寡欲调理，庶免变证。

解毒济生汤 见脱疽

六味地黄汤 见面部雀斑

桂附地黄汤 见面部颊疡

人参养荣汤　巴膏　生肌玉红膏 俱见溃疡门

蝌蚪拔毒散 见肿疡门

蟾酥饼 即蟾酥丸作饼。见疔疮门

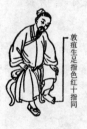

敦疽生足指色红十指同

敦疽图

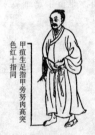

甲疽生足指甲旁努肉高突色红十指同

甲疽图

甲疽

要诀　甲疽多因剔甲伤，甲长侵肉破成疮，胬肉高突痛难忍，消瘀化胬效非常。

【解释】　此证因割嵌指伤肉，或剔甲伤肉，或甲长侵肉，穿窄小靴鞋，以致甲旁焮肿破烂，时津黄水，胬肉高突，疼痛难忍，不能著衣。原系好肉受伤，宜用盐汤烫洗，外敷华佗累效散，白膏药盖贴，胬肉消尽即愈。

华佗累效散

乳香　硇砂各一钱　轻粉五分　橄榄核烧，存性三枚　黄丹三分

共研细末，香油调敷。

【方歌】华佗累效敷嵌甲，黄丹轻粉乳硇砂，橄榄核烧同碾细，香油调浓患处搽。

白膏药见溃疡门

足跟疽

要诀　足跟疽生脚挛根，状如兔咬紫红焮，阳跷积热溃难敛，初宜隔蒜艾灸勤。

【解释】此证生足跟，俗名脚挛根，由脏腑积热，汗出涉水，远行伤筋而成。初肿红紫疼痛，溃破脓水淋沥，状如兔咬。经云：兔啮状如赤豆，至骨急治，迟则害人。盖谓毒之深恶也。

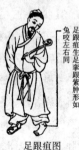

足跟疽图

属足太阳膀胱经，穴名申脉，即阳跷脉发源之所，又系肾经所过之路，疮口久溃不合，阳跷脉气不能冲发，肾气由此漏泄，以致患者益虚，初起宜隔蒜片灸之，服仙方活命饮

加肉桂、牛膝；溃后宜补中益气汤、人参养荣汤、桂附地黄丸随证滋补治之。余按痈疽溃疡门。海藏云：兔啮久不收敛，用盐汤洗之，白术研末撒之，两日一易，谨戒一切劳碌即效。

隔蒜灸法 见首卷灸法

仙方活命饮 见肿疡门

补中益气汤 **人参养荣汤** 俱见溃疡门

桂附地黄丸 见面部颊疡

厉痈 四淫

要诀 厉痈势小足旁生，四淫在足上下凝，三阴亏损为疽重，三阳湿热发痈轻。

【解释】《灵枢》云：发于足上下，名曰四淫，其状大痈，急治之，百日死；发于足旁，名曰厉痈，其状不大，急治之，去其黑者，不消辄益，不治，百日死。此二证俱由足三阴经亏损，为疽者重；若兼足三阳经湿热下注，而成痈者轻。若红肿疼痛，溃破有脓，腐脱无黑气浸漫，属湿热偏盛，顺证易治；若微红微肿，溃出脓水，属阴气凝结，不能化脓，险证难治；若黑暗漫肿，痛不溃脓，烦热作渴，小水淋漓，为阴败恶证，属逆。四淫无边沿，厉痈类敦疽，初俱宜仙方活命饮，外宜隔蒜灸，以宣壅毒。将溃宜服人参养荣汤，兼六味地黄丸以滋补之。若色黯不痛，即用桑柴烘法，以行壅滞助阳气，更宜十全大补汤兼桂附地黄丸，壮脾滋水治之，或可成功。若妄用苦寒克伐之药，多致不救，外治法同敦疽。

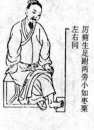

厉痈生足跗两旁小如枣栗
左右同

厉痈图

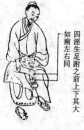

四淫生足跗之前上下其大
如痈左右同

四淫图

仙方活命饮 见肿疡门

隔蒜灸法 见首卷灸法

人参养荣汤　十全大补汤 俱见溃疡门

六味地黄丸 见面部雀斑

桑柴烘法 见首卷

桂附地黄丸 见面部颊疡

臭田螺

要诀　臭田螺疮最缠绵，脚丫搔痒起白斑，搓破皮烂腥水臭，治宜清热渗湿痊。

【解释】此证由胃经湿热下注而生。脚丫破烂，其患甚小，其痒搓之不能解，必搓至皮烂，津腥臭水觉疼时，其痒方止，次日仍痒，经年不愈，极其缠绵。法宜甘草薏苡仁煎汤洗之，嚼细茶叶涂之，干则黄连膏润之；破烂甚者，宜用鹅掌皮，煅存性，研末，香油调敷，甚效。

黄连膏 见鼻部鼻疮

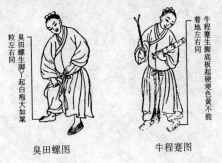

臭田螺生脚丫起白疱大如粟
粒左右同

臭田螺图

牛程蹇生脚底板起硬埂色黄不能
着地左右同

牛程蹇图

牛程蹇

要诀　牛程蹇因奔走急，脚热着水寒风袭，气滞血凝起硬埂，法宜鸽粪滚汤渍。

【解释】此证生于足跟，及足掌皮内，顽硬肿起，高埂色黄，疼痛不能行履。由脚热着冷水，或遇寒风袭于血脉，令气滞血凝而成，法宜用盆一个，内安新砖，砖上安鸽粪，粪上合罩篱，以脚踏罩篱上；次以滚水从旁冲入，蒸之、浸渍之，冷则易之。或用新砖烧红，韭菜汁泼之，将病足踏于其上烫之。早治或有消者，久则破裂，脓水津流，每日米泔水净洗，搽牛角散，四围顽皮浮起剪之，换搽生肌玉红膏、月白珍珠散，生肌敛口自愈。

牛角散

松香　轻粉　水龙骨*即旧船底油石灰*　牛角
尖*烧灰*

共为末，牛骨髓调搽。

【方歌】牛角散治牛程蹇，久破脓水流不痊，松香轻粉水龙骨，牛角烧灰须用尖。

生肌玉红膏　**月白珍珠散***俱见溃疡门*

土栗

要诀　土栗生在足跟旁，肿若琉璃亮色黄，行路崎岖伤筋骨，急服仙方合五香。

【解释】此证又名琉璃疽，生在足跟之旁，形如枣栗，亮而色黄，肿若琉璃，由行崎岖之路，劳伤筋骨血脉而成。急服五香汤及仙方活命饮，宣通壅滞；脓熟针之，脓少而多水者，以陀僧膏贴之。余按痈疽溃疡治法。

五香汤

乳香　藿香　丁香　沉香　青木香*各三钱半*

水二盅，煎八分，服之。

【方歌】五香汤善治土栗，行路劳伤血脉积，乳藿丁沉青木香，煎服舒壅功效极。

仙方活命饮*见肿疡门*

陀僧膏*见溃疡门*

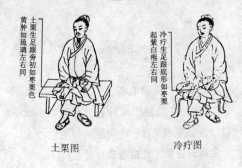

土栗生足跟旁初如枣栗色
黄肿如琉璃左右同

冷疔生足跟底形如枣栗
起紫白疱左右同

土栗图　　　　冷疔图

冷疔

要诀　冷疔湿寒足跟生，疼痛彻骨紫疱形，黑烂深孔流血水，气秽神灯照法灵。

【解释】此证生在足跟，由湿寒凝结而成。形如枣栗，起紫白疱，疼痛彻骨，渐生黑气，腐烂孔深，时流血水。气秽经久不敛者，宜神灯照法照之。铁粉散敷之。初服内补十宣散，次按溃疡治同。

铁粉散

生铁粉即铁砂。如无，用黑铅四两，铁杓化开，倾水中冷定取出，再化再倾，以铅化尽为度，去水取末。

三钱　黄丹飞　轻粉　松香各一钱　麝香一分

各研细末，共和一处再研匀；将患处以葱汤洗去血水腐臭，香油调药搽于患上，油纸盖扎之。

【方歌】铁粉散医足冷疔，能蚀黑腐肌肉……轻粉松香麝，香油调搽纸盖灵。

神灯照法 见首卷

内补十宣散 见胸部瘰疬痈

脚气疮

要诀 脚气疮在足膝生，湿热相搏风气乘，壮热肿痛津黄水，心神烦躁犀角灵。

【解释】此证生于足膝，由湿热内搏，滞于肤腠，外为风乘，不得宣通，故令脚膝生疮，痒痛作肿，破津黄水，形类黄水疮，惟身体壮热，心神烦躁，经久难瘥。宜服犀角散，外以漏芦汤洗之，兼敷龙骨散甚效。

犀角散

犀角屑　天麻　黄芪　枳壳麸炒　白鲜皮
黄芩　防风　羌活　白蒺藜各七钱五分　槟榔一
两　乌梢蛇酒浸，二两　甘草炙，五钱

上研粗末，每服八钱，水一盏半，生姜五片，煎一盏，去渣，不拘时温服。

【方歌】犀角散医脚气疮，天麻芪枳白鲜榔，乌蛇芩草风羌活，蒺藜粗末引加姜。

漏芦汤

漏芦　甘草生　槐白皮　五加皮　白蔹各
一两五钱　白蒺藜四两

共为粗末，每用五两，水八碗，煎五碗，去渣，淋洗。

【方歌】漏芦汤甘槐白皮，五加白蔹白蒺藜，脚气疮疼痒津水，熬汤洗患散湿急。

龙骨散

白龙骨研　轻粉各二钱五分　槟榔研一钱

猪粪新瓦上焙干，再入火中烧之存性，取出研末，五钱

共研匀，先以口含蔄水或温盐汤，洗令疮净见肉；却用香油调药，随疮大小敷之。未愈再敷。

【方歌】龙骨散能去湿腐，脚气疮敷自然无，轻槟猪粪香油入，久远恶疮用亦除。

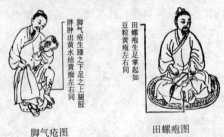

脚气疮生膝之下足之上腿胫胖肿出黄水结黄痂左右同

田螺疱生足掌起如豆粒黄疱左右同

脚气疮图　　　　　田螺疱图

田螺疱

要诀　田螺疱在足掌生，里湿外寒蒸郁成，豆粒黄疱闷胀硬，破津臭水肿烂疼。

【解释】此证多生足掌，而手掌罕见。由脾经湿热下注，外寒闭塞，或因热体涉水，湿冷之气蒸郁而成，初生形如豆粒，黄疱闷胀，硬疼不能着地，连生数疱，皮厚难于自破，传度三五成片湿烂；甚则足跗俱肿，寒热往来，

法宜苦参、菖蒲、野艾熬汤热洗，次用线针将疮挑破，放出臭水，加味太乙膏贴之。又将疮皮剪去，宜用石膏、轻粉等分研末撒之，仍以加味太乙膏盖贴，内服解毒泻脾汤。更有经年不愈者，系下部湿寒，以金匮肾气丸常服甚效。

解毒泻脾汤

石膏煅　牛蒡子炒，研　防风　黄芩　苍术炒　甘草生　木通　山栀生，研各一钱

水二盅，灯心二十根，煎八分，服之。

【方歌】解毒泻脾芩蒡子，风膏苍术草通栀，田螺疱起宜煎服，清热疏风又去湿。

加味太乙膏 见溃疡门

金匮肾气丸 即桂附地黄丸加车前子、牛膝各一两。见面部颐疡

肉刺

要诀　肉刺证由缠脚生，或着窄鞋远路行，步履艰难疼痛甚，玉簪根捣贴涂灵。

【解释】此证生在脚指，形如鸡眼，故俗名鸡眼。根陷肉里，顶起硬凸，疼痛步履不得。或因缠脚，或着窄鞋远行，皆可生之。法宜贴加味太乙膏滋润之，或用紫玉簪花根，捣烂贴涂，以油纸盖之。又地骨皮、红花等分研细，香油调敷俱效。

加味太乙膏 见溃疡门

发无定处（上）

疔疮

要诀 五脏皆可发疔疮，现于形体细考详，若论阴阳分上下，欲知经脏辨何方。

疔名火焰发心经，往往生于唇指中，心作烦时神恍惚，痛兼麻痒疱黄红。

毒发肝经名紫燕，此患多于筋骨见，破流血水烂串筋，指青舌强神昏乱。

黄鼓由于脾发毒，多生口角与颧骨，疱黄光润红色缠，麻痒硬僵兼呕吐。

毒发肺经名白刃，白疱顶硬根突峻，易腐易陷多损腮，咳吐痰涎气急甚。

从来黑靥发肾经，黑斑紫疱硬如钉，为毒极甚疼牵骨，惊悸沉昏目露睛。

以上五疔应五脏，又有红丝疔一样，初如小疮渐发红，最忌红丝攻心上。

凡治疔证贵乎早，三阴三阳更宜晓，在下宜灸上宜针，速医即愈缓难保。

【解释】 此数证俱名曰疔。盖疔者，如丁钉之状，其形小，其根深，随处可生。由恣食厚味，或中蛇蛊之毒，或中疫死牛、马、猪、羊之毒，或受四时不正疫气，致生是证。夫疔疮者，乃火证也。迅速之病，有朝发夕死，随发随死，三五日不死，一月半月亦必死。此系脏腑之乖逆，性情之激变，节候之寒温肃杀，且毒中有浅深也。若一时失治，立判存亡。有名为火焰疔者，多生于唇、口及手掌指节间，初生一点红黄小疱，痛痒麻木；甚则寒热交作，烦躁舌强，言语疏忽，此属心经毒火而成也。有名为紫燕疔者，多生于手、足、腰、肋、筋骨之间，初生便作紫疱，次日破流血水，三日后串筋烂骨，甚则目红甲青，邪视神昏、睡语惊惕，此属肝经毒火而成也。有名为黄鼓疔者，初生黄疱，光亮明润，四畔红色缠绕，多生口角、腮、颧、眼胞上下及太阳正面之处，发时便作麻痒，重则恶心呕吐，肢体木痛，寒热交作，烦渴干哕，此属脾经毒火而成也。有名为白刃疔者，初生白疱，顶硬根突，破流脂水，痒痛兼作，多生鼻孔、两手，易腐易陷，重则腮损咽焦，咳吐痰涎，鼻衄气急，此属肺经毒火而成也。有名为黑靥疔者，多生耳窍、牙缝、胸腹、腰肾偏僻之处，初生黑斑紫疱，毒串皮肤，渐攻肌肉，顽硬如丁，痛彻骨髓，重则手足青紫，惊悸沉困，软陷孔深，目睛透露，此属肾经毒火而成也。以上五疔，本于五脏而生。

又有红丝疔，发于手掌及骨节间，初起形

似小疮，渐发红丝，上攻手膊，令人寒热往来，甚则恶心呕吐，治迟者，红丝攻心，常能坏人。又有暗疔，未发而腋下先坚肿无头，次肿阴囊睾丸，突兀如筋头，令人寒热拘急，焮热疼痛。又有内疔，先发寒热腹痛，数日间，忽然肿起一块如积者是也。又有羊毛疔，身发寒热，状类伤寒，但前心，后心有红点，又如疹形，视其斑点，色紫黑者为老，色淡红者为嫩。以上诸证，初起俱宜服蟾酥丸汗之。毒势不尽，憎寒壮热仍作者，宜服五味消毒饮汗之。如发热，口渴，便闭，脉沉实者，邪在里也，宜服黄连解毒汤加生大黄一钱五分，葱头五个清之。凡证轻者，宜服化疔内消散；若疔毒将欲走黄，急服疔毒复生汤；已走黄者，令人心烦昏聩，急用七星剑汤以救之。若手足冷，六脉暴绝者，系毒气闭塞，元气不能宣通，先宜蟾酥丸，随服木香流气饮行气，其脉自见。若疔毒误灸，烦躁谵语者，乃逼毒内攻也，宜服解毒大青汤。若溃后余毒未尽，五心烦热者，宜服人参清神汤。针后出脓之时，气虚惊悸者，宜服内托安神散。若攻利太过，以致发渴、六脉虚大者，宜服补中益气汤。若发汗之后，汗不止，热不退，疮不疼，便不利者，此属里虚，宜服八珍汤加黄芪、麦冬治之。凡疔溃后不宜补早，虽见真虚，只可平补，忌用温补之药。

外治用药、针灸亦当循其次第。书云：疗疮先刺血，内毒宜汗泻，禁灸不禁针，怕绵不怕铁。初觉贵乎早治，十证十全；稍迟者，十全五六；失治者，十坏八九。初发项

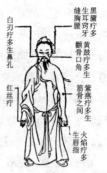

白刃疗多生鼻孔
红丝疗

黑靥疗多
生耳窍牙
缝胸腰
黄鼓疗多生
颧骨口角
紫燕疗多生
筋骨之间
火焰疗多
生唇指

疗疮图

以上者，三阳受毒，必用铍针刺入疮心四五分，挑断疗根，令出恶血；随用立马回疗丹，或蟾酥条插入孔内，外以巴膏盖之。如项以下生者，三阴受毒，即当艾灸以杀其势，灸之不痛，亦须针刺出血，插蟾酥条，旁肿以离宫锭涂之。如旁肿顽硬，推之不动，用针乱刺顽硬之处，令多出恶血，否则必致走黄。挑法，先用针干将毒顶焦皮刮开，针入疗根，坚硬如针者为顺；若针刺入绵软如瓜穰，而不知痛者为逆，百无一生。凡挑疗根，先出紫黑血，再挑刺至鲜血出，以知痛为止；随填拔疗散令满，以万应膏盖之，过三四时，拨去旧药，易以新药；若药干无水不痛者，此挑法未断疗根也，再深挑之，必以上药知痛，药入水流为率。三四日后，疮顶干燥，以琥珀膏贴之，令疗根托出，换九一丹撒之，黄连膏抹之，外盖白膏药生肌敛口。若初起失治，或房劳、梦遗损气，

以致毒气内攻，走黄不住者，其疮必塌陷，急当随走黄处，按经找寻，有一芒刺直竖，即是疔苗，急当用铁针刺出恶血，即在刺处用艾壮灸三壮，以宣余毒。若身面漫肿，神昏闷乱，干呕心烦作渴，遍身起疱抽搐者，俱为逆证。惟红丝疔于初起时，急用磁针于红丝尽处，砭断出血；寻至初起疮上挑破，即用蟾酥条插入，万应膏盖之，随服黄连解毒汤。

再暗、内二疔，不用挑法，先以蟾酥丸含化令尽，以冷水漱去毒涎，再用三丸嚼葱白三寸，裹药黄酒送下，盖卧出汗；少时无汗，再饮热酒催之；仍无汗，系毒热滞结，急用霹雳火法令汗出，毒热随之而解。次用双解贵金丸下之自效。若暗、内二疔初起，牙关紧急者，用蟾酥丸三五粒，葱头煎汤研化灌之；俟稍苏，治法如前。

至羊毛疔，先将紫黑斑点，用衣针挑出如羊毛状，前心后心共挑数处，用黑豆、荞麦研粉涂之，即时汗出而愈。一法：用明雄黄末二钱，青布包扎，蘸热烧酒于前心擦之，自外圈入内，其毛即奔至后心，再于后心擦之，其羊毛俱拔出于布上，埋之，忌茶水一日。

再诸疔部位、形色，亦有急缓，生于头项、胸背者最急，生于手、足骨节之间者稍缓。一疔之外别生一小疮，名曰应候；四围赤肿而不散漫者，名曰护场；四旁多生小疮者，名曰满天星；有此者缓，无此者急。疗证初起，至四五日间，由白色而至青紫色，疗头溃脓，形似蜂窝，内无七恶等证者为顺；若初起似疗非疗，灰色顶陷，如鱼脐，如蚕斑，青紫黑疱，软陷无脓，内见七恶等证者逆。凡疗毒俱由火毒而生，忌服辛热之药，恐反助其邪也；忌敷寒凉之药，恐逼毒攻里也。再膏药不宜早贴，惟在将溃已溃时贴之，呼脓长肉，以避风寒。初溃时，忌用生肌药，恐毒未除，反增溃烂。生项以上者，属三阳经，不宜灸。若火日生疗，亦禁灸，犯之或为倒陷，或至走黄。俱忌椒、酒、鸡、鱼、海味、鹅肉、猪首、辛辣、生冷等物，气怒、房劳、诸香并孝服、经妇、僧道、鸡犬等项，犯之必致反复，慎之。

蟾酥丸

蟾酥酒化，二钱　轻粉　铜绿　枯矾　寒水石煅　胆矾　乳香　没药　麝香各一钱　朱砂三钱　雄黄二钱　蜗牛二十一个

以上各为末，称准，于端午日午时，在净室中先将蜗牛研烂，同蟾酥和研稠黏，方入各药共捣极匀，丸如绿豆大。每服三丸，用葱白五寸，令患者嚼烂，吐于手心内，男用左手，女用右手，将药丸裹入葱泥内，用无灰热酒一茶盅送下；被盖约人行五六里路，病者出汗为

度；甚者再用一服。如外用之法，搓条作饼，随证用之。修合时，忌妇人、鸡犬等见之。

【方歌】蟾酥丸治诸疔毒，初起恶疮皆可逐，外用化腐又消坚，内服驱毒发汗速。朱砂轻粉麝雄黄，铜绿枯矾寒水入，胆矾乳没共蜗牛，丸如绿豆葱酒服。

五味消毒饮

金银花<small>三钱</small>　野菊花　蒲公英　紫花地丁　紫背天葵子<small>各一钱二分</small>

水二盅，煎八分，加无灰酒半盅，再滚二三沸时，热服。渣如法再煎服，被盖出汗为度。

【方歌】五味消毒疗诸疔，银花野菊蒲公英，紫花地丁天葵子，煎加酒服发汗灵。

化疔内消散

知母　贝母<small>去心，研</small>　穿山甲<small>炙，研</small>　蚤休　白及　乳香　天花粉　皂刺　金银花　当归　赤芍　甘草<small>生，各一钱</small>

酒、水各一盅，煎一盅，去渣，量病上、下服之。

【方歌】化疔内消知贝甲，蚤休及乳草天花，皂刺银花归芍酒，疔证毒轻服更嘉。

疔毒复生汤

金银花　栀子<small>生，研</small>　地骨皮　牛蒡子<small>炒，研</small>　连翘<small>去心</small>　木通　牡蛎<small>煅</small>　生军　皂刺

天花粉　没药　乳香各八分

　　酒、水各一盅，煎一盅，食远服。不能饮者，只用水煎，临服入酒一杯，和服亦效。脉实便秘者，加朴硝。

　　【方歌】疔毒复生欲走黄，头面肿浮毒内伤，银栀骨莠翘通蚵，军刺天花没乳香。

七星剑

苍耳头　野菊花　豨莶草　地丁香　半枝
莲各三钱　蚤休二钱　麻黄一钱

　　用好酒一斤，煎至一碗，澄去渣热服，被盖出汗为度。

　　【方歌】七星剑呕热兼寒，疔毒走黄昏聩添，麻黄苍耳菊豨莶，地丁香蚤半枝莲。

木香流气饮

当归　白芍酒炒　川芎　紫苏　桔梗　枳
实麸炒　乌药　陈皮　半夏制　白茯苓　黄芪
防风　青皮各一钱　大腹皮　槟榔　枳壳麸炒
泽泻　甘草节　木香末，各五分

　　生姜三片，红枣肉二枚，水煎服，下部加牛膝。

　　【方歌】木香流气宣气滞，归芍芎苏桔枳实，乌药二陈芪大腹，风槟青枳泻煎之。

解毒大青汤

大青叶　木通　麦门冬去心　人中黄　栀
子生，研　桔梗　玄参　知母　升麻　淡竹叶

石膏煅，各一钱

水二盅，灯心二十根，煎八分，食远服。

大便秘加大黄，闷乱加烧人粪。

【方歌】解毒大青通麦门，中黄栀子桔玄参，知升竹叶石膏煅，疔疮误灸毒内侵。

人参清神汤

人参　陈皮　白茯苓　地骨皮　麦门冬去心　当归　白术土炒　黄芪　远志去心，各一钱　柴胡　黄连　甘草炙，各五分

水二盅，粳米一撮，煎八分，食远服。

【方歌】人参清神疗毒溃，陈苓地骨麦冬归，术芪柴远黄连草，益气除烦热可推。

内托安神散

人参　麦门冬去心　茯神　黄芪　白术土炒　玄参　陈皮各一钱　石菖蒲　甘草炙　酸枣仁炒，研　远志去心　五味子研，各五分

水二盅，煎八分，临服入朱砂末三分和匀，食远服。

【方歌】内托安神多惊悸，疔疮针后元气虚，参麦茯菖芪术草，玄参枣远味陈皮。

立马回疔丹

轻粉　蟾酥酒化　白丁香　硇砂各一钱　乳香六分　雄黄　朱砂　麝香各三分　蜈蚣炙一条　金顶砒注末卷，五分

共为细末，面糊搓如麦子大。凡遇疔疮，

以针挑破，用一粒插入孔内，外以膏盖，追出脓血疔根为效。

【方歌】立马回疔轻蟾酥，白丁香乳麝雄朱，砒蜈金顶砒研末，疔疮用此根自除。

九一丹

石膏煅，九钱　黄灵药一钱

共研极细，撒于患处。

【方歌】九一丹医疗破后，根除用此把脓搜，煅石膏对黄灵药，清热生肌患自瘳。

霹雳火

鹅卵石烧红，安铁杓内，杓安桶内，以醋淬石，令患者将患处覆桶上，厚衣密盖，勿令泄气，热气微再添红石，加醋淬之，疮头及肿处，使热气熏蒸至汗出，其毒减半。

黄连解毒汤见耳部黑疔

补中益气汤　八珍汤　巴膏　万应膏　白膏药　黄灵药俱见溃疡门

离宫锭　双解贵金丸俱见肿疡门

拔疔散见牙齿部牙疔

琥珀膏见头部发际疮

黄连膏见鼻部鼻疮

流注

要诀　流注原有证数般，湿痰瘀风汗后寒，发无定处连肿漫，溃近骨节治难痊，此证

本由脾胃弱，留结肌肉骨筋间。

【解释】此证名虽无殊，其原各异，盖人之血气，每日周身流行，自无停息，或因湿痰，或因瘀血，或因风湿，或因伤寒汗后余毒，或因欲后受寒，稽

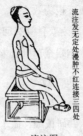

流注发无定处漫肿不红连接三四处

流注图

留于肌肉之中，致令气血不行，故名流注。

诸家书云：流者流行，注者住也，发无定处，随在可生，初发漫肿无头，皮色不变，凝结日久，微热渐痛，透红一点，方是脓熟，即宜用针开破。若湿痰化成者，脓色黏白；瘀血化成者，脓色金黄；黏水风湿化成者，脓色稀白如豆汁；汗后八邪化成者，脓色或黄、或黑，稀脓臭秽；以上四证，发在肉厚处可愈，发在骨节及骨空处难痊。淫欲受寒化成者，脓色稀白而腥，其水中有猪脂水油之状，此为败浆脓也，诸书虽有治法，终成败证。初起湿痰所中者，木香流气饮导之；产后瘀血所中者，通经导滞汤通活之；跌扑伤损瘀血所中者，宜散瘀葛根汤逐之；风湿所中者，万灵丹、五积散加附子温散之；汗后余邪发肿者，人参败毒散散之；房欲后外寒侵袭者，初宜服五积散加附子，次服附子八物汤温之；又有室女、孀妇郁怒伤肝，思虑伤脾而成者，宜服归脾汤加香

附、青皮散之，此皆流注初起将成之法，一服至三四服皆可。外俱用乌龙膏或冲和膏敷贴。皮肉不热者，雷火神针针之，轻者即消，重者其势必溃；将溃时俱宜服托里透脓汤，已溃俱服人参养荣汤；久溃脓水清稀，饮食减少，不能生肌收敛者，俱宜服调中大成汤，久溃脓水清稀，精神怯少，渐成漏证者，俱宜服先天大造丸。溃后其余治法，俱按痈疽溃疡门参考。

通经导滞汤

当归　熟地　赤芍　川芎　枳壳麸炒　紫苏　香附　陈皮　丹皮　红花　牛膝各一钱独活　甘草节, 各五分

水二盅，煎八分，入酒一杯，食前服。

【方歌】通经导滞产后疾，败血流瘀肿痛积，四物枳苏香附陈，丹皮独草红花膝。

散瘀葛根汤

葛根　川芎　半夏制　桔梗　防风　羌活升麻各八分　细辛　甘草生　香附　红花　苏叶　白芷各六分

水二盅，葱三根，姜三片，煎八分，不拘时服。

【方歌】散瘀葛根瘀血凝，皆因跌扑流注成，芎半桔风羌细草，香附红花苏芷升。

附子八物汤

附子制　人参　白术土炒　白茯苓　当归

熟地　川芎　白芍酒炒，各一钱　木香　肉桂
甘草炙，各五分

水二盅，姜三片，红枣肉一枚，煎八分，
食远服。

【方歌】附子八物医流注，房欲伤阴外寒
入，木香肉桂八珍汤，姜枣水煎食远服。

调中大成汤

人参二钱　白术土炒　白茯苓　黄芪　山
药炒　丹皮　当归身　白芍酒炒　陈皮各一钱
肉桂　附子制，各八分　远志去心　藿香　缩砂
仁　甘草炙，各五分

水二盅，煨姜三片，红枣肉二枚，煎八
分，食远服。

【方歌】调中大成四君芪，山药丹皮归芍
宜，远藿缩砂陈桂附，能医流注溃脓稀。

木香流气饮见疗疮门

万灵丹　乌龙膏　冲和膏俱见肿疡门

五积散见内痈部肾痈

人参败毒散即荆防败毒散减去荆防，见项部
脑疽

归脾汤见乳部乳中结核

雷火神针见股部附骨疽

托里透脓汤见头部侵脑疽

人参养荣汤见溃疡门

先天大造丸见臀部鹳口疽

瘿瘤

要诀　五瘿属阳六瘤阴，瘿别血气肉石筋，瘤气血肉脂筋骨，惟脂开溃不伤身，瘿蒂细小红不紧，瘤根漫大亮白新，证由内外岚水气，疗治须当戒怒嗔。

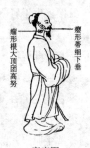

瘤形根大顶团高努

瘿形蒂细下垂

瘿瘤图

【解释】瘿瘤二证，发于皮肤血肉筋骨之处。瘿者，如缨络之状；瘤者，随气留住，故有是名也。多外因六邪，荣卫气血凝郁；内因七情，忧恚怒气，湿痰瘀滞山岚水气而成，皆不痛痒。瘿证属阳，色红而高突，皮宽不急，蒂小而下垂；瘤证属阴，色白而漫肿，皮嫩而光亮，顶小而根大。瘿有五种：肉色不变者为肉瘿；其筋脉现露者，名筋瘿；若赤脉交络者，名血瘿；随喜怒消长者，名气瘿；坚硬推之不移者，名石瘿。五瘿皆不可破，破则脓血崩溃，多致伤生。瘤有六种：坚硬紫色，累累青筋，盘曲若蚯蚓状者，名筋瘤，又名石瘤；微紫微红，软硬间杂，皮肤中隐隐若红丝纠缠，时时牵痛，误有触破，而血流不止者，名血瘤；或软如绵，或硬如馒，皮色如常，不紧不宽，始终只似覆肝，名肉瘤；软而不坚，皮色如常，随喜怒消长，无寒无热者，名气瘤；日久化脓流出，又名脓瘤也；形色紫黑，坚硬如石，疙瘩叠起，推之不移，昂昂坚贴于骨者，名骨瘤；软而不硬，皮色淡红者，名脂瘤，即粉瘤也。六瘤之形色如此。

凡瘿多生于肩项两颐，瘤则随处有之。夫肝统筋，怒气动肝，则火盛血燥，致生筋瘿、筋瘤，宜清肝解郁，养血舒筋，清肝芦荟丸主之。心主血，暴戾太甚，则火旺逼血沸腾，复被外邪所搏，致生血瘿、血瘤，宜养血凉血、抑火滋阴、安敛心神、调和血脉，芩连二母丸主之。脾主肌肉，郁结伤脾，肌肉浅薄，土气不行，逆于肉里，致生肉瘿、肉瘤，宜理脾宽中，疏通戊土，开郁行痰，调理饮食，加味归脾丸主之。肺主气，劳伤元气，腠里不密，外寒搏之，致生气瘿、气瘤，宜清肺气，调经脉，理劳伤，和荣卫，通气散坚丸主之。肾主骨，恣欲伤肾，肾火郁遏，骨无荣养，致生石瘿、骨瘤，石瘿海藻玉壶汤主之，骨瘤尤宜补肾散坚、行瘀利窍，调元肾气丸主之。瘿瘤诸证，用药缓缓消磨，自然缩小；若久而脓血崩溃，渗漏不已者，皆为逆证，不可轻用刀针决破，以致出血不止，立见危殆。惟粉瘤可破，其色粉红，多生耳项前后，亦有生于下体者，全系痰凝气结而成，治宜铍针破去脂粉，以白降丹捻子插入，数次将内膜化净，用生肌玉红膏贴之自愈。

又有一种黑砂瘤，多生臀腿，肿突大小不一，以手摄起，内有黑色即是，亦用针刺出黑砂有声，软硬不一。又有发瘤，多生耳后发下寸许，软小高突，按之不痛，亦用针刺之，粉发齐出。又有虱瘤，发后其痒彻骨，开破出虱无数，内有极大一虱出，其虱方尽。黑砂、发、虱三瘤，外治皆同粉瘤之法，其口方收。又有虫瘤，每生胁下，治法当按痈疽肿疡、溃疡门，但本忧思化成，每难获效。诸证形状各异，皆五脏湿热邪火浊瘀，各有所感而成，总非正气之所化也。

清肝芦荟丸

当归　生地酒浸，捣膏　白芍酒炒　川芎各二两　黄连　青皮　海粉　牙皂　甘草节　昆布酒炒　芦荟各五钱

上为细末，神曲糊丸，如梧桐子大，每服八十丸，白滚水量病上下，食前后服之。

【方歌】清肝芦荟怒伤肝，筋结瘿瘤血燥原，四物黄连青海粉，牙皂甘昆曲糊丸。

芩连二母丸

黄芩　黄连　知母　贝母去心　当归　白芍酒炒　羚羊角镑　生地　熟地　蒲黄　地骨皮　川芎各一两　甘草生，五钱

上为末，侧柏叶煎汤，打寒食面糊为丸，如梧桐子大。每服七十丸，灯心煎汤送下。

【方歌】芩连二母血瘤瘿，血沸寒凝微紫红，归芍羚羊生熟地，蒲黄地骨草川芎。

加味归脾丸

香附　人参　酸枣仁炒　远志去心　当归黄芪　乌药　陈皮　茯神　白术土炒　贝母去心,各一两　木香　甘草炙,各三钱

上为细末，合欢树根皮四两煎汤，煮老米糊为丸，如梧桐子大，每服六十丸，食远，白滚水送下。

【方歌】加味归脾香附参，枣远归芪乌药陈，茯神术草木香贝，消瘿除瘤脾郁伸。

通气散坚丸

人参　桔梗　川芎　当归　花粉　黄芩酒炒　枳实麸炒　陈皮　半夏制　白茯苓　胆星贝母去心　海藻洗　香附　石菖蒲　甘草生,各一两

上为细末，荷叶煎汤为丸，如豌豆大，每服一钱，食远，灯心、生姜煎汤送下。

【方歌】通气散坚气瘿瘤，参桔芎归花粉投，芩枳二陈星贝藻，香附石菖患渐瘳。

海藻玉壶汤

海藻洗　陈皮　贝母去心　连翘去心　昆布　半夏制　青皮　独活　川芎　当归　甘草

节各一钱　海带洗五分

水二盅，煎八分，量病上下，食前后服之。

【方歌】海藻玉壶汤石瘿，陈贝连翘昆半青，独活芎归甘海带，化硬消坚最有灵。

调元肾气丸

生地酒煮，捣膏，四两　山萸肉　山药炒　丹皮　白茯苓各二两　泽泻　麦冬去心，捣膏　人参　当归身　龙骨煅　地骨皮各一两　知母童便炒　黄柏盐水炒，各五钱　缩砂仁炒　木香各三钱

共研细末，鹿角胶四两，老酒化稠，加蜂蜜四两同煎，滴水成珠，和药为丸，如梧桐子大。每服八十丸，空心温酒送下。忌萝卜、火酒、房事。

【方歌】调元肾气缩砂仁，六味地黄知麦参，归柏木香龙地骨，骨瘤服此又滋阴。

白降丹　生肌玉龙膏俱见溃疡门

多骨疽

要诀　多骨疽由肾虚源，疮久肿溃复受寒，落草患此胎元结，名为骨胀治一般。

【解释】此证一名剩骨，一名朽骨。无论老少，皆有生者，多在腮腭牙床、眼胞颏下手足、腿膊等处。有因肾虚之人，生疮久溃，肿

硬不退，口不收敛，外被寒邪袭入，与脓毒凝
结，借人之气血化成多骨者；又有初生落草，
身肉之中，按之有如脆骨，由胎元受之精血交
错而致，迨其人长大后，必于脆骨所生之处，
突然发肿生疽，及溃破后，多骨脱出，其口方
收。有多骨出之不休者，名曰骨胀，难愈。以
上二因，治法皆同，俱宜隔附子饼艾灸，以宣
寒凝，令骨速脱。盖骨属肾，遇寒则凝，故从
热治也。若朽骨内含，或出臭脓，或出涎泡，
宜撒黄灵药，陀僧膏盖贴，令朽骨出尽，其口
始易敛也。肾虚微寒者，服六味地黄丸；虚而
寒甚者，桂附地黄丸常服可愈。由胎元结成
者，禀赋身虚，不可强取多骨，候自破则
取之。

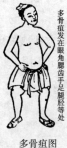

多骨疽发在眼角腮齿手足腿胫等处

多骨疽图

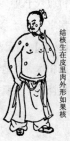

结核生在皮里肉外形如果核

结核图

附子饼灸法见首卷灸法

黄灵药　陀僧膏俱见溃疡门

六味地黄丸见面部雀斑

桂附地黄丸见面部颊疡

结核

结核即同果核形，皮里膜外结凝成，或由风火气郁致，或因怒火湿痰生。

【解释】此证生于皮里膜外，结如果核，坚而不痛，由风火气郁，结聚而生。初发令人寒热往来，有表证者，荆防败毒散解之；表既解，即服连翘消毒饮。若湿痰气郁凝结者，宜行气化痰，以五香流气饮、《千金》指迷丸辛凉之药治之，其核自消；若误投苦寒之剂，必至溃破，或服之而反甚者，其势将溃，不可强消，以耗其气，宜用透脓散。溃而不愈者，属气虚，宜用补中益气汤平补之。外治按痈疽肿疡、溃疡门。

《千金》指迷丸

半夏制，四两　白茯苓　枳壳麸炒，各三两
风化硝三钱

共研为末，河水煮糊为丸，如梧桐子大，每服二钱，白滚水送下。

【方歌】《千金》指迷丸半夏，茯苓枳壳硝同研，河水煮糊作成丸，消坚去核结痰化。

荆防败毒散见项部脑疽

连翘消毒饮见背部酒毒发

五香流气饮见胫部黄鳅痈

透脓散见肿疡门

补中益气汤见溃疡门

痼发

要诀 痼发皆由外感生，伸缩动处每成形，漫肿无头寒热作，四肢沉重渴烦增。

【解释】此证体虚之人，感受天地不正之厉气而生，非由内作也。多生于手足掌心，或腰、腿、臀下伸缩动处，疼如痛风，而兼漫肿无头，其色淡红，憎寒发热，四肢沉重。烦渴初起，宜服万灵丹发汗解表，肿仍不消，必欲作脓者，宜托里消毒散，兼琥珀蜡矾丸间服；已溃者，按痈疽溃疡门治法。

万灵丹 托里消毒散 琥珀蜡矾丸俱见肿疡门

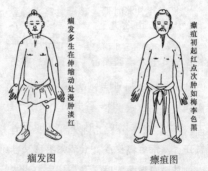

痼发多生在伸缩动处漫肿淡红

瘰疽初起红点次肿如梅李色黑

痼发图　　　　　　瘰疽图

瘰疽

要诀 瘰疽本由烟瘴起，小如粟豆大梅李，初发红点次变黑，腐烂筋骨疼无已。

【解释】此证一名蛇瘴，川广烟瘴地面有之，初起红点，次变黑色，其形小者如粟豆，大者如梅李，随处可生，疼痛应心不止，腐烂筋骨，溃破脓如豆汁，今日拭净，次日脓汁复满，愈而复发。初起宜贴蟾酥饼，寒热交作，宜服黍米寸金丹，或夺命丹亦可，红肿游走不定者，离宫锭涂之，兼神灯照熏照之。破后脾虚，食少作呕者，补中益气汤加黄连、麦冬；补而不应，或出稀水秽汁者逆。

蟾酥饼 见疔疮

黍米寸金丹 **离宫锭** 俱见肿疡门

夺命丹 见背部阴阳二气疽

补中益气汤 见溃疡门

神灯照法 见首卷

乌白癞

要诀 乌白癞由中恶风，犯解忌害亦能成，麻痒彻骨刺不痛，除风养血即收功。

【解释】此二证，俱由恶风侵袭皮肤血分之间，火郁耗血，及犯触忌害而成。有乌、白二种：乌者

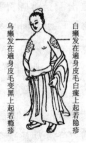

乌癞发在遍身皮毛变黑上起若癣疹

白癞发在遍身皮毛白瘢上起若隐疹

乌白癞图

初觉皮毛变黑，发若癜疹，痒若虫行，手足顽麻，针刺不痛，目视物若垂丝，心常惊而妄语，凡饮食言语之时，开口出气而鸣，宜服猬皮丸，外擦大黑神膏；白癫皮色渐变白斑，语声嘶嗄，目视不明，四肢顽疼，身体大热，心常懊恼，手脚缓纵，背脊拘急，肉如针刺，鼻生息肉，瞳生白沫，宜服白花蛇散，外擦斑蝥膏，二证俱常饮苦参酒。白癫便秘者，先宜服醉仙散，次服通天再造散，利下恶物即效。

猬皮丸

猬皮烧，存性　蚺蛇头烧，存性　魁蛤各一枚　红娘子去头、足、翅　蛴螬焙干　虻虫去头、足、翅　水蛭糯米炒熟　蜘蛛焙　斑蝥去头、足、翅，各三个　桂心　大黄　黄连　龙骨煅研　麝香研　汞即水银　川椒炒，各五钱　芒硝　石膏煅，各一两　穿山甲炙，三片　枯白矾　滑石研、水飞　甘遂，与胡麻同炒，以胡麻熟为度，去麻用甘遂，各二钱五分　蜈蚣炙，一条半　附子泡，去皮脐，二枚　巴豆去皮、膜、心、油　雷丸各五十粒

上为细末，炼蜜为丸，如小豆大。每服一丸，滚白水送下，空心临卧各一服。如未觉，每服加一丸；如茎中痛，即有虫下，细观形状皆死矣。痛多减一丸，痛少服二丸，以瘥为度。此药乃攻毒取虫之峻剂，非灼知脏腑有虫及精神可胜攻下者，不可轻服。

【方歌】猬皮肤黑成乌癞，心惊视物若垂毫，痒似虫行手足痹，红娘魁蛤汞矾蟾，蟞桂硝黄虻蛭甲，黄连龙骨麝蜘膏，川椒滑附蜈巴豆，雪丸甘遂共斑蝥。

大黑神膏

头发鸡子大一团　川芎　黄连　黄柏　防己_{去皮}　川乌　升麻　藜芦_{各五钱}　巴豆　杏仁_{各十四粒}

用猪脂油二斤，将药炸至头发化尽为度，捞去渣；再用雌黄、雄黄、白矾、铅粉各五钱，松脂一块如鸡子大，同研末，入油内搅匀。先以热盐汤洗净患处，次擦药，日三次，勿令人口。

【方歌】大黑神膏乌癞涂，发芎连柏己川乌，雌雄巴豆矾松脂，铅粉升麻杏藜芦。

白花蛇散

白花蛇_{酒浸，炙}　槐子　天麻　枳壳_{麸炒}　蔓荆子　防风　羌活　威灵仙　白鲜皮　晚蚕鹅_{去头、足、翅，各一两}　甘草_{炙，五钱}

共研细末，每服二钱，温酒调下，不拘时，时用二服，

【方歌】白花蛇散体多热，刺痛声嘶白癞疴，槐子天麻鲜枳蔓，风羌威草晚蚕蛾。

斑蝥膏

斑蝥_{十四枚}　大蝮蛇_{头尾全者，晒干，一条}

黄酒七碗，同药入瓶内，用糠火煨酒至一碗，滤去渣收贮。每用薄薄涂于患上。

【方歌】斑蝥膏搽白癜风，蝮蛇黄酒入瓶中，糠火煨酒取涂患，以毒攻恶癜自平。

苦参酒

苦参五斤　露蜂房五两　刺猬皮酥炙一具

共研粗末，用水三斗，煎汤至一斗，去渣，浸细曲五斤、炊黍米三斗，拌如常酝法，酒熟，压去糟，每于食前，温饮一小盏。

【方歌】苦参酒治乌白癜，露蜂房与刺猬皮，煎汤浸曲炊黍米，酿酒饮之恶疾离。

醉仙散　通天再造散俱见大麻风

发无定处（中）

大麻风

要诀 麻风总属毒疠成，其因有三五损风，五死证见真恶候，初病能守或可生。

【解释】此证古名疠风，疠风者有毒之风也。经云：脉风成为疠。又云：疠者有营气热腐，其气不清，故使其鼻柱坏而色败，皮肤疡溃，毒风客于脉而不去，名曰疠风，今人呼为大麻风。一因风土所生，

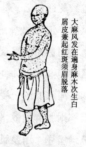

大麻风发在遍身麻木次生白屑皮兼起红斑须眉脱落

大麻风图

中国少有此证，惟烟瘴地面多有之；一因传染，或遇生麻风之人，或父母、夫妻、家人递相传染，或在外不谨，或粪坑、房室、床铺、衣被不洁；一因自不调摄，洗浴乘凉，希图快意，或露卧当风，睡眠湿地，毒风袭入血脉。其因名虽有三，总属天地疠气，感受不觉，未经发泄，积久而发。遍身麻木，次起白屑红斑，蔓延如癣，形若蛇皮，脱落成片。始发之时，自上而下者顺，自下而上者逆；渐来可

治，顿发难医。风毒入里，化生为虫，虫蚀五脏，则形有五损：肺受病，先落眉毛；肝受病，面起紫疱；肾受病，脚底先穿；脾受病，遍身如癣；心受病，先损其目，此为险证。又有五死，证发麻木不仁者，为皮死；割切不痛者，为肉死；溃烂无脓者，为血死；手足脱落者，为筋死；鼻梁崩塌，眼弦断裂，唇翻声哑者，为骨死。若五死见一，即为败恶不治之候也。此证初觉，即服万灵丹汗之。次宜神应消风散、追风散、磨风丸，次第服之。牙龈出血，用黄连、贯众等分煎汤漱之。外搽类聚祛风散，兼用地骨皮、荆芥、苦参、细辛各二两，河水煎汤，浸浴熏洗。若遇损败之证，在上部则服醉仙散，在下部则服通天再造散；若鼻梁塌坏，用换肌散之。患者稍露虚象，即以补气泻荣汤服之，兼用何首乌酒饮之。若能清心寡欲，戒口早治或有可生；若口味不能清淡，色欲不能断绝，即愈后仍不免再发，终于不救。

神应消风散

全蝎　白芷　人参各一两

上研细末，每用二钱，勿食晚饭，次日空心温酒调服，觉身微躁为效。

【方歌】神应消风散疠风，身麻白屑起斑红，蝎芷人参各一两，空心酒服麻木平。

追风散

锦纹大黄_{六两}　川郁金_{炒，一两八钱}　皂角刺_{一两五钱}

共研细末，每用五钱，加大风子油一钱五分，朴硝一钱，五更空心温酒调服，直待辰时，又如前调药，加熟蜜少许服之，又蜜解口。切不可卧，良久痛泻数次不妨，以稀粥补之。如第一日服消风散，第二日即服此药，第三日服磨风丸，周而复始，又如此服之。瘦弱者，十日内追风散只用一服，老弱者勿服。

【方歌】追风散用川郁金，皂刺大黄研末匀，初服消风次用此，风油硝酒调服神。

磨风丸

豨莶草　牛蒡子_炒　麻黄　苍耳草　细辛
川芎　当归　荆芥　蔓荆子　防风　车前子
威灵仙　天麻　何首乌　羌活　独活_{各一两}

共为细末，酒打面糊为丸，如梧桐子大。每服六七十丸，温酒送下，日用二服。

【方歌】磨风丸莶蒡麻黄，苍细芎归荆蔓防，车威天麻何羌独，追风服后用此方。

《类聚》祛风散

硫黄　寒水石　枯白矾　贯众_{各二两}　蛇床子_{一两}　朴硝_{五钱}

共研细末，腊月猪脂捣烂调敷。

【方歌】《类聚》祛风散硫黄，寒水枯矾

硝蛇床，贯众细研猪脂捣，专搽遍体疬风疮。

醉仙散

牛蒡子_炒　胡麻　枸杞子　蔓荆子_{各一两}
苦参　白蒺藜　防风　花粉_{各五钱}

共研细末，每服一钱，加轻粉一分二厘，研匀，茶清调服，晨、午、晚各一服。五七日后先于牙缝内出臭黄涎，浑身疼闷如醉，然后利下脓血恶物、臭气，病根乃去矣。

【方歌】醉仙上部疬风重，牛蒡胡麻枸蔓荆，苦参蒺藜防花粉，服加轻粉用茶清。

通天再造散

大黄_{煨，一两}　皂角刺_{一两五钱}　郁金_{五钱}
白牵牛_{头末，半生，半炒，六钱}

共研细末，每服二钱或三钱，早晨面东，醇酒调下，当日利下恶物或脓或虫，为效。

【方歌】通天再造治疬风，败证先从下部攻，郁金大黄牵牛刺，晨服酒调面向东。

换肌散

乌梢蛇　白花蛇　蚯蚓_{去土，各一两}　细辛
木鳖子　白芷　天麻_{连茎者}　赤芍　蔓荆子
当归　威灵仙　荆芥穗　甘菊花　不灰木　紫
参　苦参　沙参　何首乌　石菖蒲　木贼　天
门冬_{去心}　川芎　白蒺藜　甘草_炙　胡麻仁
苍术_{米泔水浸，炒}　草乌_{汤泡，去皮，各三钱五分}

共研细末，每服五钱，温酒调下，酒多更

妙。紫参、不灰木虽无亦可。

【方歌】换肌散治大风疮，毒攻眉脱坏鼻梁，乌梢白花蛇蚓细，鳖芷天麻芎蔓当，威灵荆菊不灰木，紫苦沙参何首菖，木贼天冬芎蒺草，胡麻苍术草乌强。

补气泻荣汤

连翘去心　升麻各六分　桔梗五分　黄芩生地各四分　黄连　蚯蚓酒炒，去土　当归　黄芪　苏木　全蝎各三分　人参　白豆蔻各二分甘草生，一分

水二盅，酒一盅，煎至一盅，去渣；又用胡桐泪一分，水蛭炒、虻虫炒各三个，麝香五厘，桃仁三个研泥，共为细末，入药汤内，煎至七分，饭后服之。

【方歌】补气泻荣疬虚宜，芩连参桔蚓归芪，苏地升麻翘蔻草，桐泪蛭虻麝桃泥。

何首乌酒

何首乌四两　当归身　当归尾　穿山甲炙生地黄　熟地黄　蛤蟆各一两　侧柏叶　松针五加皮　川乌汤泡，去皮　草乌汤泡，去皮，各四钱

将药入夏布袋内，扎口；用黄酒二十斤，同药袋入坛内封固，重汤煮三炷香，埋窖七日。开坛口取酒，时时饮之，令醺醺然，作汗，避风。

【方歌】何首乌酒大风疾，归甲松针生熟地，侧蟆五加川草乌，酒者滋荣毒自息。

万灵丹 见肿疡门

杨梅疮

要诀 杨梅疮生有二般，精化气化是其源，精化淫欲气传染，气宜发汗精下痊。

【解释】此证一名广疮，因其毒出自岭南；一名时疮，以时气乖变，邪气凑袭之故；一名棉花疮，因其缠绵不已也；一名翻花杨梅，因窠粒破烂，肉反突于外，如黄蜡色；一名天疱疮，因其夹湿而生白疱也。有形如赤豆嵌

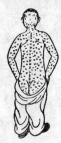

杨梅疮图

于肉内，坚硬如铁，名杨梅痘；有形如风疹作痒，名杨梅疹；先起红晕，后发斑点者，名杨梅斑；色红作痒，其圈大小不一，二三相套，因食秽毒之物入大肠而发，名杨梅圈。其名形虽异，总不出气化、精化二因。但气化传染者轻，精化欲染者重。气化者，或遇生此疮之人，鼻闻其气，或误食不洁之物，或登圊受梅毒不洁之气，脾肺受毒，故先从上部见之，皮肤作痒，筋骨微疼，其形小而且干也。精化者，由交媾不洁，精泄时，毒气乘肝肾之虚而

入于里，此为欲染，先从下部见之，筋骨多痛，或小水涩淋，疮形大而且坚。气化者毒在表，未经入里，稍有萌动，宜急服透骨搜风散；元气实者，杨梅一剂散汗之。精化者毒在里，深伏骨髓，未透肌肤，宜服九龙丹，通利大小二便，以泻骨中之毒，甚者二服，降下毒物，以土深压之。行泻之后体实者，升麻解毒汤；体虚者，归灵内托散，服至筋骨不疼，疮色淡白，内毒已解，再用金蟾脱壳酒一料扫余毒，以绝其源。

如梅毒初发，服表药时，恐上攻头面，宜预服护面散；或疮势已发于面，愈后斑痕不退，宜翠云散点之，以灭痕迹。若梅疮溃烂时，脓秽浸淫成片而痛者，以鹅黄散撒之。又翻花杨梅，亦以本方加雄黄末，香油调敷之。外有护从丸，于发疮时，令侍从人服之可免传染。梅疮初起，头不痛，筋骨不疼，小水通利，疮形碎小色鲜，头面稀少，口角无疮，胸背稠密，谷道清楚者为顺；若先发下疳，次生便毒、鱼口，便觉筋骨疼痛，而梅疮随发，色紫坚硬，手足多生，形如汤泼起疱者为险。总之始终调治得法，轻者半年，重者一载，始得全愈。若患者不遵正法医治，欲求速效，强服轻粉、水银、白粉霜劫药等类，妄用熏、擦、哈、吸等法，以致余毒含藏骨髓，复为倒发结毒，轻则累及妻子，甚则腐烂损形，不可不慎。

透骨搜风散

透骨草白花者，阴干　生脂麻　羌活　独活
小黑豆　紫葡萄　槐子　白糖　六安茶　核桃
肉各一钱五分

生姜三片，红枣肉三枚，水三盅，煎一
盅；露一宿，空心热服被盖出汗，避风。

【方歌】透骨搜风散梅毒，筋骨微疼痒皮
肤；脂麻羌独豆葡萄，槐子糖茶核桃肉。

杨梅一剂散

麻黄蜜炙，一两　威灵仙八钱　大黄七钱
羌活　白芷　皂刺　金银花　穿山甲炙，研
蝉蜕各五钱　防风三钱

山羊肉一斤，河水煮熟，取清汤二碗，用
黄酒一碗，将药煎至一碗；令患者空心将羊肉
淡食令饱，随后服药，盖被出汗，避风。

【方歌】杨梅一剂元气壮，上部生毒气化
疮，麻黄羌芷威灵刺，银花风甲蝉大黄。

升麻解毒汤

升麻　皂刺各四钱　土茯苓一斤

水八碗，煎四碗，作四次，一日服尽。每
次炖热，加香油三茶匙和匀，量病上下，食前
后服之。

如疮生项上，加白芷。咽内，加桔梗。胸
腹，加白芍。肩背，加羌活。下部，加牛膝。

【方歌】升麻解毒筋骨疼，梅毒缠绵壮服灵，土苓皂刺香油服，按部须加药引经。

归灵内托散

人参　木瓜　白术_{土炒}　金银花　防己　天花粉　白鲜皮　薏苡仁_{各一钱}　当归　熟地　白芍_{酒炒}　川芎_{各一钱}　土茯苓_{二两}　威灵仙_{六分}　甘草_{五分}

水三盅，煎二盅，作二次，随病上下服之，渣再煎服。

下部，加牛膝五分。元气虚者，倍加参、归。毒气盛者，倍金银花，加蒲公英。外以麦冬五钱去心、薏苡仁五钱、土茯苓一两，煎汤常服以代茶。

【方歌】归苓内托参木瓜，术银四物己天花，土苓鲜薏威灵草，梅疮体弱服堪夸。

金蝉脱壳酒

醇酒五斤，大蛤蟆一个，土茯苓五两浸酒内，瓶口封严，重汤煮二炷香时取出。待次日饮之，以醉为度。无论冬夏，盖暖出汗为效，余存之酒，次日随量饮之，酒尽疮愈。又治结毒筋骨疼痛诸药不效者，更妙。服酒七日后，禁见风为效，忌口及房欲。

护面散

女人头发_{煅、存性}　明雄黄_{各三分}

共研细，香油半酒盅调匀，滚黄酒冲服，

一日三服。

【方歌】护面散医梅疮现，预服毒不攻头面，香油调药黄酒冲，只用雄黄头发煅。

翠云散

轻粉一两　石膏煅，一两　胆矾　铜绿各五钱

共研极细末，湿疮干撒，干疮以公猪胆汁调浓点之，每日三次，斑痕自退。

【方歌】翠云散去疮后斑，轻粉石膏共胆矾，铜绿共研湿干撒，猪胆汁调能润干。

鹅黄散

轻粉　石膏煅　黄柏炒，各等分

共为末，干撒患处，即可生痂，再烂再撒，毒尽即愈。

【方歌】鹅黄散治梅疮烂，脓秽多疼浸成片，轻粉石膏黄柏研，干撒止疼解毒验。

护从丸

雄黄　川椒各五钱　杏仁炒，去皮、尖一百粒

共研末，烧酒打飞罗面糊为丸，如梧桐子大。每服十五丸，白滚水送下。

【方歌】护从丸避梅疮患，雄黄川椒各五钱，杏仁百粒酒糊入，从人服之毒不传。

九龙丹见下部悬痈

杨梅结毒

要诀 结毒杨梅毒结生，原于误服劫药成，日久逢虚始倒发，脑鼻喉目任蚀攻。

【解释】此证因生杨梅方炽，误服水银升炼悍燥劫药，希图速效，疮痂尽落，一时侥幸而愈，不知遗害久远，引毒潜藏骨髓关窍之中，其毒积久，因经虚外攻，故名结毒倒发。其始先从筋骨疼痛，随处结肿，皮色如常；将烂时，色方紫红，腐臭不堪，以致脑顶塌陷，腮唇鼻梁损坏，穿喉蚀目，手足拘挛等患，终成痼疾。初起结肿，筋骨疼痛时，宜服搜风解毒汤。若遍身破烂臭秽，而兼筋骨疼痛，气实毒盛者，宜服化

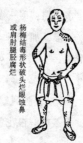

杨梅结毒形状破头烂眼蚀鼻或肩肘腿胫腐烂

杨梅结毒图

毒散。气衰者，猪胰子汤主之。若结毒肿块，经年难愈，诸法罔效者，宜西圣复煎丸主之。若结毒攻于口鼻者，宜五宝散主之。年久臭烂，鼻破损坏者，宜服结毒紫金丹。若入颠顶，头痛如破者，内服天麻饼子，鼻吸碧云散。若鼻塞不通，宜吹通鼻散，甚效。毒攻咽喉，腐烂臭蚀者，宜服硫黄不二散，兼吹结毒灵药，兑人中白。若结毒筋骨疼痛，朝轻夜

重，喜热手按揉者，系犯寒凉，宜铅回散主之。结毒臭烂不敛，宜贴解毒紫金膏，兼撒结毒灵药。壮实者，以解毒为主；虚弱者，以兼补为法。以上之证，各随次第，如法调治，重者一年，轻者半年，自然可瘥，永无后患，慎勿妄求速效，以自贻误也。

搜风解毒汤

土茯苓—两　白鲜皮　金银花　薏苡仁
防风　木通　木瓜各五分　皂角子四分

水二盅，煎一盅服之，一日三服。

气虚，加人参七分。血虚，加当归七分。忌清茶，牛、羊、鸡、鹅、鱼肉、烧酒、房欲等件。

【方歌】搜风解毒汤倒发，初肿拘急骨痛加，土苓白鲜银花薏，皂角防风通木瓜。

化毒散

生大黄—两　穿山甲炙　当归尾　各五钱　白僵蚕炒三钱　蜈蚣炙黄，一条

共研末，每服二钱，温酒调下，一日二服。

【方歌】化毒散医结毒盛，破秽气实筋骨疼，大黄山甲僵归尾，蜈蚣研末酒调成。

猪胰子汤

猪胰子切碎，一两　黄芪盐水炒　金银花各三钱　当归　白芍酒炒，各一钱五分　天花粉

贝母去心研　穿山甲炙，研　白鲜皮　青风藤
白芷　木瓜　皂刺　甘草节各一钱　黄瓜蒌连仁
研烂，一个　防己七分　鳖虱胡麻炒，研，二钱

　　白色土茯苓四两，河水四大碗，煎汤三
碗，去滓，将群药入汤内，煎一大碗，通口
服；胃弱者分为二服。日三服。

　　【方歌】猪胰汤治结毒虚，归芍天花蒌贝
芪，胡麻银甲鲜藤芷，木瓜己刺草芩宜。

西圣复煎丸

　　乳香　没药　孩儿茶　丁香各一两　血竭
阿魏　白花蛇各四钱　飞罗面炒焦黄色，一斤

　　共研细，炼蜜六两，煎滚香油四两，大枣
肉二十枚，捣膏共和为丸，如弹子大，每服一
丸；土茯苓二两，水二盅，煎至一盅；将药丸
入内，再煎至半盅，澄去渣温服。

　　【方歌】西圣复煎丸结毒，肿块经年服自
无，乳没儿茶丁血竭，阿魏白蛇面炒胡。

结毒紫金丹

　　龟板放炭火上炙焦，用白酒浆涂之再炙，以焦黄
为度，研末，二两　朱砂六钱　石决明用九孔大者，
煅红，童便淬一次，六钱

　　各研极细末，共和匀，烂米饭为丸，麻子
大。每服一钱，量病上、下，食前后服之。筋
骨疼痛酒下；腐烂者土茯苓汤下。

　　【方歌】结毒紫金丹龟板，石决朱砂米饭

丸，年久毒攻鼻损破，土苓汤服臭烂痊。

天麻饼子

天麻　薄荷　甘松　白附子去皮　白芷
苍术米泔水浸，炒　川芎　川乌汤泡，去皮　草乌
汤泡，去皮　防风　细辛　甘草生，各一钱　雄
黄　全蝎各三钱

上为细末，寒食面打糊为丸，如豌豆大，
捻作饼子。每服二三十饼，葱白煎汤送下。

【方歌】天麻饼子薄甘松，雄黄白附芷苍
芎，川草乌蝎防细草，结毒攻巅头痛平。

通鼻散

葫芦壳烧灰　石钟乳　胆矾　冰片各等分

共为末，吹入鼻内，出黄水，日吹二三
次，三二日即通。

【方歌】通鼻散吹结毒证，毒塞鼻中息不
通，石钟乳与葫芦壳，胆矾冰片等 分同。

硫黄不二散

硫黄一钱　靛花一分

共研细，用凉水一酒盅调服。

【方歌】硫黄不二毒攻喉，腐臭烂蚀痛不
休，凉水调服疼立止，靛花少兑不须忧。

结毒灵药

水银一两　朱砂　硫黄　雄黄各三钱

共研细，入阳城罐内，泥固铁盏，梁兜固
紧封口，其火候俱按红升丹之炼法，火毕，次

日取出盏底灵药约有一两五六钱。治寻常腐烂之证，灵药五钱、轻粉五钱，同研细，小罐盛收，以纱封之；临用时，甘草汤洗净患处，将罐倒悬，纱眼内筛药患上，油纸盖之。男妇咽喉烂者，灵药一钱，加人中白二分，研细吹之，日用三次。

【方歌】结毒灵药化腐方，水银朱砂硫雄黄，共研入罐用泥固，兜紧火升三炷香。

铅回散

黑铅铜杓化开，倾入水中，取起再化再倾，以铅化尽为度，澄去水，将铅灰倾在三重纸上，下用灰收干水气，铅灰日中晒干，半斤　硫黄

各等分，共研细，每服一钱，温酒调服，至重者，不过三次即效。

【方歌】铅回散疗筋骨痛，寒触结毒夜间重，铅化成灰兑硫黄，每服五钱酒调送。

五宝散方见下部疳疮

碧云散方见头部风伤目

结毒紫金膏方见胫部臁疮

赤白游风

要诀　赤白游风如粟形，浮肿焮热痒兼疼，表虚风袭怫郁久，血赤气白热化成。

【解释】此证发于肌肤，游走无定，起如云片，浮肿焮热，痛痒相兼，高累如粟。由脾

肺燥热，而兼表虚腠理不密，风邪袭入，怫郁日久，与热相搏，则化热益盛而成。滞于血分者，则发赤色；滞在气分者，则发白色，故名赤白游风也。初俱宜荆防败毒散疏解之。赤者次服四物消风饮；白者次服补中益气汤，加防风、蝉蜕、僵蚕、生何首乌治之。初俱用牛肉片贴之，猪羊俱可。游走太速者，砭之；定停者，以真君妙贴散鸡子清调敷。其看顺逆之法，与丹毒门参考。忌鱼腥、鸡、鹅、动风燥血之物，犯则难愈。

四物消风饮

生地<small>三钱</small>　当归<small>二钱</small>　荆芥　防风<small>各一钱五分</small>　赤芍　川芎　白鲜皮　蝉蜕　薄荷<small>各一钱</small>　独活　柴胡<small>各七分</small>

红枣肉二枚，水二盅，煎八分，去渣服。

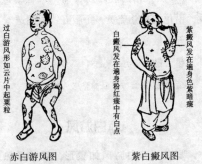

赤白游风图　　　　紫白癜风图

【方歌】四物消风饮调荣，血滋风减赤色平，荆防鲜蝉兼独活，柴薄红枣水煎浓。

荆防败毒散 见项部脑疽

补中益气汤 见溃疡门

真君妙贴散 见肿疡门

紫白癜风

要诀 紫白癜风无痒痛，白因气滞紫血凝，热体风侵湿相搏，毛窍闭塞发斑形。

【解释】此证俗名汗斑，有紫、白二种。紫因血滞，白因气滞。总由热体风邪、湿气侵入毛孔，与气血凝滞，毛窍闭塞而成。多生面项，癜点游走，延蔓成片，初无痛痒，久之微痒。初起宜万灵丹汗之，次以胡麻丸常服；外用密陀僧散擦患处，令汗出，风湿自解。古今治法虽多，取效甚少。得此证者当忌鱼腥、煎炒、火酒、动风发物。

胡麻丸

大胡麻四两 苦参 防风 石菖蒲 威灵仙各二两 白附子 独活各一两 甘草生，五钱

上为细末，白酒浆和丸，如绿豆大。每服二钱，形瘦者一钱五分，食后临卧白滚水送下。

【方歌】胡麻丸治紫白癜，除去风湿不致延，苦参白附防风草，菖蒲独活威灵仙。

密陀僧散

雄黄 硫黄 蛇床子各二钱 密陀僧 石

黄各一钱　轻粉五分

共研末，醋调搽患上。

【方歌】密陀僧散风湿患，入腠成癞紫白斑，雄硫轻粉蛇床子，石黄共末醋搽痊。

万灵丹 见肿疡门

白驳风

白驳风生面颈间，风邪相搏白点癜，甚延遍身无痛痒，治宜消风涂脂痊。

【解释】此证自面及颈项，肉色忽然变白，状类癜点，并不痒痛，由风邪相搏于皮肤，致令气血失和。施治宜早，若因循日久，甚者延及遍身。初服浮萍丸，次服苍耳膏；外以穿山甲片先刮患处，至燥痛，取鳗鲡鱼脂，日三涂之。一方取树孔中水温洗之，洗后捣桂心、牡蛎等分为末，面油调涂，日三夜一俱效。

浮萍丸

紫背浮萍 取大者洗净，晒干

研细末，炼蜜为丸，如弹子大。每服一丸，豆淋酒送下。

豆淋酒法

黑豆半升，炒烟起，冲入醇酒三斤，浸一日夜，去豆，用酒送药。

【方歌】浮萍丸治白驳应，晒干紫背大浮萍，蜜丸弹状豆酒服，专能发表散邪风。

苍耳膏

苍耳鲜者，连根带叶取五七十斤，洗净

切碎，入大锅内煮烂，取汁，绢滤过，再熬成膏，磁罐盛之。用时以桑木匙挑一匙，噙口内，用黄酒送下。服后有风处，必出小疮如豆粒大，此风毒出也，刺破出汁尽即愈。忌猪肉。

【方歌】苍耳风邪侵皮肤，气血失和白驳生，连根带叶鲜苍耳，洗净熬膏酒服灵。

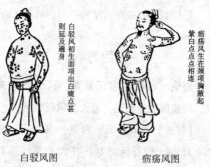

白驳风初生面项出白癜点甚则延及遍身

疬疡风生在颈项胸腋起紫白点点相连

白驳风图　　　　疬疡风图

疬疡风

要诀　疬疡风从皮肤生，颈项胸腋无痒疼，紫白点点不开大，皮肤风邪热结成。

【解释】此证发于皮肤，多生颈项胸腋，其色紫白，点点相连亦无痒疼，较白驳形圆，不延蔓开大。由风邪郁热皮肤，居久不散而成斯疾。宜服乌蛇散，外用羊蹄草根，共硫黄蘸醋于锈铁片上研浓汁，日涂二三次效。

乌蛇散

乌蛇酒浸三两　羌活　防风　黄芩　苦参各
二两　人参　沙参　丹参　玄参　栀子仁生
桂心　秦艽　木通　犀角屑　白蒺藜　升麻
枳壳麸炒　白鲜皮　川芎各一两

共研细末，每二钱，食远温酒调服。忌
鸡、猪、鱼、蒜、面食、热物之类。

【方歌】乌蛇疬疡风热淫，羌活防风芎五
参，栀桂秦艽通犀角，蒺藜升枳白鲜芩。

丹毒

要诀　丹毒名多云片形，风火湿寒肉分
凝，胸腹四肢分顺逆，清火消风砭敷灵。

【解释】孙真人云：丹毒一名天火，肉中
忽有赤色，如丹涂之状，其大如掌，甚者遍
身，有痒有痛，而无定处，丹名虽多，其理则
一也。形如鸡冠，名鸡冠丹；若皮涩起如麻豆
粒者，名茱萸丹。亦有水丹，遍身起疱，遇水湿
搏之，透露黄色，恍如有水在皮中，此虽小疾，
能令人死，须当速治，不可忽也。色赤者，诸书
谓之赤游丹；色白者，为水丹，小儿多生之。但
有干、湿、痒、痛之殊，有夹湿、夹风、夹寒之
别。诸丹总属心火、三焦风邪而成，如色赤而干，
发热作痒，形如云片者即名赤游丹，属血分有火

而受风也。毒盛者，服蓝叶散；毒轻者宜导赤汤加薄荷叶、独活服之。如初起白㿀，渐透黄色，光亮胀坠，破流黄水，湿烂多痛者，名水丹，又名风丹，多生腿膝，属脾肺有热而夹湿也，宜防己散主之。亦有起白㿀，无热无痛，游走不定者，由火毒未发，肌肤外受寒郁，名为冷㿀，宜服乌药顺气散，外用姜擦。凡丹形初见，即用牛、羊精肉片贴之，甚则用砭法，令出紫血；色重不散者，以柏叶散敷之。又方：芸薹叶研末，靛青调敷甚效。诸丹本于火邪，其势暴速，自胸腹走于四肢者顺；从四肢攻于胸腹者逆。

蓝叶散

蓝叶晒干　川芎　赤芍　知母　生地　白芷　川升麻　柴胡　葛根　杏仁炒，去皮、尖　甘草生，各一钱　石膏煅　栀子仁各五分

共捣粗末，每用八钱，新汲水二盅，煎八分，去渣服。热甚，加黄芩、玄参。

【方歌】蓝叶散却赤游丹，皆因血热风邪缠，芎芍知膏生地芷，升麻柴葛杏栀甘。

防己散

防己三两　朴硝一两　犀角镑　川芎　黄芩黄芪　川升麻各一钱

共捣粗末，每用五钱，加竹叶三十片，新汲水二盅，煎八分服。

【方歌】防己丹毒始白㿀，渐黄亮痛湿热

原，朴硝犀角芎芩共，芪与升麻竹叶煎。

乌药顺气散

乌药　橘红各二钱　枳壳麸炒　白芷　桔梗

防风　僵蚕炒　独活　川芎生五分

水二盅，生姜三片，煎八分服。

【方歌】乌药顺气枳橘红，芷桔风僵独草芎，冷瘰游行无热痛，因毒未发受寒风。

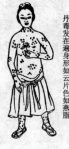

丹毒发在遍身形如云片色如燕脂

丹毒图

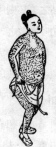

粟疮生在遍身形如红粟作痒

粟疮图

导赤汤见口部口糜

柏叶散见腰部缠腰火丹

粟疮作痒

要诀　粟疮痒证属火生，风邪乘皮起粟形，风为火化能作痒，通圣苦参及消风。

【解释】凡诸疮作痒，皆属心火。火邪内郁，表虚之人，感受风邪，袭入皮肤，风遇火化作痒，致起疮疡形如粟粒，其色红，搔之愈痒，久而不瘥，亦能消耗血液，肤如蛇皮。初服防风通圣散加枳壳、蝉蜕，血燥遇晚痒甚，夜不寐者，宜服消风散，外敷二味拔毒散。若年深日久，肤如蛇皮者，宜常服皂角苦参丸，外用猪脂油二两、苦杏仁一两捣泥，抹之自效。

皂角苦参丸

苦参一斤　荆芥十二两　白芷　大风子肉　防风各六两　大皂角　川芎　当归　何首乌生　大胡麻　枸杞子　牛蒡子炒　威灵仙　全蝎　白附子　蒺藜炒，去刺　独活　川牛膝各五两　草乌汤泡，去皮　苍术米泔水浸，炒　连翘去心　天麻　蔓荆子　羌活　青风藤　甘草　杜仲酥炙，各三两　白花蛇切片，酥油炙黄　缩砂仁炒，各二两　人参一两

共研细末，醋打老米糊为丸，如梧桐子大。每服三四十丸，温酒食前后任下。避风忌口为要。

【方歌】皂角苦参粟疮痒，久似蛇皮肤难当，芎归何首胡麻芷，大风枸杞草乌苍，翘蒡威灵蝎白附，蒺藜天麻独蔓羌，白蛇风藤甘杜仲，人参牛膝缩荆防。

防风通灵散见头部秃疮

消风散见项部钮扣风

二味拔毒散见肿疡门

枯筋箭

要诀 枯筋箭由肝失荣，筋气外发赤豆形，破突筋头如花蕊，或系或灸便成功。

【解释】此证一名疣子，由肝失血养，以致筋气外发。初起如赤豆，枯则微槁，日久破裂，钻出筋头，蓬松枯槁，如花之蕊，多生于手足胸乳之间。根蒂细小者，宜用药线齐根系

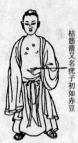

枯筋箭又名疣子初如赤豆

枯筋箭图

紧，七日后其患自落，以月白珍珠散掺之，其疤收敛。根大顶小者，用铜钱一文套疣子上，以草纸穰代艾连灸三壮，其患枯落，疣形若大，用草纸蘸湿，套在疣上灸之。

药线 见臀部痔疮

月白珍珠散 见溃疡门

发无定处（下）

疥疮

要诀 疥疮干湿虫砂脓，各经蕴毒风化成，治论上下分肥瘦，清风利湿兼杀虫。

【解释】此证有干、湿、虫、砂、脓之分，其形虽有五种，总由各经蕴毒，日久生火，兼受风湿，化生斯疾，或传染而生。凡疥先从手丫生起，绕遍周身，瘙痒无度。如肺经燥盛，则生干疥，瘙痒皮枯，而起白屑；如脾经湿盛，则生湿疥，臖肿作痛，破津黄水，甚流黑汁；如肝经风盛，则生虫疥，瘙痒彻骨，挠不知疼；如心血凝滞，则生砂疥，形如细砂，嫩赤痒痛，抓之有水；如肾经湿热，则生脓窠疥，形如豆粒，便利作痒，脓清淡白；或脾经湿盛，亦生脓窠疥，但顶含稠脓，痒疼相兼为异。疥虽有余之证，而体虚之人亦生，以便秘为实，便利为虚。亦有虚而便燥者，如风秘则便燥，血分枯燥则便涩。又在疮形色重色淡，及脉息之有力、无力辨之。初起有余之人，俱宜防风通圣散服之，虚者服荆防败毒散透发之。及形势已定，则无论虚实，干疥服消风散，湿疥服苍术膏，虫疥服芦荟丸，砂疥服犀角饮子，脓窠疥服秦艽丸，经久不愈血燥者，服当归饮子。外治：干疥者，擦绣球丸；湿者，擦臭灵丹，润燥杀虫俱效。疥生上体多者，偏风热盛；下体多者偏风湿盛。肥人多风湿，瘦人多血热，详辨治之。

苍术膏

南苍术切片，入砂锅内水煮减半，取汁再加水煮如前，以术无味为度，并汁一处，用小砂锅再煎，如干一寸加汁一寸，煎成膏，加蜂蜜四两和匀，十斤

每服二羹匙，空心，白滚水调服。

【方歌】苍术膏医湿疥疮，切片入锅煮取汤，熬膏加蜜空心服，湿除热散胜群方。

犀角饮子

犀角镑　赤芍　甘菊花　玄参　木通　赤小豆炒　石菖蒲各一钱五分　甘草生，一钱

生姜三片，水二盅，煎八分服。

【方歌】犀角饮子砂疥生，痒疼色赤出心经，芍菊玄参通赤豆，菖蒲姜草水煎成。

秦艽丸

秦艽　苦参　大黄酒蒸　黄芪各二两　防风漏芦　黄连各一两五钱　乌蛇肉酒浸，焙干，五钱

共为细末，炼蜜为丸，如梧桐子大。每服三十丸，食后温酒送下。

【方歌】秦艽丸服脓疥愈，清热痒除疮自

去，苦参大黄风漏芦，乌蛇黄连芪蜜聚。

当归饮子

当归　生地　白芍酒炒　川芎　何首乌
荆芥　防风　白蒺藜各一钱　黄芪　甘草生，各
五分

水二盅，煎八分，食远服。

【方歌】当归饮子脓疥久，痒添血燥不能
除，四物黄芪何首草，荆防蒺入风自疏。

绣球丸

川椒　轻粉　樟脑　雄黄　枯白矾　水银
各二钱　大风子肉另研，一百枚

共研细末，同大风子肉再碾匀，加柏油一
两，化开和药，搅匀作丸，以二掌合搓，如圆
眼大。先以鼻闻，次擦患处。

【方歌】绣球丸用椒轻粉，樟脑雄黄矾水
银，大风子研柏油兑，干疥搓擦效如神。

臭灵丹

硫黄末　油核桃　生猪脂油各一两　水银
一钱

捣膏，用擦患外。

【方歌】臭灵丹擦脓湿疥，硫黄末共油核
桃，生猪脂油各一两，水银一钱同捣膏。

防风通圣散见头部秃疮

荆防败毒散见项部脑疽

消风散见项部钮扣风

芦荟丸见牙齿部牙蚀

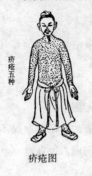

疥疮五种

疥疮图

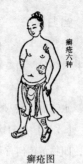

癣疮六种

癣疮图

癣

要诀 癣证情形有六般，风热湿虫是根原，干湿风牛松刀癣，春生桃花面上旋。

【解释】此证总由风热湿邪，侵袭皮肤，郁久风盛，则化为虫，是以搔痒之无休也。其名有六：一曰干癣，搔痒则起白屑，索然凋枯；二曰湿癣，搔痒则出黏汁，浸淫如虫形；三曰风癣，即年久不愈之顽癣也，搔则痹顽，不知痛痒；四曰牛皮癣，状如牛领之皮，厚而且坚；五曰松皮癣，状如苍松之皮，红白斑点相连，时时作痒；六曰刀癣，轮廓全无，纵横不定。总以杀虫渗湿，消毒之药敷之。轻者羊蹄根散，久顽者必效散搽之。亦有脾、肺风湿过盛肿而痛者，宜服散风苦参丸，解散风湿，其肿痛即消。又有面上风癣，初如痦瘤，或渐成细疮，时作痛痒，发于春月，又名吹花癣，即俗所谓桃花癣也，妇女多有之。此由肺、胃风热，随阳气上升而成，宜服疏风清热饮，外用消风玉容散，每日洗之自效。

羊蹄根散

羊蹄根_{末，八钱} 枯白矾_{二钱}

共研匀，米醋调擦癣处。

【方歌】羊蹄根散敷诸癣，羊蹄根共枯白矾，二味研末加米醋，搽患渗湿痒可痊。

必效散

川槿皮_{四两} 海桐皮 大黄_{各二两} 百药煎_{一两四钱} 巴豆_{去油，一钱五分} 斑蝥_{全用，一个} 雄黄 轻粉_{各四钱}

共研极细末，用阴阳水调药，将癣抓损，薄敷，药干必待自落。

【方歌】必效大黄百药煎，川槿海桐巴豆斑，雄黄轻粉阴阳水，调搽诸癣久年顽。

散风苦参丸

苦参_{四两} 大黄_{炒香} 独活 防风 枳壳_{麸炒} 玄参 黄连_{各二两} 黄芩 栀子_生 菊花_{各一两}

共研细末，炼蜜为丸，如梧桐子大，每服三十丸，食后白滚水送下，日用三服，茶酒任下。

【方歌】散风苦参风湿盛，癣疮多痒肿痛

兼，大黄芩独防风枳，玄参栀子菊黄连。

疏风清热饮

苦参酒浸，蒸晒九次，炒黄，二钱　全蝎土炒　皂刺　猪牙皂角　防风　荆芥穗　金银花　蝉蜕炒，各一钱

酒、水各一盅，加葱白三寸，煎一盅，去渣，热服，忌发物。

【方歌】疏风清热风癣患，时作痛痒极缠绵，苦参蝎刺猪牙皂，防风荆芥银花蝉。

消风玉容散

绿豆面三两　白菊花　白附子　白芷各一两　熬白食盐五钱

共研细末，加冰片五分，再研匀收贮。每日洗面以代肥皂。

【方歌】消风玉容绿豆面，菊花白附芷食盐，研加冰片代肥皂，风除癣去最为先。

黄水疮

要诀　黄水疮如粟米形，起时作痒破时疼，外因风邪内湿热，黄水浸淫更复生。

【解释】此证初如粟米，而痒兼痛，破流黄水，浸淫成片，随处可生。由脾胃湿热，外受风邪，相搏而成。宜服升麻消毒饮，热甚外用青蛤散敷之，湿盛碧玉散敷之即效，痂厚用香油润之，忌用水洗。

升麻消毒饮

当归尾　赤芍　金银花　连翘去心　牛蒡
子炒　栀子生　羌活　白芷　红花　防风　甘
草生　升麻　桔梗

每味用二钱为大剂，一钱五分为中剂，一
钱为小剂。水二盅，煎八分，食远热服。

如疮生头面，减去归尾、红花。

【方歌】升麻消毒却风湿，归芍银花翘蒡
栀，羌芷红花防草桔，黄水浸淫服渐失。

青蛤散 见鼻部鼻蟨疮

碧玉散 见面部燕窝疮

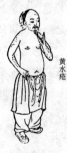

黄水疮

黄水疮图

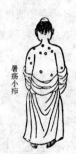

暑疡小疖

暑令疡毒小疖图

暑令疡毒小疖

要诀　暑令疡疖焮肿疼，头晕口苦背肌
红，较之痛疽发热异，不分日夜似火攻。

【解释】此证系暑令所生疡毒小疖。初发
背心肌肤红晕，次生肿痛，发热无时，日夜不

止，兼头目晕眩，口苦舌干，心烦背热，肢体倦怠。初宜荆防败毒散加藿香、黄连、石膏服之，外治按痈疽肿疡、溃疡门。

荆防败毒散见项部脑疽

瘴疽

要诀　瘴疽因受山瘴毒，伏藏久痛附筋骨，初黑次青如拳打，急砭恶血后脓熟。

【解释】此证因受山岚瘴气，伏藏筋骨之间，年月久远，令人痛附筋骨，始发黑色，顽痹如木石。其毒附着于筋骨，重按方知微痛，五七日后毒势涌出浮肿，次变青色，如拳打之状，寒战似疟，头颤口偏，手足厥逆，黑睛紧小。始见黑色时，急用砭法，令出恶血，随服不换金正气散加羚羊角以泄邪毒，次按痈疽肿疡、溃疡治法。脓熟溃黄白脓为顺，出黑汁者险。

不换金正气散。

苍术米泔水浸，炒　厚朴姜制　陈皮　藿香半夏曲炒，各二钱　甘草炙，一钱

水二盅，生姜五片，红枣二枚，煎一盅，去渣，稍热服。忌生冷、油腻。

【方歌】正气散因山瘴感，伏久生疽身战寒，平胃散加半夏曲，藿香姜枣服平安。

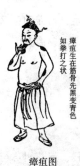

瘴疽生在筋骨先黑变青色
如拳打之状

瘴疽图

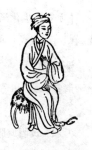

产后痈疽图

产后痈疽

要诀 产后痈疽最属险，七情之伤六淫感，瘀血稽留成痈疽，势溃托里不宜缓。

【解释】此证因产后气血经络俱虚，或因七情所伤，或因六淫所感，与瘀血相稽而成，最属险候。法宜大补，扶助根本，兼活瘀生新为要，其客病以末治之。初服生化汤，随证加减，以消毒；有表邪服清魂散，有里热服回生丹。势欲溃脓时，急宜托里，迟则恐毒内陷。药味宜和平纯善，最忌汗下峻剂。其余肿溃治法，俱按痈疽肿疡、溃疡门。

生化汤

当归八钱　川芎四钱　姜炭　甘草炙，各四分　桃仁去皮尖，研泥，十粒

水一盅半，煎六分，加无灰酒一小杯和服。

【方歌】生化汤宜产后疝，通滞和荣又补虚，归芎姜炭炙甘草，桃仁酒服善消瘀。

清魂散

荆芥一钱 川芎五分 人参 甘草炙 泽兰叶各三分

为末，黄酒调服。

【方歌】清魂产后风邪侵，荆芥川芎与人参，炙甘泽兰同作剂，能疏表证效通神。

回生丹

黑豆煮熟取汁三碗，去豆，三升 红花炒黄色，入醇酒，大壶同煮三五滚，去红花用汁，三两 生大黄研末，一斤 苏木锉，用河水五碗煎汁三碗，去渣，二两

先将大黄末，以好米醋三四碗搅匀，文武火熬成膏，如此二遍；次下红花酒、苏木汤、黑豆汁共熬成膏，离火再入后药：

当归 熟地 川芎 白茯苓 延胡索 乌药 香附 蒲黄 牛膝 桃仁另研 苍术米泔水浸，炒，各二两 白芍酒炒 甘草炙 羌活 山萸肉酒浸 三棱 陈皮 地榆 木香 五灵脂各五钱 人参 白术土炒 青皮 木瓜各三钱 良姜四钱 乳香 没药各一钱

共研细末，用大黄膏为丸，如弹子大。每服一丸，黄酒炖化，通口服。

【方歌】回生产后存恶露，致发痈疽服可

逐，除热活瘀荣卫和，红花大黄豆苏木，八珍
羌萸棱延胡，乌药青陈榆香附，乳没蒲黄良膝
瓜，木香灵脂桃苍术。

翻花疮 无图

要诀 翻花疮因溃后生，头大蒂小努菌
形，虽无痛痒触流血，血燥肝虚怒气成。

【解释】 此证因生疮溃后，胬肉自疮口突
出，其状如菌，头大蒂小，愈努愈翻，虽不大
痛、大痒，误有触损，流血不住，久则亏虚。
总由肝虚、怒气血燥而成。宜服逍遥散，外用
乌梅煅灰、轻粉各等分，研末撒之；或马齿苋
煅灰，猪脂调敷，俱效。

逍遥散 见背部上搭手

血风疮

要诀 血风疮证生遍身，粟形搔痒脂水
淫，肝肺脾经风湿热，久郁燥痒抓血津。

【解释】 此证由肝、脾二经湿热，外受风
邪，袭于皮肤，郁于肺经，致遍身生疮。形如
粟米，搔痒无度，抓破时，津脂水浸淫成片，
令人烦躁、口渴、搔痒，日轻夜甚。宜服消风
散，外敷雄黄解毒散。若日久风邪郁在肌肤，
则耗血生火，搔痒倍增，夜不得寐，挠破津
血，心烦，大便燥秘，咽干不渴，此属火燥血

短。宜服地黄饮，外擦黄连膏、润肌膏，合而用之悉效。兼忌椒、酒、鸡、鹅、动风等物。

雄黄解毒散

雄黄　寒水石煅，各一两　白矾生，四两

共研细末，滚水调敷。

【方歌】雄黄解毒寒水石，白矾四两共研之，血风疮生粟米痒，滚水调敷渗毒湿。

地黄饮

生地　熟地　何首乌生，各三钱　当归二钱
丹皮　黑参　白蒺藜炒，去刺　僵蚕炒各一钱五分
红花　甘草生，各五分

水煎，早晚服。

【方歌】地黄饮治血风疮，痒盛不眠血燥伤，首乌丹皮生熟地，黑参归蒺草红僵。

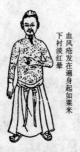

血风疮发在遍身起如粟米下衬淡红晕

血风疮图

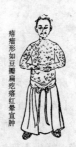

痞瘤形如豆瓣扁疙瘩红晕宜肿

痞瘤图

消风散 见项部钮扣风

黄连膏 见鼻部鼻疮

润肌膏 见头部白屑风

痞癗

要诀 痞癗汗出中邪风，状类豆瓣扁瘤形，日痒秦艽汤宜服，夜重当归饮服宁。

【解释】此证俗名鬼饭疙瘩。由汗出受风，或露卧乘凉，风邪多中表虚之人，初起皮肤作痒，次发扁疙瘩，形如豆瓣，堆累成片。日痒甚者，宜服秦艽牛蒡汤；夜痒重者，宜当归饮子服之。外用烧酒浸百部，以蓝布蘸酒擦之，谨避风凉自效。

秦艽牛蒡汤

秦艽一钱五分　牛蒡子炒，研　枳壳麸炒　麻黄蜜炙　犀角镑　黄芩　防风　甘草生　黑参　升麻各一钱

水二盅，煎八分服。

【方歌】秦艽牛蒡风留肤，痞癗生如麻豆形，枳壳麻黄犀角镑，黄芩风草黑参升。

当归饮子 见疥疮

浸淫疮

要诀 浸淫疮发火湿风，黄水浸淫似疥形，蔓延成片痒不止，治宜清热并消风。

【解释】此证初生如疥，瘙痒无时，蔓延不止，抓津黄水，浸淫成片，由心火、脾湿受风而成。经云：岁火太过，甚则身热，肌肤浸

淫。仲景云：从口流向四肢者顺，四肢流入口者逆。初服升麻消毒饮加苍术、川黄连。抓破津血者，宜服消风散；外搽青蛤散即愈。若脉迟不食，黄水不止，此属脾败，不治之证也。

升麻消毒饮 见黄水疮

消风散 见项部钮扣风

青蛤散 见鼻部鼻䘌疮

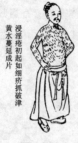

浸淫疮初起如细疥抓破津黄水蔓延成片

浸淫疮图

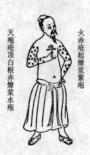

天疱疮顶白根赤燎浆水疱

火赤疮起燎浆紫疱

火赤疮图

火赤疮

要诀 火赤疮由时气生，燎浆水疱遍身成，治分上下风湿热，泻心清脾自可宁。

【解释】此证由心火妄动，或感酷暑时临，火邪入肺，伏结而成。初起小如芡实，大如棋子，燎浆水疱，色赤者为火赤疮；若顶白根赤，名天疱疮。俱延及遍身，焮热疼痛，未破不坚，疱破毒水津烂不臭。上体多生者，属风热盛，宜服解毒泻心汤；下体多生者，属湿热盛，宜服清脾除湿饮。未破者，俱宜蚰蜒拔毒散敷之；已破者，俱宜石珍散撒之，清其湿热，破烂自干，甚效。

解毒泻心汤

黄芩　黄连　牛蒡子炒研　知母　石膏煅　栀子生　防风　玄参　荆芥　滑石各一钱　木通　甘草生各五分

水二盅，灯心二十根，煎八分，食远服。

【方歌】解毒泻心汤火赤，芩连牛蒡木通知，石膏栀子防风草，玄参荆芥与滑石。

清脾除湿饮

赤茯苓　白术土炒　苍术米泔浸，炒　黄芩　生地黄　麦冬去心　栀子生，研　泽泻　甘草生　连翘去心　茵陈蒿　枳壳麸炒　玄明粉各一钱

水二盅，竹叶二十片，灯心二十根，煎八分，食前服。

【方歌】清脾除湿天疱疾，赤苓二术芩生地，麦冬栀泻草连翘，茵陈玄明同作剂。

石珍散

轻粉　石膏煅，各一两　黄柏末　青黛各三钱

共研匀，先以甘草汤洗净疮处，再用此药撒之。

【方歌】石珍散去火邪害，天疱破撒自康泰，一两轻粉煅石膏，三钱黄柏加青黛。

蝌蚪拔毒散见肿疡门

猫眼疮

要诀 猫眼疮名取象形，痛痒不常无血脓，光芒闪烁如猫眼，脾经湿热外寒凝。

【解释】此证一名寒疮，每生于面及遍身，由脾经久郁湿热，复被外寒凝结而成。初起形如猫眼，光彩闪烁，无脓无血，但痛痒不常，久则近胫。宜服清肌渗湿汤，外敷真君妙贴散，兼多食鸡、鱼、蒜、韭，忌食鲇鱼、蟹、虾而愈。

清肌渗湿汤

苍术_{米泔水浸，炒} 厚朴_{姜汁炒} 陈皮 甘草_生 柴胡 木通 泽泻 白芷 升麻 白术_{土炒} 栀子_生 黄连各一钱

水二盅，生姜三片，灯心二十根，煎至八分，温服。

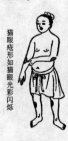

猫眼疮形如猫眼光彩闪烁

猫眼疮图

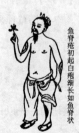

鱼脊疮初起白疱渐长如鱼脊状

鱼脊疮图

【方歌】清肌渗湿疮猫眼，脾湿热郁外寒缠，平胃柴胡通泻芷，升麻白术栀黄连。

真君妙贴散见肿疡门

鱼脊疮

要诀　鱼脊疮由虚人成，感受湿热皮间凝，虚寒发缓疱津水，灸变稠脓阳气生。

【解释】此证形如鱼脊，由阳气虚寒之人，复感湿热结滞而成。多生筋骨之间，以阳气虚寒，故发长缓慢，只在皮肤坚凝臖痛。初起白疱，渐长状如鱼脊，破津黄水，正

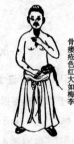

骨瘘疮色红大如梅李

骨瘘疮图

脓生迟。初治无论已破未破，宜蒜片艾灸，以通阳气；外用真君妙贴散，香油调敷，宜服内补十宣散。得稠脓色鲜者为顺，若灸之不应，色暗腐烂，出臭水者逆。其次内外治法，俱按痈疽溃疡门。

真君妙贴散见肿疡门

内补十宣散见胸部癭瘰痈

骨痿疮

骨痿疮开粟豆红，渐如梅李火毒成，脓血不出痛不止，治同疔法即成功。

【解释】此证初生，形如粟豆，色红渐大，如梅如李，由火毒而成。血不出，脓不生，痛亦不止，久则延及遍身。内外治法与疔门参考。

风疳 无图

要诀　风疳证如风癣形，破流黄水痒微疼，由于风湿客谷道，如圣膏搽功即成。

【解释】此证由风湿客于谷道而成，形如风癣作痒，破流黄水，浸淫遍体，微疼，宜用如圣膏搽之即愈。

如圣膏

当归五钱　巴豆去壳三钱

香油八两，将二药炸枯，去渣；入黄蜡三两，化尽离火，绢滤净，将凝，入轻粉二钱，搅匀搽之。

【方歌】如圣膏用归巴豆，二味一同入香油，炸枯加蜡添轻粉，凝搽风疳功即收。

血疳

要诀　血疳形如紫疥疮，痛痒时作血多

伤，证因风热闭腠理，消风散功最强。

【解释】此证由风热闭塞腠理而成，形如紫疥，痛痒时作，血燥多热，宜服消风散。

消风散 见项部钮扣风

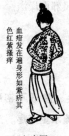

血疕发在遍身形如紫疥其色红紫搔痒

血疕图

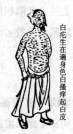

白疕生在遍身色白搔痒起白皮

白疕疮图

白疕

要诀 白疕之形如疹疥，色白而痒多不快，固由风邪客皮肤，亦由血燥难荣外。

【解释】此证俗名蛇虱。生于皮肤，形如疹疥，色白而痒，搔起白皮，由风邪客于皮肤，血燥不能荣养所致。初服防风通圣散，次服搜风顺气丸，以猪脂、苦杏仁等分共捣，绢包擦之俱效。

搜风顺气丸

大黄酒浸，蒸晒九次，五两　车前子酒炒　山萸肉　山药炒　牛膝酒浸　菟丝子酒煮　独活　火麻仁微火焙，去壳　槟榔　枳壳麸炒　郁李仁

滚水浸，去皮，各二两　　羌活一两

上为末，炼蜜和丸，如梧桐子。每服三十丸，茶、酒任下，早晚各一服。

【方歌】搜风顺气车前子，莤药大黄膝菟丝，羌独火麻榔枳郁，服去风邪血燥滋。

防风通圣散 见头部秃疮

漆疮

要诀　漆疮感受漆毒生，腠理不密肿焮红，初发觉痒后发疹，皮破流水更兼疼。

【解释】此证由人之腠理不密，感漆辛热之毒而生。初发面痒而肿，抓之渐似瘾疹，色红，遍传肢体焮痛，皮破烂斑流水，甚者寒热交作。宜韭菜汁调三白散涂之，内服化斑解毒汤。忌浴热水，戒油腻厚味发物。或用神曲研为末，生蟹黄调涂患处尤效。

三白散

铅粉一两　　轻粉五钱　　石膏煅，三钱

共研匀，韭菜汁调敷，纸盖。如无韭菜汁，凉水调亦可

【方歌】三白散敷漆疮消，轻粉铅粉煅石膏，去热解毒功效速，研匀须用韭汁调。

化斑解毒汤 见肋部内发丹毒

血箭

要诀　血箭毛孔射出血，心火炽迫血乱行，桃花散用凉水敷，再涂金墨即能停。

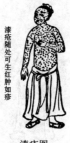

漆疮随处可生红肿如疹

漆疮图

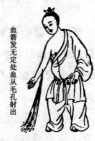

血箭发无定处血从毛孔射出

血箭图

【解释】　此证一名肌衄，由心肺火盛，逼血从毛孔中射出如箭。宜服凉血地黄汤，外用桃花散，以凉水调敷；或用金墨研末，醋调凉涂，其血即止。

凉血地黄汤

生地三钱　黄连　当归各一钱五分　甘草　栀子生，研　玄参各一钱　黄芩二钱

水二盅，煎八分，量病上下服之。

【方歌】凉血地黄心火盛，毛孔血溢不归经，黄连归草芩栀子，玄参煎服效通灵。

桃花散

白石灰半升，用水泼成末，与大黄片一两五钱同炒，以灰变红色为度；去大黄，将石灰

筛细，用凉水调敷。

【方歌】桃花止血最为良，一两五钱生大黄，半升石灰相并炒，去军研筛水调强。

血痣

要诀 血痣初起似痣形，渐大如豆其色红，揩破外皮流鲜血，肝经怒火郁血成。

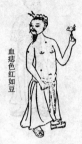

血痣色红如豆

血痣图

【解释】此证由肝经怒火、郁血而成。初起如痣色红，渐大如豆，触破时流鲜血，用花蕊石散撒之。血已止，宜冰螄散枯去本痣，以月白珍珠散搽，太乙膏盖贴，生皮即愈。血出甚者，服凉血地黄汤，兼戒厚味发物。

花蕊石散

花蕊石火煅，入童便淬之七次，五钱 草乌 南星 白芷 厚朴 紫苏 羌活 没药 轻粉 龙骨煅 细辛 檀香 苏木 乳香 蛇含石火煅，童便淬三次 当归 降真香各二钱 麝香三分

共为细末，罐收；临用时，撒于患处。

【方歌】花蕊石散止血强，草乌星芷厚苏羌，没轻龙骨细檀麝，苏木乳归含降香。

冰螄散 即冰螺捻研末。见乳部乳岩

月白珍珠散 _{见溃疡门}

凉血地黄汤 _{见血箭}

太乙膏 _{见溃疡门}

胺痛 _{无图}

要诀 胺痛本于寒气侵，郁在肌肤痛连心，衣触手捺无皮状，法宜椒酒绵温熨。

【解释】此证系暴寒侵袭肌肤之中，寒郁不行，偶犯衣触或以手捺，疼痛连心，似乎如无皮之状。法宜胡椒四钱，烧酒四两，共入瓷碗内，重汤炖煮，以软绵蘸酒，温熨熨痛处即效。

疮口误入毒水 _{无图}

要诀 疮溃误入污水毒，或伤诸刺痛至骨，金蝉散煅敷疮内，毒水流尽刺亦出。

【解释】疮溃误入皂角、驴马尿粪，一切污秽毒水入疮，或木刺伤着于疮内，焮肿疼痛至骨者，先以温水洗疮拭干，再用金蝉散煅炼妥协，撒于疮内，外以加味太乙膏盖之，良久毒水流尽，有刺亦自出矣。

金蝉散

大干蛤蟆_{一个}　胡椒_{十五粒}　皂角子_{七粒}

上用干锅，入药在内，瓦盖锅口，慢火煅至烟尽，取出存性，研为细末取用。

【方歌】金蝉溃疮受毒水，肿痛或因木刺伤，蛤蟆胡椒皂角子，火煅烟尽研撒良。

加味太乙膏 见溃疡门

诸疮生蝇蛆 无图

要诀 夏月诸疮臭腐烂，蝇众生蛆治勿慢，蝉花散服可除之，蛆化为水蝇畏散。

【解释】夏用诸疮溃烂腐臭，或孤单及懒惰之人，失于洗浴，积脓污秽，苍蝇闻秽丛聚，以致生蛆，宜急服蝉花散，蛆尽化水而出，蝇亦不敢近疮。婴儿痘烂生疽者，亦服前药，外用寒水石细末掺之，又治疮脓忽臭。有冬月溃疮生蛆者，系阴湿之所化也。宜海参为末撒之，或皂矾飞过为末撒之，其蛆亦化为水。

蝉花散

蛇蜕 火烧存性，研末，一两　蝉蜕　青黛各五钱　细辛二钱五分

上为末，每服用三钱，黄酒调服，日用二服。

【方歌】蝉花散疗诸疮秽，夏月生蛆蝇近围，蛇蜕细辛蝉蜕黛，酒调蛆化蝇畏飞。

杂证部

跌扑

要诀 跌扑之证属寻常，复元活血汤最良，已破亡血八珍服，未破血瘀大成汤。

【解释】此证有已破、未破之分，亡血、瘀血之别。如寻常跌扑，微伤皮肉，疼痛未破者，以复元活血汤散瘀活血；若损伤筋骨，血流过多不止者，即为亡血，急用花蕊石散干撒止血，内服八珍汤，加酒炙骨碎补、续断、红花；若从高跌坠，未曾损破皮肉者，必有瘀血流注脏腑，人必昏沉不醒，二便秘结，当以大成汤通利二便，其人自醒。若便利不醒者，灌独参汤救之。

大成汤

大黄三钱 朴硝 枳壳麸炒，各二钱 厚朴姜炒 当归 红花 木通 苏木 陈皮 甘草生，各一钱

水二盅，煎八分，不拘时服。服后二时不行，渣再煎，加蜜三匙冲服。

【方歌】大成活瘀便立通，硝黄枳壳厚归红，木通苏木陈皮草，煎服不行加蜜冲。

复元活血汤

当归尾二钱　柴胡一钱五分　穿山甲炙，研

红花　瓜蒌仁各七分　甘草五分　桃仁十七个

大黄三钱

水二盅，酒二盅，煎一盅。食远服，以利
为度。

【方歌】复元活血跌扑证，恶血流瘀积滞
疼，山甲柴红瓜蒌草，桃仁归尾大黄行。

花蕊石散见发无定处血痣

八珍汤　独参汤俱见溃疡门

金疮

要诀　金疮须宜验伤痕，轻伤皮肉重伤
筋，外撒如圣桃花散，血多八珍汤独参。

【解释】此证有金刃伤、箭镞伤、磁锋伤。
须看伤痕深浅，轻者皮肉破损，血流不住，以
桃花散撒之；重者筋断血飞，系大脉已伤，用
如圣金刀散撒上，以绢帛扎住，止而复流，再
撒。若药痂过厚拘痛者，以生肌玉红膏涂伤
处；外贴陀僧膏，长筋止痛生肌治之。无论轻
重伤破出血，初服三黄宝蜡丸；伤破微出血
者，服黎洞丸；若出血过多，其人面黄眼黑，
不可专攻瘀血，宜用八珍汤；甚者独参汤，先
固根本，二方俱加苏木、红花，兼调瘀血。此
证虽系好肉暴伤，然验脉法形证，亦可以定生

死。如伤血过多，脉见虚、细、沉、小、和缓者生，若脉见浮、洪、数、大、实、虚促者死。被伤入肺者二七死，左胁下伤内者，肠全断者，少腹下伤内者，伤处繁多者，老人左股压碎者，伤破阴子者，肩内耳后伤透于内者，死。凡伤天窗穴与眉角，脑后臂里跳脉，髀内阴股，两乳上下，心下鸠尾，及五脏六腑之输者，皆死。脑后出髓而不能语，目睛直视，喉中沸声，口急唾出，两手妄举者，亦死。又有腹皮损破肠出者，看肠若仅伤一半者，可治，先以大麦煮粥，取浓汁，温洗其肠，以桑皮尖茸为线，蘸花蕊石散，缝肠伤口，急于缝处涂活鸡冠血，随以清油涂肠令润，将肠轻轻纳入腹内；外用生人长发密缝腹伤口之里肉，留外皮撒月白珍珠散，以待生肌敛口。若伤口大者，不能外缝，以陀僧膏护贴，候自溃脓，即按溃疡门治法。缝后勿惊笑，以米饮少少饮之，渐增，待二十日后，再吃浓粥，调理而愈。

三黄宝蜡丸

藤黄制法见黎洞丸内，四两　天竹黄无真者，九转南星代之　红芽大戟　刘寄奴　血竭各三两　孩儿茶　雄黄各三两　朴硝一两　当归尾一两五钱　铅粉　汞即水银　乳香　麝香各三钱　琥珀二钱

各研极细末，称准和一处，将水银同铅

粉，在铁锅内，火上热研成末，入前药内，共研匀；用炼净黄蜡二十四两，放瓷器内，坐滚水中化开，将药入内搅匀。病重者每丸一钱，病轻者每丸五分，热黄酒调服；倘受伤至重，连服数次，服药后，饮酒出汗更妙。又治一切恶疮，以香油化开，敷之甚效。

【方歌】三黄宝蜡琥天竹，大戟儿茶硝寄奴，雄竭藤黄铅粉汞，乳归麝碾去其粗。蜡丸黄酒热调服，外治恶疮油化敷，能疗金疮伤损证，续筋瘀散痛全无。

黎洞丸

三七　生大黄　阿魏　孩儿茶　天竹黄　血竭　乳香　没药各二两　雄黄一两　山羊血无真者，以小子羊鲜心血代之，五钱　冰片　麝香　牛黄各二钱五分　以上各研细末　藤黄以秋荷叶露泡之，隔汤煮十余次，去浮沉，取中，将山羊血拌入，晒干，二两

取秋露水化藤黄，拌药捣千余下，如干，加炼蜜少许，为丸，重一钱，黄蜡封固。每用一丸，黄酒化服；外敷亦用黄酒磨涂此药。如在夏天修和，取天落水拌之为丸。

【方歌】黎洞金疮跌扑伤，发背痈疽诸恶疮，瘰疬刑伤疯犬咬，蜂蛇蝎毒服敷良。三七大黄冰麝魏，儿茶天竹藤黄，羊血牛雄黄乳没，秋露和丸酒化强。

桃花散见发无定处血箭

如圣金刀散见足部脱疽

生肌玉红膏　陀僧膏　八珍汤　独参汤

月白珍珠散俱见溃疡门

花蕊石散见发无定处血瘀

箭头入肉 附：毒箭

要诀　箭头入肉钳不出，解骨丸纳羊脂敷，燋铜毒箭金汁解，射罔中人蓝汁涂。

【解释】箭头嵌入肉内，钳不出者，宜解骨丸纳伤口内，外用羊肾脂细嚼贴之。觉痒忍之，极痒箭头渐冒，撼动拔出，即以人尿洗之，贴陀僧膏，日换，伤口自敛。又有毒箭二种，交广蛮夷用燋铜作箭镞甚毒，人若中之，才伤皮肉，便闷脓沸烂而死，急饮金汁，外亦用金汁抹之。若金汁一时不得，即灌人粪汁并外敷之，非此不能解毒也。又一种以毒药喂箭，名为射罔，人若中之甚毒，急用葛氏方，用蓝锭汁一碗灌之，外亦用涂抹伤处；一法用大豆、猪、羊血，内服外敷，解毒亦效。又箭镞不出者，捣鼠肝涂之，或鼠脑捣涂即出。

解骨丸

蜣螂研　雄黄研　象牙末各等分

共和匀，炼蜜为丸，如黍米大，纳伤口处。

【方歌】解骨丸能拔箭镞，蜣螂雄黄功效

速，象牙末加蜜炼丸，大如黍米纳伤处。

陀僧膏 见溃疡门

铁针入肉

要诀 铁针入肉随气游，走向心胸险可愁；乌鸦翎灰酒调服，膏贴针出始免忧。

【解释】凡铁针误入肉中，无眼者不动，有眼者随气游走，若走向心窝胸膛者险。急用乌鸦翎数根，炙焦黄色，研细末，酒调服一钱或二钱俱可；外用神圣膏贴三五次，其针自出。前法用在一二日间效。

神圣膏

用车脂辇油，不拘多少，研如膏，调磁石末，摊纸上，如钱许，贴之，每日二换。

铁针误入咽喉

要诀 误吞铁针入咽喉，急饮蛤蟆血数头，针不即吐筲箕散，或食饴糖出不留。

【解释】铁针误入咽喉，无药可施，宜用癞蛤蟆数个，将头剁去，倒垂流血，以碗接之，得一杯许，灌入喉中，移时连针吐出，针自软曲。一方用旧筲箕煅存性，研末，每服三钱，黄酒调服，亦能化针，或用饴糖一斤，食尽便出。

误吞铜钱

要诀 误吞铜钱虽无疼，久留腹中病必成，荸荠能化坚为软，多食无伤可化铜。

【解释】误吞铜钱，多食荸荠，即能化坚为软。若误吞铁、骨等物，肠中不能转送觉坠者，多食青菜、猪脂，自然送入大肠，与粪同出甚效。

骨鲠咽喉

要诀 骨鲠咽喉最可忧，吐咽刺痛碍咽喉；鱼骨须用鸭涎灌，兽骨狗涎灌即廖。

【解释】此证由咽物急迫，骨鲠于咽喉，妨碍饮食，吐咽刺痛，宜急治之。然有鱼骨、兽骨之分，误吞鱼骨者，用河中养蓄活鸭，倒挂垂涎，以磁碗接下，令患人仰卧频灌，其骨尽化；误吞兽骨者，用狗一只，倒挂接涎，如前法频灌，其骨尽化，俱效。若失治，咽喉肿痛溃脓，宜用冰硼散吹之，不可妄服凉药。若骨势大者，与饮食难下，饿倒胃气者，俱属难救。

冰硼散 见口部鹅口疮

杖疮

要诀 杖疮须宜看其形，已破未破要分

明，清凉拈痛膏破用，敷之消肿并止疼。未破
瘀血须当砭，汤剂急宜用大成，玉红膏贴瘀腐
痛，搽之新肉自然生。

【解释】此疮有已破、未破之分。已破者，
随杖后用清凉拈痛膏敷之，疼肿即消；未破瘀
血内攻者，急宜砭去瘀血，内服大成汤，便通
自愈。如伤处瘀腐作疼者，生肌玉红膏搽之，
自然腐化新生，其效甚捷。

清凉拈痛膏

如意金黄散一两，加樟脑末三钱和匀，又
用生白石灰块三四斤许，以水泡开，水高石灰
二三指，露一宿，将石灰面上浮起油水结如云
片者，轻轻带水起入碗内，用水一盅，对香油
一盅，竹箸搅百转，自成稠膏，调前药稀稠得
所。不用汤洗，遍敷伤处，纸盖布扎，夏月一
日，冬月二日，方用葱汤淋洗干净，仍再敷
之，以肿消痛止为度。

【方歌】清凉拈痛金黄散，加入樟脑末三
钱，杖疮破后多疼痛，石灰水油调敷痊。

大成汤 见跌扑

生肌玉红膏 见溃疡门

如意金黄散 见肿疡门

夹伤

要诀 夹伤禁用药贴敷，朱砂烧酒可调

涂，琼液散服随饮醉，肿势必消痛自除。复受重刑溃破者，代杖汤药速宜图，气血弱者当大补，六真膏贴痛即无。

【解释】夹伤即挤伤也。禁用敷药、膏药及泥涂等法，恐后必作肿成脓。受刑初，宜服代杖丹以护心，随用银朱或朱砂末，烧酒调敷伤处；再著一人，以手十指尖轻啄患者脚心，先觉痒，次觉疼为止；次著一二人，以笔管于患者脚面上，轻轻赶之，助通血脉，候伤处凹者突起，四围肿大为度。即服琼液散，随饮至醉，次日揩去所敷银朱，只用洗杖伤汤，日烫二三次；次日再服琼液散，其肿自消，痛即止矣。如复受重刑，以致破溃者，外贴琼液膏，内服代杖汤，继宜大补气血，易于收功。生肌时，换贴六真膏，其效甚捷。

代杖丹

丁香　苏木　蚯蚓去土　无名异　丹皮
肉桂　木鳖子　乳香　没药　自然铜火煅, 醋淬
七次, 各一两

上为末，炼蜜和丸，二钱重。用一丸，黄酒化下。

【方歌】代杖护心血不攻，丁香苏木蚓无名，丹皮肉桂木鳖子，乳香没药自然铜。

琼液散

闹羊花择去梗蒂蕊叶, 洗去灰沙, 晒干, 砂锅

微焙

为末，每服五分，壮者七分。先饮醇酒至半酣，次用调药服下，再饮至大醉为度，静卧勿语，语则发麻。至次日其麻方解，消肿止疼，其功甚捷。连服三五次，弱者间一日再服。

【方歌】琼液散消瘀血滞，预酌酒至半酣时，闹羊花末调服下，琼浆复饮醉如痴。

洗杖汤

陈皮　透骨草　南星　天门冬　地骨皮

天灵盖各五钱　象皮切碎，一两

水煎浸洗，日三二次。

【方歌】洗杖汤陈透骨星，天冬地骨共天灵，象皮水煎日勤洗，夹伤消肿又除疼。

琼液膏

当归尾　闹羊花　红花　白芷　蒲黄各二两

香油一斤，浸药七日，炸枯去渣；入白蜡、黄蜡各一两，溶化尽，绢滤净；稍温再入冰片六分，没药、乳香末各六钱，搅匀摊贴。

【方歌】琼液膏贴夹伤破，归闹红花芷蒲黄，油炸又下白黄蜡，再加冰片没乳香。

代杖汤

乳香　没药　苏木各二钱　蒲黄　木通

枳壳麸炒　甘草生　当归尾　丹皮　木耳　穿

山甲炙，研，各一钱　土木鳖焙，五个

酒、水煎服。

【方歌】代杖汤医夹伤验，乳没蒲黄通枳甘，归尾丹皮鳖木耳，酒煎苏木炙穿山。

六真膏

樟脑三两　孩儿茶　滴乳香　血竭　没药
三七各三钱

共为末，用猪脂油十二两，碗盛水煮化，将药入油内，和匀摊贴。

【方歌】六真膏贴夹杖伤，樟脑儿茶滴乳香，竭没三七脂油化，和敷诸疮也相当。

竹木刺入肉

要诀　诸刺入肉系外伤，蝼蛄捣涂最为良，如刺已出仍作痛，再涂蝼蛄即无妨。

【解释】诸刺入肉，外伤之证也。软浅者，以针拨出；硬深者，捣蝼蛄涂之，少时即出。如刺已出，而仍作痛者，再以蝼蛄涂之即愈。

破伤风

要诀　皮肉损破外伤风，初觉牙关噤不松，甚则角弓反张状，吐涎抽搐不时宁。四因动静惊溃审，陷缩神昏不语凶。在表宜汗里宜下，半表半里以和平。

【解释】此证由破伤皮肉，风邪袭入经络。

初起先发寒热，牙关噤急，甚则身如角弓反张之状，口吐涎沫，四肢抽搐，无有宁时，不省人事，伤口锈涩。然伤风有四：因动受、静受、惊受、疮溃后受，皆可伤风。动而受者，怒则气上，其人跳跃，皮肉触破，虽被风伤，风入在表，因气血鼓旺，不致深入，属轻。静受者，起作和平之时，气不充鼓，偶被破伤，风邪易于入里，属重。惊受者，惊则气陷，偶被伤破，风邪随气直陷入里，多致不救属逆。若风邪传入阴经者，则身凉自汗，伤处反觉平塌陷缩，甚则神昏不语，喝口舌短，其证贵乎早治，当分风邪在表、在里，或半表半里，以施汗、下、和三法。如邪在表者，寒热拘急，口噤咬牙，宜服千里奔散，或雄鼠散汗之；次以蜈蚣星风散频服，追尽臭汗。如邪在里者，则惊而抽搐，脏腑秘涩，宜江鳔丸下之。如邪在半表半里无汗者，宜羌麻汤主之。若头汗多出，而身无汗者，不可发汗，宜榆丁散和之；若自汗不止，二便秘赤者，宜大芎黄汤主之。又有发表太过，脏腑虽和，自汗不止者，宜防风当归散服之。发表之后，表热不止者，宜小芎黄汤服之。攻里之后，里热不止，宜瓜石汤服之。若伤时血出过多，不可再汗，宜当归地黄汤主之。至于生疮溃后受风者，因生疮，溃而未合，失于调护，风邪乘虚侵入疮口，先从疮围起粟作痒，重则牙紧，项软，下视，不宜发汗，误汗令人成痉，当以参归养荣汤加僵蚕主之，先固根本，风邪自定。若手足战掉不已者，宜朱砂指甲散主之；若痰盛抽搐身凉者，宜黑花蛇散主之。外治之法，遇初破之时，一二日间，当用灸法，令汗出其风邪方解。若日数已多，即禁用灸法，宜羊尾油煮微熟，绢包乘热熨破处，数换，拔尽风邪，未尽者，次日再熨，兼用漱口水洗之，日敷玉真散，至破口不锈生脓时，换贴生肌玉红膏，缓缓收敛。

【按】刘完素只论三阳汗、下、和三法，而不论三阴者，盖风邪传入阴经，其证已危，如腹满自利，口燥咽干，舌卷囊缩等类，皆无可生之证，故置而不论也。

千里奔散

用行远路骡蹄心，阴阳瓦煅存性，研细。每服三钱，热黄酒冲服。

【方歌】千里奔散破伤风，口噤拘急寒热攻，骡蹄火煅存性研，每服三钱黄酒冲。

雄鼠散

活雄鼠一枚，用铁线缚绕，阴阳瓦煅存性，研为细末。作一服，热黄酒调下。

【方歌】雄鼠破伤风居表，活鼠一枚铁线绕，阴阳瓦煅存性研，酒调尽服风邪了。

蜈蚣星风散

蜈蚣二条　江鳔三钱　南星　防风各二钱

五分

共研细末，每用二钱，黄酒调服，一日二服。

【方歌】蜈蚣星风邪未散，搜风发汗去风源，南星江鳔防风末，酒服经络自通宜。

江鳔丸

天麻　雄黄各一钱　蜈蚣二条　江鳔　僵蚕炒　野鸽粪炒，各五分

共研细末，作两分，一分饭丸如梧桐子，朱砂为衣；一分加巴豆霜二分五厘，饭丸如梧桐子大。每用朱砂药二十丸，加巴豆药一丸，二服加二丸，白滚水送下，至便利为度；再服朱砂药，病愈即止。

【方歌】江鳔破伤风入里，惊兼抽搐下之宜，天麻蜈蚣僵鸽粪，雄黄巴霜丸朱衣。

羌麻汤

羌活　麻黄　川芎　防风　枳壳麸炒　白茯苓　石膏煅　黄芩　细辛　甘菊花　蔓荆子前胡　甘草生，各七分　白芷　薄荷各五分

生姜三片，水二盅，煎八分服。

【方歌】羌麻汤芎风枳壳，苓芷石膏芩薄荷，细辛菊蔓前甘草，发汗破伤风即瘥。

榆丁散

防风　地榆　紫花地丁　马齿苋各五钱

共研细末，每服三钱，温米汤调下。

【方歌】榆丁破伤风为患，头汗身无不宜散，此药米汤服解和，防榆地丁马齿苋。

大芎黄汤

黄芩　羌活　大黄各二钱　川芎一钱
水煎服，以微利为度。

【方歌】大芎黄治破伤风，汗多便秘小水红，水煎黄芩与羌活，大黄切片共川芎。

防风当归散

防风　当归　川芎　生地各二钱五分
水煎服。

【方歌】防风当归表太过，脏腑虽调汗出多，只将四味水煎服，川芎生地共相和。

小芎黄汤

川芎三钱　黄芩二钱　甘草生，五分
水煎温服。

【方歌】小芎黄汤发散后，表热犹存用此医，芎芩甘草煎温服，退热除根神效奇。

瓜石汤

瓜蒌仁九钱　滑石一钱五分　苍术米泔水浸，炒　南星　赤芍　陈皮各一钱　白芷　黄柏　黄芩　黄连各五分　甘草生，二分
生姜三片，水三盅，煎一盅服之。

【方歌】瓜石芍芷柏芩连，苍术南星陈草煎，医治破伤风下后，热犹不解服之痊。

当归地黄汤

当归　熟地　川芎　藁本　白芍_{酒炒}　防
风　白芷_{各一钱}　细辛_{五分}

水煎服。

【方歌】当归地黄芎藁本，白芍防风芷细
辛，破伤之时血出甚，服此滋荣风不侵。

参归养荣汤

人参　当归　川芎　白芍_{酒炒}　熟地　白
术_{土炒}　白茯苓　陈皮_{各一钱}　甘草_{炙，五分}

生姜三片，红枣肉二枚，水煎服。

【方歌】参归养荣荣卫虚，溃疮失护风邪
居，生姜三片二枚枣，八珍汤内入陈皮。

朱砂指甲散

人手足指甲_{烧存性用，六钱}　朱砂　南星
独活_{各二钱}

共研细末，每用四钱，热黄酒调下。

【方歌】朱砂指甲散神效，破伤风侵手足
摇，每用四钱热酒服，南星独活指甲烧。

黑花蛇散

麻黄_{炙，一两}　黑花蛇_{即乌蛇，酒浸，六钱}
天麻　白附子　干姜　川芎　附子_制　草乌_{泡，}
_{去皮，各五钱}　蝎梢_{二钱五分}

共研细末，每服一钱，热黄酒调下，日
二服。

【方歌】黑花蛇散蝎麻黄，天麻白附子干

姜，川芎附子草乌泡，善却风痰医破伤。

玉真散

白芷　南星　白附子　天麻　羌活　防风
各一两

共研细末，唾津调浓，敷伤处。如破伤风初起，角弓反张，牙关紧急，每用三钱，热童便调服亦妙。

【方歌】玉真散芷共南星，白附天麻羌活风，破伤风袭传经络，热酒调服立奏功。

生肌玉红膏 见溃疡门

发痉

要诀　溃疡发痉类破伤，有汗为柔无汗刚，脓血出多成此证，补正驱邪要审详。

【解释】此证势类破伤风，牙紧体强，肢搐背反，有汗曰柔痉，无汗曰刚痉，由溃疡亡血过多所致。治宜大补气血，以十全大补汤加钩藤钩、栀子、天麻。服之不应者，服独参汤；手足逆冷加桂、附，误作风痉，汗之则危。

十全大补汤　独参汤 俱见溃疡门

汤火伤

要诀　汤烫火烧皮烂疼，疱起挑破使毒轻，烦躁作呕防毒陷，便秘神昏气喘凶。

【解释】此证系好肉暴伤，汤烫火烧，皮肤疼痛，外起燎疱。即将疱挑破，放出毒水，使毒轻也。其证虽属外因，然形势必分轻重。轻者施治应手而愈，重者防火毒热气攻里，令人烦躁，作呕，便秘，甚则神昏闷绝，初伤用冷烧酒一盅，于无意中望患者胸前一泼，被吃一惊，其气必一吸一呵，则内之热毒，随呵而出矣。仍作烦闷者，以新童便灌之。外初用清凉膏涂之，解毒止痛，不致臭烂；次以罂粟膏涂之。痛止生脓时，换黄连膏贴之收敛。火毒攻里者，宜四顺清凉饮服之，务令二便通利，则毒热必解。初终禁用冷水、井泥浸淹伤处，恐热毒伏于内，寒滞束于外，致令皮肉臭烂，神昏便秘，端肩气喘，多致不救。外花炮火药烘燎者，治法同前。

罂粟膏

罂粟花十五朵，无花以壳代之

香油四两，将罂粟炸枯，滤净，入白蜡三钱溶化尽，倾入碗内，待将凝之时，下轻粉二钱，搅匀炖水中，令冷取出。临用时，抿脚挑膏，手心中捺化，搽于伤处，绵纸盖之，日换二次，其痛自止。次日用软帛挹净腐皮，再搽之。

【方歌】罂粟膏医汤火烧，香油罂粟共煎熬，白蜡更兼真轻粉，患上搽涂痛即消。

清凉膏

水泼开石灰末一升，加水四碗，搅浑澄清；取清汁一碗，加香油一碗，以筷顺搅数百转，其稠黏如糊，用鸡翎蘸扫伤处。

黄连膏 见鼻部鼻疮

四顺清凉饮 见面部痄腮

冻疮

要诀 冻疮触犯严寒伤，气血肌肉硬肿僵，凉水揉温觉热散，大忌烘火立成疮。

【解释】此证由触犯严寒之气，伤及皮肉着冻，以致气血凝结，肌肉硬肿，僵木不知痛痒。即在着冻之处，垫衣揉搓，令气血活动；次用凉水频洗觉热，僵木处通活如故则已。若日久冻僵，疙瘩不散，用冰一块，绢包熨之，以僵疙瘩化尽为度，此从治之法也。若暴冻即着热，或进暖屋，或用火烘汤泡，必致肉死损形，轻则溃烂，重则骨脱筋连，急剪去筋，否则浸淫好肉。初治宜人参养荣汤，加醇酒服之；溃烂者，外按痈疽溃疡治法。亦有经年不愈者，用独胜膏敷之甚效。

独胜膏

于六月初六、十六、二十六日，用独头蒜杵烂，日中晒热，涂于冻发之处，即于日中晒干。忌患处著水。

人参养荣汤见溃疡门

人咬伤

要诀 人咬系受牙毒伤，肿痛臭烂异寻常，始终惟宜童便洗，蟾酥条饼功最良。

【解释】此伤由人牙齿食用炙煿之物，渐渍有毒，故一受其伤，则肿痛臭烂，异于寻常。初咬时，用热童便浸伤处，洗去牙黄污血，贴蟾酥饼，以万应膏盖之，出微脓即愈。若失治，则烂痛发肿，仍用童便浸洗；次用油纸捻点火，于患处熏之，良久插蟾酥条如伤口大，作饼罨上，万应膏盖之。俟肿消时，用葱白二两，甘草五钱，水煎，日洗一次，换生肌玉红膏，盖贴万应膏收口。一法：随于咬后，即用童便洗之，大粪涂之；肿溃时，人中黄熬汤时洗。较诸治法尤觉神效。

蟾酥饼 蟾酥条俱见疔疮门

万应膏 生肌玉红膏俱见溃疡门

熊虎狼伤人

要诀 熊虎狼伤致成疮，内外服洗葛根汤，青布燃熏铁汤洗，独窠栗子嚼涂伤。

【解释】熊、虎、狼牙爪，伤人皮肉成疮者，初宜葛根浓煎，内服一二盅，外洗日十度；或煮生铁有味者洗之。又用青布急卷为

绳，燃着纳竹筒中，注疮口熏之出毒水；次宜
独窠栗子，生嚼涂伤口效。

马咬伤

要诀 马咬伤时损肌肉，栗子嚼烂敷患
处，若逢毒气入里者，马齿苋汤速宜服。

【解释】此伤用栗子嚼烂敷之。毒气入里，
心烦呕闷者，马齿苋煎汤，饮之即效；外用马
鞭子挽手及鞭穗，煅灰存性，研末，猪脂捣合
贴之，俱效。

疯犬咬伤

要诀 疯犬咬伤毒最深，刺吮粪灸尿洗
淋，顶心红发当拔去，三年禁忌保终身。

【解释】犬因五脏受毒而成疯犬，故经其
咬，必致伤人，九死一生之证也。初被咬时，
急就咬处刺令出毒血，以口含浆水吮洗伤处。
或以拔法拔之，或以人尿淋洗，拭干，即用核
桃壳半边，以人粪填满，罨在咬处，上着艾灸
之，壳焦粪干再易；灸至百壮，以玉真散唾津
调敷，次日再灸，渐灸至三五百壮为度。于初
灸时，即服扶危散，逐恶物血片，从小水中
出；若毒物血片堵塞茎中，致小水涩滞若淋
者，即服琥珀碧玉散，以通利之。被咬之人，
顶心有红发一根，速当拔去。一法：用豆豉研

末，香油调稠，丸如弹子大，常揩试所咬处；
掐开看豉丸内若有狗毛茸茸然，此系毒气已
出，易丸再揩，至无茸毛方止，甚效。始终禁
忌，必当慎重，终身忌食狗肉及蚕蛹、赤豆；
百日内忌见麻物，忌饮酒；三年内忌食一切毒
物及房事，可常食杏仁，以防其毒。若治迟，
犬毒入心，烦乱腹胀，口吐白沫者，用虎头
骨、虎牙、虎胫骨为末，酒调二钱服之；若发
狂叫唤，人声似犬声，眼神露白者逆。终始犯
禁忌者不救。

扶危散

斑蝥按日数用之。如犬咬已竟七日用七个，十日
用十个，去翅足，加糯米同炒，去米　滑石水飞，一
两　雄黄一钱　麝香二分

共研细末，每服一钱，温酒调下，不饮酒
者米汤调下。

【方歌】扶危散治疯犬咬，斑蝥糯米一同
炒，滑石雄黄与麝香，研加酒服毒即扫。

琥珀碧玉散

滑石六两　甘草一两　琥珀五钱　青黛八分

共研细末，每服三钱，灯心煎汤调下。

【方歌】琥珀碧玉用六一，黛珀同加研极
细，灯心汤调服三钱，滑涩能医小水利。

疯犬咬伤拔法

用砂烧酒壶两个，盛多半壶烧酒，先以一

壶上火令滚无声，倾去酒，即按在破伤疮口，拔出污黑血水，满则自落；再以次壶仍按疮口，轮流提拔，以尽为度，其证立愈。

玉真散<small>见破伤风</small>

马汗驴涎入疮

要诀 溃疮误犯马汗伤，焮痛紫肿疮四旁，急砭肿处出紫血，乌梅嚼烂涂敷良。患者烦热毒攻腹，强弱量服马苋汤，更有驴涎入疮者，冬瓜青皮末敷疮。

【解释】 此证系溃疮未合，误入马汗之毒，以致疮口四旁，忽复焮痛紫肿。宜急砭肿处，令出紫血，乌梅嚼烂涂于疮上。若患者烦闷发热，恐毒入腹，以致不救，急用醇酒浓煎马齿苋饮之，尽醉为效。但马齿苋其性寒滑，凡疮溃未合，气血未复，而又受此汗毒，必量人壮弱，用一两或五钱。更有驴涎入疮者，形证与马汗毒同，宜用冬瓜片下青皮，晒干研末敷之，熬汤洗之亦可；毒甚者，亦用马齿苋酒饮之立效。

蛇咬伤

要诀 蛇咬伤时即饮醋，仍宜用绳扎患处，再服五灵共雄黄，肿消口合自如故。

【解释】 凡被蛇咬伤者，即时饮好醋一二碗，使气不随血走，以绳扎伤处两头。若昏困，宜用五灵脂五钱，雄黄二钱五分，共为末，酒调二钱灌之。少时咬处出黄水，水尽则肿消，以雄黄末掺之，口合而愈。

蜈蚣咬伤

要诀 蜈蚣咬伤用雄鸡，倒控鸡涎手蘸之，抹搽伤处痛立止，甚饮鸡血最相宜。

【解释】此伤取雄鸡倒控少时，以手蘸鸡口内涎抹搽伤处，其痛立止；甚者，生鸡血乘热饮之，立效。

蝎螫　蚕咬

要诀 蝎螫急取大蜗牛，捣烂涂之痛立休；蚕咬须将苎根捣，取汁搽涂患即瘳。

【解释】凡蝎螫，取大蜗牛一个，捣烂涂之，其痛立止。一时不得蜗牛，即将螫处挤去毒水，急用膏药烤热贴之，亦能止痛。蚕咬者，用苎根捣汁涂之即愈。

射工伤

要诀 射工伤人必痒痛，甚则骨肉烂成疮，豆豉捣敷白芷洗，已烂海螵蛸末良。

【解释】射工，即树间杂毛虫也，又名瓦刺虫。人触着，则能放毛射人，初痒次痛，势如火燎，久则外痒内痛，骨肉皆烂，诸药罔效。用豆豉清油捣敷痛痒之处，少时则毛出可见，去豆豉用白芷煎汤洗之。如肉已烂，用海螵蛸末掺之，即愈。

蚯蚓伤

要诀 蚯蚓咬伤受毒气，眉髭脱落全无迹，法用盐汤频频洗，久则其毒自然去。

【解释】蚯蚓咬伤，即受蚯蚓之毒。令人眉髭皆落，状如大麻风，但夜则蚓鸣于体中为异耳。宜用盐汤频频洗之，其毒自去。

天蛇疮

要诀 天蛇疮发肌肤中，似癞非癞是其形，证因草内蜘蛛毒，复被露水侵始生。

【解释】此证生于肌肤，似癞非癞，是草中花蜘蛛螫伤，复被露水所侵而致。法宜秦艽一味煎汤，徐徐饮之；外敷二味拔毒散甚效。

二味拔毒散见肿疡门

蠼螋伤

要诀 蠼螋隐壁尿射人，误着皮肤水疱淫，痛如火烙如豆大，盐汤二味拔毒侵。

【解释】此虫一名多脚虫，藏于壁间，以尿射人。若误中其毒，令人皮肤起燎浆水疱，痛如火烙，初如饭糁，次如豆大。宜盐汤绵渫疮上，数换即消；甚则毒延遍身，搔痒不休，宜二味拔毒散敷之甚效。

二味拔毒散见肿疡门

百虫入耳

要诀　虫偶入耳勿惊慌，烧肉香气近耳旁，独坐夜灯引虫出，麻油滴耳使虫殃。

【解释】百虫偶然误入耳中（如蝇、蚊、小虫），以麻油数点滴入耳窍，虫即死取出。如蚰蜒等物入者，以肉炙香，置于耳旁，虫闻香自出。夜间暗入者，切勿惊慌响叫，逼虫内攻，宜端坐点灯光向耳窍，其虫见光自出。若对面有人，其虫不出，人皆旁避方效。

婴儿部

赤游丹毒

要诀 胎毒初患赤游丹，腹肢先后内外参，内服外贴兼砭血，红轻紫重黑难痊。

【解释】小儿赤游丹之证，皆由胎毒所致。欲发之时，先身热，啼叫，惊搐不宁，次生红晕，由小渐大，其色如丹，游走无定，起于背腹，流散四肢者顺；起于四肢，流入胸腹者逆。或初生之后，外用热水洗浴，兼以火烘衣物，触动内毒，遂成此证。治之者，先宜砭出恶血，看血色红者轻，紫者重，黑者死。次宜牛、羊肉片，遍贴红晕处，微干再易，俟肉片不干，换如意金黄散，用蓝靛清汁调敷。内初服大连翘饮，次服消毒犀角饮。大便秘结，加生大黄三五分；若烦躁、唇焦、面赤者，宜服五福化毒丹；若失治，毒气入里，腹胀坚硬，声音雌哑，吮乳不下咽者，宜服紫雪散下之。一二日间，身轻腹软，热退身凉，砭处肉活，乳哺如常者生，反此者不治。

大连翘饮

连翘去心　当归　赤芍　防风　木通　滑

石水飞　牛蒡子炒，研　蝉蜕去足、翅　瞿麦
石膏煅　荆芥　甘草生　柴胡　黄芩　栀子生，
研　车前子各五分

水二盅，灯心二十根，煎八分，子与乳母
同服。

【方歌】大连翘饮赤游丹，归芍防通滑蒡
蝉，瞿麦石膏荆芥草，柴芩栀子共车前。

消毒犀角饮

犀角镑　防风各一钱　甘草生，五分　黄连
生，三分

水二盅，灯心二十根，煎四分，徐徐
服之。

【方歌】消毒犀角饮黄连，防风甘草共和
煎，赤游丹毒啼惊搐，气粗身热服之安。

五福化毒丹

黑参　赤茯苓　桔梗各二两　牙硝　青黛
黄连　龙胆草各一两　甘草生，五钱　人参　朱
砂各三钱　冰片五分

共研细末，炼蜜为丸，如芡实大，金铂为
衣。每服一丸，薄荷、灯心煎汤化服。

【方歌】五福化毒清热速，疮瘤丹毒服即
除，参苓桔草硝冰黛，黄连胆草黑参朱。

如意金黄散见肿疡门

紫雪散见舌部重舌

胎瘤

要诀 婴儿初产患胎瘤，胎热瘀血是根由，色紫渐大熟透刺，放出脓汁自可瘳。

【解释】此证由胎前孕母积热，以致胞热，更兼血瘀滞结而成。多生头上及胸乳间，初如李核，渐大如馒，色紫微硬，漫肿不甚疼痛。婴儿初生即有者，候过满月熟透，方可针之，放出赤豆汁或脓水汁，其肿即消。初服五福化毒丹，兼贴黄连膏；溃贴生肌玉红膏，生肌敛口。若满月后生者，必待脓鼓熟透针之。若瘤皮含血丝者，详注于红丝瘤。

五福化毒丹 <small>见赤游丹毒</small>

黄连膏 <small>见鼻部鼻疮</small>

生肌玉红膏 <small>见溃疡门</small>

红丝瘤

要诀 婴儿初生红丝瘤，皮含血丝先天由，精中红丝肾伏火，相传患此终难瘳。

【解释】此证一名胎瘤，发无定处，由小渐大，婴儿落草，或一二岁之间患之。瘤皮色红，中含血丝，亦有自破者。治法虽同胎瘤，但此患由先天肾中伏火，精有血丝，以气相传，生子故有此疾，终变火证，溃处亦难收敛。

胎癥疮

要诀 癥疮始发头眉间，胎中血热受风缠，干痒白屑湿淫水，热极红晕类火丹。

【解释】此证生婴儿头顶，或生眉端，又名奶癣。痒起白屑，形如癣疥，由胎中血热，落草受风缠绵，此系干癥；有误用烫洗，皮肤起粟，搔痒无度，黄水浸淫，延及遍身，即成湿癥。俱服消风导赤汤，干者抹润肌膏；湿者用嫩黄柏头末，与滑石等分撒之。脓痂过厚，再以润肌膏润之。又有热极皮肤火热，红晕成片，游走状如火丹，治法不宜收敛，只宜外发，宜服五福化毒丹，亦以润肌膏抹之；痒甚者，俱用乌云膏搽之。乳母俱忌河海鱼腥、鸡、鹅、辛辣、动风、发物，缓缓自效。

消风导赤汤

生地 赤茯苓各一钱 牛蒡炒, 研 白鲜皮 金银花 南薄荷叶 木通各八分 黄连酒炒 甘草生, 各三分

灯心五十寸，水煎，徐徐服。

【方歌】消风导赤医胎瘀，疏风清热蒡黄连，白鲜生地赤苓薄，银花灯草木通甘。

乌云膏

松香末二两 硫黄末一两

研匀，香油拌如糊，摊南青布上少半指

厚，卷成条，线扎之，再用香油泡一日，取出刮去余油，以火点着一头，下用粗碗接之，布灰陆续剪去，取所滴药油，浸冷水内一宿，出火毒抹用。

【方歌】乌云膏搽胎瘰疮，油拌松香末硫黄，布摊卷扎香油泡，火燃去灰用油良。

润肌膏 见头部白屑风

五福化毒丹 见赤游丹毒

痘痈

痘痈毒留经络中，发无定处肿不红，留于肌肉为治易，结于骨节难成功。

【解释】此证因出大痘，浆灌不足，以致毒浆不得透发，留结经络之中，随处可生。小如李者为毒，大如桃者为痈，漫肿不红，亦无焮痛，身热多烦。若生单个者，毒在肌肉属顺，易治；连发数处者，船小载重属险；若结于骨节之间，或成对发出者，其毒已盛，溃破之后，渗泄气血，不能敛口属逆。初发不可强消，俱宜服透脓散，外敷乌龙膏；脓熟针之，加味太乙膏贴之；若气血虚弱者，兼服保元汤。溃后潮热全退，毒气方净，否则他处又发。忌生冷、硬面、发物。

保元汤

人参　白术土炒　当归　黄芪各一钱　甘草

炙，三分

生姜一片，红枣肉二枚，水二盅，煎八分，食远服。

【方歌】保元汤补真元气，脾胃虚弱服更宜，人参白术炙甘草，当归姜枣共黄芪。

透脓散　乌龙膏俱见肿疡门

加味太乙膏见溃疡门

葡萄疫

要诀　葡萄疫同葡萄状，感受疠疫郁凝生，遍身发点青紫色，毒攻牙齿类疳形。

【解释】此证多因婴儿感受疠疫之气，郁于皮肤，凝结而成。大小青紫斑点，色状若葡萄，发于遍身，惟腿胫居多；甚则邪毒攻胃，以致牙龈腐烂，臭味出血，形类牙疳，而青紫斑点，其色反淡，久则令人虚羸。初起宜服羚羊角散，久虚者，宜服胃脾汤，米泔水漱口。以非疳散日擦四五次即效。近见中年之人下虚者，亦患此证，治法同前。

羚羊角散

羚羊角镑　麦冬去心　黄芩　知母　牛蒡子炒，研　防风　玄参各八分　甘草生，二分

水二盅，淡竹叶十片，煎六分，食远服。

【方歌】羚羊角散麦冬芩，知蒡防风草玄参，葡萄疫发初宜服，煎加竹叶效如神。

胃脾汤

白术土炒　远志去心　麦冬去心　沙参　茯
神　陈皮各六分　五味子　甘草炙，各五分

水二盅，煎六分，食远服。虚弱自汗者，
去沙参，加人参、黄芪各五分。

【方歌】胃脾汤治葡萄疫，日久虚添羸弱
宜，术远麦冬五味子，沙参甘草茯陈皮。

非疳散

冰片四分　人中白煅，去臭气，存性　五倍
子炒茶褐色，存性，各一两

共研细末，先用米泔水漱口，后擦此药。

【方歌】非疳中白煅五倍，二味同研冰片
兑，医治诸疳患处擦，清热止疼去臭秽。

胎惊丹毒

胎惊丹毒面初生，形如水痘根微红，时出
时隐延颈项，继发丹毒赤游同。

【解释】此证因孕母受惊，传袭子胎。婴
儿初生之后，周岁以上，忽两眼胞红晕，面色
青黯，烦热夜啼，或面如燕脂，此属伏热在
内，散发于面，状如水痘，根脚微红，时出时
隐，延及颈项，继发丹毒。初用四圣散洗目，
其形色顺逆，治法皆同赤游丹。若此患延及胸
乳，痰喘抽搐，此属火毒攻里，防变惊风，宜
服百解散、五和汤救之。

四圣散

木贼　秦皮　红枣子　灯心　黄连各五钱

共研粗末，每用二钱，水一盏，煎七分，去渣，频洗两目。

【方歌】四圣散治热毒侵，木贼秦皮枣灯心，再入黄连研粗末，煎汤去渣洗目频。

百解散

干葛二两五钱　升麻　赤芍各二两　甘草生，一两五钱　黄芩一两　麻黄炙，七钱五分　肉桂拣薄者，刮去粗皮，二钱五分

共研粗末，每服二钱，水一盏，姜二片，葱一根，煎七分，不拘时温服。

【方歌】百解惊丹毒内攻，煎服不致变惊风，干葛麻黄芩桂草，升麻赤芍共姜葱。

五和汤

大黄　枳壳麸炒　甘草炙，各七钱五分　赤茯苓　当归酒洗，各五钱

共研粗末，每服二钱，水一盏，煎七分，不拘时服。

【方歌】五和甘草并当归，赤苓枳壳大黄随，惊丹延乳添抽搐，煎服火毒即刻推。

滞热丹毒

要诀　滞热丹毒赤游形，伤乳多食滞热生，较之赤游走缓慢，先宜消食次宜清。

【解释】此证初发，形若赤游丹，较之赤游丹游走缓慢。因婴儿乳食过多，不能运化，蕴热于内，达于肌表而生。发热面赤，口酸，舌有黄苔，宜服保和丸，先消食滞。若唇焦便秘者，宜一捻金服之；丹毒仍作者，宜犀角散服之。其余治法，俱按赤游丹。

保和丸

白茯苓　半夏制　山楂肉　神曲炒，各一两
陈皮　萝卜子炒　连翘去心，各五钱

上研细末，粥丸如梧桐子大。每服三十丸，白滚水化下。

【方歌】保和丸用茯苓夏，陈皮萝卜子山楂，神曲连翘丸水服，能消乳积效堪嘉。

一捻金

人参　大黄　黑丑　白丑　槟榔各等分
共为细末，每服一字，蜜水调下。

【方歌】一捻金医食火积，唇焦便秘服通利，大黄黑白丑人参，槟榔为末须加蜜。

犀角散

犀角屑　升麻　防己　山栀生　朴硝　黄芩　黄芪各一钱　牛黄五分

上为细末，每服五分，竹叶煎汤调下，量儿加减用之。

【方歌】犀角散消丹毒赤，升麻防己共山栀，硝芩黄芪牛黄末，竹叶汤调服无时。

婴儿疮疡

要诀 婴儿疮疡乳火成，因食厚味滞火凝，更兼六淫气感受，肿溃治法按疽疳。

【解释】凡婴儿生疮疡小疖，多由乳母七情之火，或过周岁能饮食者，由过食干焦厚味，而生滞火，更兼六淫之气感受，皆能成之。但发表、攻里、托里、消毒等法，及肿溃外治，俱按痈疽肿疡、溃疡门。婴儿纯阳，火证居多，非峻剂不能胜其病，但肌体脏腑柔脆，应效即止，不可过剂。

垂痈

要诀 婴儿垂痈上腭生，喉前结肿色红疼，积热凝结宜刺破，服五福丹抹冰硼。

【解释】此证生于喉前上腭，下垂如珠，红肿胀痛，不能吮乳。三四日后，宜用针刺一二分，放出脓血，其肿痛即减。由积热凝结而成，宜服五福化毒丹；兼用冰硼散，抹于痈处，日三抹之。乳母当忌鱼腥、辣物。

五福化毒丹 见赤游丹毒

冰硼散 见口部鹅口疮

胎风

要诀 胎风初起皮色红，状如汤泼火烧同，证由孕母多积热，清胃汤服即有功。

【解释】此证又名胎赤，婴儿初生，身热皮红，状如汤泼火烧，由孕母过食辛香热物，以致脾胃积热。乳母宜服清胃汤，婴儿亦饮少许，外皮嫩赤，用煅石膏研细敷之。如无嫩赤，乃孕母脾虚，用粳米粉敷之。若儿大，能食米面，身热皮红者，系腑热内蒸，湿气外乘之故，即名玉烂疮。宜如意金黄散，蜜水调敷，内服导赤汤即效。

清胃汤 见齿部牙龈

如意金黄散 见肿疡门

导赤汤 见口部口糜

脐疮

要诀 脐疮儿脐被水伤，草纸烧灰敷最良，久而不愈风邪袭，恐发风痫紧紧防。

【解释】此证由水湿伤脐所致。若久不愈，则发抽搐，又因风邪外袭也，恐变风痫。宜大草纸烧灰敷之，或加枯矾；或再加龙骨烧灰等分，入麝香少许，撒之即效。

脐突

要诀 脐突胎中积热生，总由孕母失调停，儿脐突出肿赤大，宜清母子即脐平。

【解释】此证儿脐突出，赤肿虚大是也。

由孕母失于调停，儿在胞胎，受母积热，既生之后，儿脐即肿。宜清母子之热，儿脐不必敷治，恐反为害。如旬日外，儿脐忽肿，如吹不赤，捻动微响，或惊悸作啼者，宜用白芍药汤加薏苡仁，令儿服之，外以外消散敷之即愈。

白芍药汤

白芍酒炒，一两　泽泻五钱　甘草生，一钱二分　肉桂拣薄者刮去粗皮，一钱

共研粗末，每用二钱，水一盏，煎四分，空心频服。脐下痛加钩藤一钱，生姜一片，食盐五厘。

【方歌】白芍药汤泽泻甘，再加肉桂共粗研，专医脐肿惊啼叫，空心煎服整二钱。

外消散

大黄　牡蛎煅，各五钱　朴硝二钱

共研细末，用活田螺数十枚，洗净，再以清水半盆养之，过宿取田螺清水，调药敷于患处，其螺仍放水中勿害，方效。

【方歌】外消散敷脐突冒，大黄煅牡蛎朴硝，活田螺用清水泡，过宿取水将药调。

阴肿

要诀　阴肿之证小儿生，久坐阴湿寒气凝，或因怒叫气结闭，寒热虚实择可行。

【解释】此证即古名脱囊。由久坐阴湿之

地，为寒气所凝而成；间或有因怒叫气闭，结聚于下而成者，俱宜用桃仁丸主之。若寒气客于厥阴、少阴者，则阴囊肿痛，腹痛，冷汗，引缩二子入腹，痛止方出，谓之内吊，宜乌梅散、匀气散主之。有阴茎全缩不见，或不缩而阴囊肿大光亮，不燥不疼者，肝肾气虚也，宜橘核煎汤，调匀气散服之。囊肿及四肢俱肿，二便不利者，膀胱蕴热，风热相乘也，宜白牵牛散主之。若女儿阴户肿胀者，心热相传也，宜导赤汤服之，或五苓散用薏苡、车前子煎汤调服。外治法，俱敷立消散，甚效。

桃仁丸

桃仁_{去皮尖，炒微黄，七钱五分} 白蒺藜_{微炒，去刺} 桂心 丹皮_{各五钱} 黑牵牛_{头末，二钱五分}

上为细末，炼蜜和丸，如黍粒大。每服十丸，黄酒送下。

【方歌】桃仁丸逐阴肿疾，怒气闭结或湿袭，蒺藜牵牛桂丹皮，研末蜜丸如黍粒。

乌梅散

乌梅肉 甘草_{半生、半炙} 延胡索_{各五钱} 钩藤钩 乳香 没药_{各二钱五分}

共捣粗末，每服二钱，水一盏，煎七分服。

【方歌】乌梅散用乳香没，钩藤甘草延胡索，阴囊肿兼腹中疼，煎服必先研粗末。

匀气散

桔梗炒，二两　陈皮去白，一两　茴香炒
缩砂仁炒，各五钱　甘草炙，四钱　姜炭二钱五分

共研细末，每服五分或一钱，白滚水
调下。

【方歌】匀气散因外寒侵，阴囊肿痛汗淋
淋，桔梗陈皮甘草炙，茴香姜炭缩砂仁。

白牵牛散

白牵牛半生、半熟　甘草炙　橘红　白术土
炒　桑白皮　木通各一钱

水煎服。

【方歌】白牵牛散草橘红，白术桑白皮木
通，阴囊相兼四肢肿，能逐膀胱热结壅。

五苓散

白术土炒　赤茯苓各一钱五分　猪苓　泽泻
各一钱　桂心五分

水煎服。

【方歌】五苓白术桂心加，赤茯苓除心火
邪，猪苓泽泻能分利，调和脏腑效堪夸。

立消散

赤小豆　风化硝　赤芍　枳壳　商陆俱不
宜见火，晒干，共研为末，各五钱

用侧柏叶煎汤，候冷调敷肿处。

【方歌】立消阴囊肿痛注，因受风寒湿热
毒，赤小豆与风化硝，芍枳同研加商陆。

导赤汤 见口部口糜

脱肛

要诀 小儿脱肛肺虚源，补中益气汤居先，肿硬作痛除积热，脏毒翻肛脏连丸。

【解释】此证由小儿气虚，肛脱于外，用补中益气汤加羌活、白芍、煨姜主之。如肿硬疼痛者，有湿热在内，当用清热除湿之剂以清之；若生脏毒，肛门翻出者，以脏连丸为主。外治以五倍子、老葱头、朴硝煎汤洗之。肿用坎宫锭子涂之，俱效。

补中益气汤 见溃疡门

脏连丸 见臀部痔疮门

坎宫锭子 见肿疡门

肛门作痒

要诀 肛门作痒系虫伤，下唇必生小白疮，九味芦荟丸与服，外撒铜绿共雄黄。

【解释】此证系小儿肛门作痒，由虫蚀也。视其下唇内，必生小白疮；或耳之前后，结小核如串珠者是也。书曰：下唇有疮，虫蚀其肛。宜用芦荟丸服之。外用雄黄、铜绿等分为末，撒之即效。

芦荟丸 见齿部牙疳

遗毒

要诀　遗毒禀受结胎先，无皮身赤未易痊，肌肤红点次斑烂，染受尚可禀毒难。

【解释】 此证系先天遗毒于胞胎，有禀受、染受之分。禀受者，由父母先患杨梅，而后结胎元，婴儿生后，则周身色赤无皮，毒攻九窍，以致烂斑，患此难愈，百无一生。染受者，乃先结胎元，父母后患杨梅，毒气传于胎中，婴儿既生，则头上坑凹，肌肤先出红点，次发烂斑，甚者毒攻口角、眼眶、耳鼻及前阴、谷道破烂。初宜人中黄细末三五分，土茯苓煎汤调稠，日用二三服。肿用太乙紫金锭水磨涂之。破烂者用黄柏蜜炙为末撒之，干用香油调搽。投药应效者，后服二黄散，十中可保三四。若毒延遍身，日夜多啼，不吃乳食者，属毒甚气微，终难救治。

二黄散

胡黄连　山慈菇各二钱　甘草生，一钱五分
牛黄七分

上为细末，每服三分，蜜汤调服。

【方歌】 二黄散治遗毒方，胡连甘草共牛黄，山慈菇研为细末，每服三分加蜜汤。

太乙紫金锭见胸部脾发疽

痘里夹瘰

要诀 痘里夹瘰生颈项，形如桃李瓜枣状，证兼身热多渴烦，痰气凝结致此恙。

【解释】此证结于颈项，或生耳后腋下，形如桃李枣瓜，身热烦渴，由痰气凝结所致。痘初起即发瘰者，治宜托里、消痰、解毒，如木通、桔梗、生地、甘草、蝉蜕、芍药、荆芥等药，缺一不可；若芩连等药，及耗烁之剂，俱不可用。若痘发在三四日而作瘰者，则毒随痘泄，毒随痘灌，自可挽全而无害，宜服三消散。倘斯时红肿将脓一溃，则元气泄，而痘浆必不能充灌；乘未溃时，急用黄芪卫元汤补之。若痘至七八日，灌浆时而发瘰者，冲和饮子主之。若痘疮苍蜡色而作瘰者，宜消毒兼保元气；溃后宜生肌玉红膏贴之。

三消散

当归　赤芍　天花粉　甘草　牛蒡子炒，研　白茯苓　生地黄　红花　蝉蜕去足翅　木通　半夏制，各八分

水二盅，灯心二十根，煎六分服。

【方歌】三消痘发三四日，痰凝结瘰须当治，归芍天花甘草苓，生地红蝉通夏制。

黄芪卫元汤

黄芪　人参　当归　桔梗　红花　甘草炙

白芍酒炒　防风各一钱

水煎，不拘时服。

【方歌】黄芪卫元瘿肿起，已溃未溃急补之，人参归桔红花草，防风芍药服无时。

冲和饮子

麦门冬去心　人参　桔梗　当归　黄芪柴胡　白芍酒炒　白茯苓　天花粉　荆芥　防风　连翘去心　白术土炒，各七分

水煎服。

【方歌】冲和饮子麦门冬，参桔归芪柴芍苓，花粉荆防翘白术，痘发七天痰气凝。

生肌玉红膏见溃疡门

痘疔

要诀　痘疔不与痘疮同，俗呼贼痘是其名，色紫黯黑硬如石，诸证蜂起难灌脓。疔有多般须宜记，再审何处发其形。卷帘疔生舌根底，大小不一最易明。火珠疔生鼻孔内，阗塞喷火面赤红。眼沿生疔名忘汲，肿如封锁热烦增。蓁虎疔于耳内见，肾毒攻耳致成形。燕窝疔生两腋下，面赤谵语更肿疼。注命疔生足心里，紫筋直透足股中。透肠疔在肛内发，痛如锥刺一般同。骊龙疔生尿孔内，身热谵语便不通。法按疔名施医治，自然诸证悉能平。

【解释】此证名多，治不一法。痘生五六

日间，或三五枚，或六七枚，杂于诸痘之间，其色紫黯，甚则黑硬如石，有此以致诸证蜂起，不能灌脓。如卷帘疔生于舌根底，小如黑豆，大似葡萄，令儿舌卷喉痛，急用银钩钩破，尽净恶血，随以苦茶漱口，搽拔疔散，再以冰片、硼砂、青黛、黄连、薄荷、荆芥、炒僵蚕共为细末，吹用。火珠疔生于鼻孔内，阒塞喷火，面赤眼红，亦用银钩钩破，用黄连膏加冰片，滴入鼻孔，内服泻金散。忘汲疔生于眼沿，肿如封蛤，烦热面紫，宜挑破用燕脂嚼汁点之，兼蒲公英、菊花煎汤洗之。豺虎疔生于耳内，于脓成之时，宜挑破搽拔疔散。燕窝疔生于腋下，肿硬面赤谵语，如疔在左腋潜注，则右体之痘沉伏失色，右亦如之，亦挑破去其根，用拔疔散搽之，服消毒饮子。注命疔生两足心，肿硬如钱、如豆、如椒，有紫筋直透足股，挑之去净血，用田螺水点之，次用慎火草绿豆浸胀，捣烂敷之。透肠疔生肛门旁，在六七朝肿硬如锥，挑之，银花、防风煎汤令洗之，次用轻粉、珍珠、冰片、白蔹末涂之，内服黄连解毒。骊龙疔生尿孔内，于五六朝身热、谵语、眼翻、肢厥、腹胀、小水闭涩，急用蟾酥、牛黄、冰片、麝香研末，次用黄连细茶浓煎，候冷取半匙调末，以细软稻心蘸之，送入孔内，服消毒饮子甚效。

泻金散

犀角镑　牛蒡子炒，研　红花　生地　桔梗　赤芍　紫苏　甘草生，各一钱

水煎服。

【方歌】泻金散治火毒疔，面赤眼红鼻内疼，犀蒡红花生地桔，赤芍紫苏甘草生。

消毒饮子

白茯苓　生地　连翘去心　牛蒡子炒，研　红花　甘草生　犀角镑　木通　赤芍各一钱

灯心二十根，水煎服。

【方歌】消毒饮子苓生地，翘蒡红花甘草犀，木通芍药灯心共，善却疔毒火证宜。

拨疔散见牙齿部牙疔

黄连膏见鼻部鼻疮

田螺水见臀部

黄连解毒汤见耳部黑疔

痘里发丹

要诀　痘里发丹因热极，宜施凉血散毒剂，涂抹内服量寒凉，外用化斑汤洗浴。

【解释】此证由内热甚极而成，内宜服生地、牛蒡、芍药、甘草、木通、荆穗等药，其毒自消。肿痛者，加柴胡、羌活；头顶盛者，毒凑上焦也，宜用炒黄连、柴胡、甘草、车前子、栀子等药。外用化斑解毒汤洗浴，量服寒

凉药，及猪胆、京墨、冰片涂抹。丹之形色，与赤游丹毒参考。

化斑解毒汤 见胁部内发丹毒

痘烂

要诀 痘烂浸淫无完肤，水淬茶叶带湿铺，上隔草纸令儿卧，一夜脓干烂即除。

【解释】此证系出痘破烂，身无完肤，脓水浸淫，沾黏衣服。宜用茶叶拣去梗，入滚水一炸，即捞起；再拣去梗，湿铺床上，上隔草纸，令儿卧之，一夜脓干甚效。

痘风疮

要诀 痘风疮生先作痒，次延成片水浸淫，痘后遇风甚成癞，麦钱散搽效可申。

【解释】此证由痘后遇风所致。先发细疮作痒，次延成片，脂水渐长浸淫，宜渗湿救苦散搽之，兼避风、戒口；甚者，搔痒毒水浸淫，肌无完肤，即成痘癞，急用十全大补汤大补气血，兼散风苦参丸以清热解毒，二方合而服之。外涂麦钱散甚效。

渗湿救苦散

密陀僧 滑石各二两 白芷五钱

上研细末，干用白蜜调搽，湿则干撒。

【方歌】渗湿救苦散白芷，密陀僧研入滑

石，痘风疮起痒成片，白蜜调搽可去之。

麦饯散

小麦炒焦，存性，一合　硫黄四钱　白砒一钱

共研细，又加烟胶末八钱，枯矾末、川椒末各三钱，共和匀。先以葱汤洗净患处，香油调涂，油纸盖扎，三日一换。

【方歌】麦饯痘风成癞恶，小麦炒加砒硫黄，次入烟胶枯矾末，川椒香油调上良。

十全大补汤 见溃疡门

散风苦参丸 见发无定处癣

逐日人神所在不宜针灸歌

人神走注须当记，足大指兮属初一，外踝二日股内三，四日在腰五口寄，六手七日内踝存，八腕九尻腰背十，十有一日鼻柱间，十二日兮在发际，十三注于牙齿中，十四常在胃脘聚，遍身十五十六胸，十有七日气冲集，十八股内足十九，二十日在内踝丽，二十一日手小指，念二外踝神所寓，肝及足兮二十三，在手阳明念四日，二十五日足阳明，念六在胸念七膝，二十八日伏于阴，念九即在膝胫室，三十日兮在足跗，人神所在刺灸忌。

十二时人神歌

子踝丑腰寅在目，卯面辰头巳手属，午胸

未腹申在心，酉背戌头亥股续。

十二支日人神所在歌

子不治头君须认，丑日腰耳寅胸应，卯日鼻脾辰膝腰，巳手午心真捷径，未头手足申头背，酉行膝背同其类，戌日在阴头面间，亥日游行头颈位。十二支神禁灸歌，男除女破应该会。

十干日不宜用针，犯之病多反复

甲不治头乙耳喉，丙肩丁背与心求；戊己腹脾庚腰肺，辛膝壬当肾胫收，癸日不宜针手足，十干不犯则无忧。

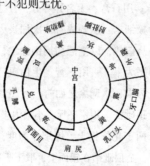

尻神图

此神农所置，一岁起坤二岁震，逐年顺飞九宫，周而复始，行年到处，则所主败。切忌针灸，慎勿犯之，否则变生他病。

九宫尻神歌

尻神所在有根由，坤内外踝圣人留，震宫牙口膈宜记，巽位还居乳口头，中宫肩骨连尻骨，背面目从乾上游，手膊兑宫难砭灸，艮宫腰项也须休，离膝肋胁针难下，坎肘还连肚脚求，为医精晓尻神诀，万病无干禁忌忧。

升打灵药固罐法 宜用阳城罐，将罐熵热，捣大蒜于罐外遍擦之，再熵再擦，如是三四次；次以姜醋入罐内荡之煮之，以干为度；次用黄土二分、煤灰二分，以马毛以盐水合之，固罐一指厚，阴干，裂缝再固，必要完固听用。

升打灵药封罐口法 入药毕，盖铁盏，用铁丝缰毕；用石膏、无名异等分，食盐减半俱煅过，为极细末，醋调成膏；次加炭火二三块于盏内，烧盏热，以笔蘸药周围涂之，随干随涂，以口平为率。一用石膏、生白矾、食盐三味，等分为末，水调涂之如前。

炼金顶砒法 用铅一斤，小罐内炭火煨化，投白砒二两于化烊铅上，炼烟尽为度，取起冷定，打开，金顶砒结在铅面上，取下听用。

制寒食面法 用白面一斤，外再以面半斤，水调稠厚，赶成薄片二块，将前面包合于内，周围捏紧；于清明正日蒸熟，挂透风处阴干，用面包藏，勿经女手，愈久愈效。